实用癫痫基因临床手册

主编 甘靖 罗蓉

U0213384

北 京

内 容 简 介

本书介绍了临床遗传学检测技术、基因检测在临床遗传病诊断中的应用，癫痫患者基因检测的意义；详述了几十个常见癫痫基因的基因功能、常见突变类型、相关的临床表型、遗传模式、治疗建议和预后等；通过对国内外基因检测数据的分析和基因变异解读指南的整理和总结，为读者提供符合国际标准的方法指导，展示的临床案例可使读者深入了解基因检测在癫痫诊疗中的临床意义，并联系临床实际工作，思考基因检测的应用价值和患者获益。

本书资料翔实，纳入了临床遗传学领域的经典理论知识、主流技术和新兴医学成果，图文并茂，兼顾了科学性和可读性，既可供临床医务人员学习使用，又可供癫痫相关医药专业人员及科研工作者阅读参考。

图书在版编目（CIP）数据

实用癫痫基因临床手册／甘靖，罗蓉主编 . —北京：科学出版社，2021.6
ISBN 978-7-03-068824-8

Ⅰ . ①实… Ⅱ . ①甘… ②罗… Ⅲ . ①癫痫－诊疗－手册 Ⅳ . ① R742.1-62

中国版本图书馆 CIP 数据核字（2021）第 092043 号

责任编辑：路 弘 李 玫／责任校对：张 娟
责任印制：赵 博／封面设计：龙 岩

科 学 出 版 社 出版
北京东黄城根北街 16 号
邮政编码：100717
http://www.sciencep.com

三河市春园印刷有限公司 印刷
科学出版社发行 各地新华书店经销
*

2021 年 6 月第 一 版 开本：787×1092 1/16
2021 年 6 月第一次印刷 印张：14 3/4
字数：335 000
定价：110.00 元
（如有印装质量问题，我社负责调换）

编著者名单

主　编　甘　靖　罗　蓉

编著者　（按姓氏笔画排序）

丁　灿　王　云　王　佳　王小冬

王建军　邓　瑶　冯莲影　李　杨

杨　华　余伟师　汪　倩　沈亚君

张　佳　张金秀　陈　俊　陈小璐

罗　欢　罗淑文　赵　凯　赵金桂

贺承鹏　袁　梦　陶秋吉　喻　韬

童　馨　蔡浅云

绘　图　邓　颖

序

　　世界卫生组织发布的《全球癫痫报告》显示，全球癫痫患者约5000万人，而我国既往调查显示癫痫患病率约为7‰，按照2020年第7次人口普查数据全国14.1亿人口估算，我国癫痫患者约987万人。癫痫的病因分为遗传性、代谢性、感染性、结构性、免疫性及未知病因。虽然目前仍有约50%的癫痫不能明确病因，但是随着遗传检测技术的不断提高，遗传性病因已经越来越成为癫痫最常见的明确致病原因，尤其是在儿童癫痫患者中。

　　由于目前大学医学本科教育及毕业后临床遗传学的教学和培训不足，不能赶上临床遗传学的快速进展，临床医师对于遗传疾病的诊治能力有待提高。遗传性癫痫由于高度的临床表型异质性和基因型异质性，加重了诊断难度。因此，除了继续加强相关的本科教育和毕业后继续教育，从根本上提升临床遗传学能力外，一本简明实用的临床遗传性癫痫诊治手册无疑对于当前的临床实际工作大有裨益。

　　《实用癫痫基因临床手册》旨在为儿科临床医师提供遗传性癫痫诊断的临床遗传学基础知识和临床实用指引，从遗传学基础知识入手，逐步深入遗传性癫痫的基因检测数据分析、解读及特定癫痫致病基因临床表现。本书介绍了临床上最常见的33个癫痫致病基因相关的癫痫，以大量临床遗传性癫痫诊断实例，解读了遗传性癫痫的诊断流程及结果分析。

　　相信本书能切实帮助临床医师提高应用最新遗传学检测方法诊断遗传性癫痫的能力，满足临床实践中的实际需求，造福社会。也希望本书的作者能根据临床使用反馈及遗传性癫痫诊断技术的新发展，不断更新、完善这本书的内容，更好地发挥其辅助、提升临床诊断水平的作用。

主任医师

北京大学第一医院

2021年1月

前　言

　　古语有云：君子虽于布衣窘迫之中，千金不改其志。当今的医疗环境虽对于儿科医师来说举步维艰，但常年的积累，在学科领域探索路上途遇的惊喜与奥妙，一直吸引着我一路向前。先后幸得周东教授、罗蓉教授、姜玉武教授、母得志教授的指点与引荐，我踏上了儿科神经系统遗传性疾病的求学之路。2018年通过面试后，我来到费城儿童医院Ingo Helbig教授的团队，进行为期一年的遗传性癫痫的系统培训与学习。窥一斑而见全豹，观滴水可知沧海。在那里，我见识到该领域在全世界最先进的技术与研究理念。同时，对于遗传学基础知识及遗传咨询等相关内容的针对性、系统性学习的经历，为本书的编撰奠定了不可忽视的基础。今年我参加了曼彻斯特大学和北京大学医学部联合举办的中英国际临床遗传学及遗传咨询研究生班，并将获得英国曼彻斯特大学研究生证书。回想当初作为遗传"小白"的时候，每当家长拿基因检测报告在门诊或病房找我咨询病情，我都忐忑，思虑如何直观又详尽地给家属解答。

　　我们在研究西南地区癫痫患儿特点的基础上，特组织相关专业专家编著了这本《实用癫痫基因临床手册》，希望本书能为相关专业临床医师提供更详尽的专业信息，为基层医师提供基础的专业知识，以便为广大患者提供更精准的医疗服务。希望通过本书能帮助基层儿科医师从临床和分子生物两个层面更系统地理解遗传性癫痫，并帮助癫痫患儿制订更优化的治疗方案。

　　学科发展与进步是一个不断完善及突破的过程。遗传学知识日新月异，发展变化极为迅猛，基因导向的个体化治疗在临床的重要性日益凸显。同时，随着技术的革新，基因的致病机制、临床表型、治疗、预后等内容，也在发生变化，甚至以前认为正确的观点后面会被证明是错误的。例如：既往我们认为奎尼丁是KCNT1的精准治疗良方，但研究发现其效果并不理想；左乙拉西坦应该对于

STXBP1的患者具有良好效果，但最终却事与愿违；瑞替加滨本该作为KCNQ2的克星，但因其严重的不良反应被叫停。因此，本书的内容需要不断更新，与时俱进，方能为医师、患者、科研人员提供更好的服务。

　　本书如有不妥之处，恳请广大读者提出宝贵意见，促进共同进步。

四川大学华西第二医院儿科

2021年1月

目　　录

第1章

临床遗传学的基本理论

第一节 遗传学基础知识

一、人类基因组

人类基因组是指人体细胞内全部脱氧核糖核酸（DNA）序列，包含人的所有遗传信息，由核基因组（nuclear genome）和线粒体基因组（mitochondrial genome）组成。核基因组位于细胞核中，以染色体的形式存在，由DNA和蛋白质构成，包括22对常染色体及1对性染色体（X、Y染色体），有30多亿个碱基对。每个细胞有1000 ～ 10 000个线粒体，线粒体基因组就位于这些线粒体中。每个线粒体有2 ～ 10组线粒体DNA（mitochondrial DNA，mtDNA），每个环状mtDNA包含16 569个碱基对，以闭环双链DNA的形式存在。

二、DNA的结构与特征

在20世纪早期，人们已经知道染色体决定遗传性状，在构成染色体的DNA和蛋白质两种物质中，当时人们倾向于染色体的蛋白质是遗传物质。1944年，Avery、Macleod等科学家通过肺炎球菌转化试验证实：真正的遗传物质并非蛋白质，而是DNA。1953年，Watson和Crick通过对DNA分子X射线晶体衍射数据的分析，提出DNA分子的双螺旋结构模型。

核基因组DNA是两条多核苷酸链平行反向缠绕形成的双螺旋结构（图1-1），其基本组成单位是脱氧核苷酸。每个核苷酸由脱氧核糖、磷酸基团和含氮碱基组成。碱基分为两种：一种为嘌呤，包括腺嘌呤（adenine，A）和鸟嘌呤（guanine，G）；另一种是嘧啶，包括胞嘧啶（cytosine，C）和胸腺嘧啶（thymine，T）。双螺旋的两条链之间通过氢键相连接，其中A与T形成两个氢键、C与G形成3个氢键。DNA双螺旋的两条链是反向平行，其中一条链是5′到3′方向，另一条链是3′到5′方向。

线粒体基因组DNA的结构是裸露的闭合环状双链（图1-2），根据其转录产物密度的不同分为重链（H链，heavy chain）和轻链（L链，light chain），外环的H链富含鸟嘌呤G，内环的L链富含胞嘧啶C。

DNA分子结构的重要生物学意义主要体现在以下几方面。

1. DNA分子的碱基序列储存了大量的遗传信息。在DNA链上，3个相邻碱基构成

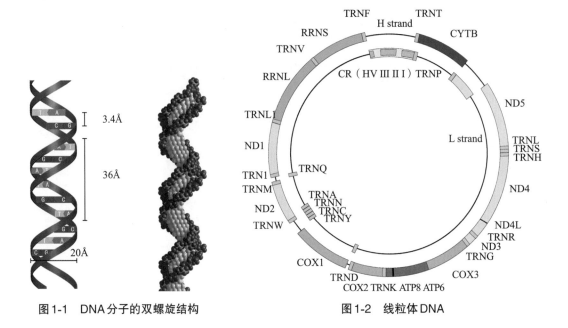

图1-1 DNA分子的双螺旋结构　　　　图1-2 线粒体DNA

遗传密码的单位；4种碱基可以组成$4^3＝64$个遗传密码，人类的全部遗传信息就是以碱基的不同排列顺序蕴藏在全部DNA序列中。

2. DNA分子的双螺旋碱基互补结构是DNA复制和修复的基础。DNA双链中的每条链都可作为合成一条新链的模板，当DNA分子受损修复时，在DNA修复酶的作用下，以互补链为模板，按碱基互补配对原则进行修复，可以替换受损的碱基。DNA分子的双链互补性是分子杂交技术的基础，单链DNA可以通过碱基互补配对从复杂的DNA混合物中找到其互补链。DNA印迹法、RNA印迹法、聚合酶链式反应技术、DNA芯片技术及DNA测序技术等，都是依据碱基互补配对的原理，从而实现分子识别。

3. DNA双螺旋结构中的大沟是DNA与蛋白质互相作用的结构基础。两条多核苷酸链互相缠绕的双螺旋包含了大沟和小沟结构，基因转录时DNA与转录因子的相互作用就是转录因子的基序（motif）与大沟的DNA相结合而发挥作用。

三、基因表达与调控

1. 基因结构的基本组成　真核生物的基因基本结构包含编码区与非编码区，真核生物的基因外显子编码区是不连续的，被非编码序列内含子区所间隔；与真核生物不同，原核生物大多存在连续的编码区且基因重复序列很少，无内含子区间隔。人类的编码基因主要由外显子、内含子和侧翼序列组成（图1-3）。

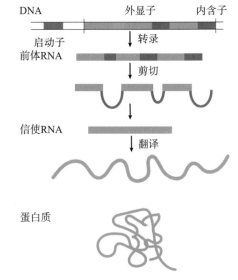

图1-3 基因的结构及表达

（1）外显子与内含子：外显子（exon）是指基因内的能编码蛋白质的序列区域，内含子（intron）主要是指基因内的非编码序列。内含子会在DNA转录为成熟的信使核糖核酸（mRNA）过程中被剪切掉，因此成熟mRNA中没有内含子序列。

在真核生物的基因中，每个外显子与内含子的连接处都有一个高度保守的共有序列，为剪接识别信号，即每个内含子5′端的两个核苷酸都是GT，3′端的两个核苷酸都是AG，这种连接方式又称为GT-AG法则，是真核生物基因表达时剪切内含子和拼接外显子的共有机制。基因一般由若干个外显子和内含子间隔组成，不同基因的外显子和内含子的长度差异很大。

（2）侧翼序列：每个结构基因的5′端和3′端两侧都有一段不转录的DNA序列，这些序列不会被转录和翻译，然而对基因的转录及表达具有重要的调控作用，称为侧翼序列（flanking sequence），包括5′端启动子、增强子、3′端终止子等。一个基因不仅受近端侧翼序列的调控，还受一些远端调控序列的调控。

2.基因表达 基因的功能是通过基因表达来实现的。基因表达（gene expression）是指蕴含在基因DNA序列中的遗传信息通过转录（transcription）生成mRNA，再通过翻译（translation）最终生成蛋白质的过程。

遗传信息的传递遵循中心法则（central dogma）：遗传信息从DNA传递给DNA，即为DNA复制的过程；DNA遗传信息经转录过程传递到RNA，经RNA翻译过程传递给蛋白质，即经过包括DNA复制、RNA转录和蛋白质翻译，从而来完成遗传信息的高效传递。然而，某些病毒的RNA可以自我复制，即遗传信息可以从RNA传递给RNA；某些病毒还可以以RNA为模板反转录（reverse transcription）成DNA，即遗传信息从RNA传递给DNA，这些都是对中心法则的补充（图1-4）。

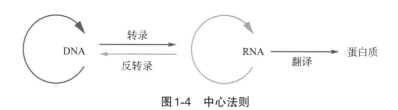

图1-4 中心法则

（1）复制：DNA复制是DNA合成的过程，即以原有DNA为模板合成新的相同DNA分子，亲代DNA通过复制把储存的遗传信息随着细胞的分裂传递给子代或子细胞，在保持物种的延续及遗传的稳定性方面发挥着重要作用。DNA复制可从多个位置开始，每一个位置称为一个复制单元或复制子（replicon），复制子在复制起始后双向同时展开，在两侧形成复制叉（replication fork），相邻复制叉逐渐汇合相连，复制终止。

①半保留复制：复制过程中，DNA双链被解旋酶分为两条单链，每一条DNA单链为模板指导合成一条互补链，形成两个子代DNA双链。每个子代DNA双链的其中一条来自模板亲代DNA的一条链，另一条为子代新合成的DNA互补链，整个复制过程即为DNA的半保留复制。

②半不连续复制：复制过程中，复制叉的其中一条新链是以3′-5′DNA链为模板，按照5′—3′方向连续复制，速度较快，复制完成较早，称为先导链；另一条新链是以

5'-3'链为模板，无法按照3'—5'方向连续复制，需先合成100 ~ 1000bp的DNA片段，称为冈崎片段（Okazaki fragment），DNA连接酶将这些冈崎片段连接起来，形成完整单链，复制较晚，称为后随链。前导链是连续复制，后随链是不连续复制，因此DNA复制是半不连续的。

（2）转录：转录是基因在启动子和调控序列与转录因子的相互作用下，以DNA的其中一条链为模板，以ATP、CTP、GTP、UTP为原料，按照DNA转录过程中碱基互补配对规则，在RNA聚合酶的作用下转录合成RNA单链的过程。原始RNA需要经过剪接、加帽和加尾的加工过程才可成为合成多肽链的模板。

①剪接（splicing）：原始mRNA转录的产物又称为核内异质RNA（heterogeneous nuclear RNA，hnRNA），由基因的外显子和内含子转录生成。剪接是在酶的作用下，将hnRNA中的非编码内含子序列切除，外显子按照顺序拼接起来的过程。

②加帽（capping）：mRNA在转录过程中会在5'端进行甲基化，这个过程被形象地称为"加帽"。加帽会封闭mRNA的5'端，增强mRNA的稳定性。

③加尾（tailing）：在加帽的同时，mRNA的3'端会在腺苷酸聚合酶的催化下，经过多聚腺苷酸化过程在尾部加上约200个腺苷酸，形成多聚腺苷酸（poly A）尾，所以被称为"加尾"。加尾可以促进mRNA向细胞质转运，避免被核酸酶降解，从而增强mRNA的稳定性，并帮助细胞质的核糖体识别mRNA。

（3）翻译：翻译是指mRNA将转录的遗传信息转译为多肽链的氨基酸序列，最终生成蛋白质的过程。通常成熟的mRNA中间序列被翻译为氨基酸，其中5'端加帽序列和3'端加尾序列不被翻译，称为5'端非翻译区（5'-untranslated region，5'-UTR）和3'-端非翻译区（3'-untranslated region，3'-UTR）。

翻译是在mRNA、转移核糖核酸（tRNA）和核糖体三者的协同下合成多肽链的过程（图1-5）。核糖体是核糖体RNA（rRNA）和蛋白质组成的复合物，由60S大亚基和

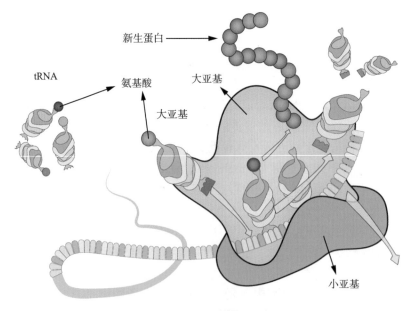

图1-5　翻译

40S小亚基构成。40S小亚基识别mRNA5′端的加帽序列，60S大亚基结合40S小亚基，mRNA链横穿于大、小亚基之间。各种tRNA携带特异的氨基酸，tRNA上的反密码子根据碱基互补配对识别mRNA上的密码子，精确地将末端携带的氨基酸添加到不断延长的多肽链上，直至识别到终止密码子（UAA、UAG和UGA），多肽链从核糖体上脱落，合成终止。

3.基因突变　生物体的基因组既要维持遗传学的相对稳定，也要有所变化。基因突变（gene mutation）是指在DNA分子水平上的遗传物质发生改变。自然界中，DNA受到物理、化学或生物学因素的作用发生损伤，修复过程中出现错误可导致自发突变。人为干涉引起的基因突变称为诱发突变（induced mutation）。突变可发生于生殖细胞中，可传递给后代，称为种系突变（germinal mutation）；突变可发生于体细胞中，称为体细胞突变（somatic mutation）。

突变既包括发生在细胞水平上的染色体数目、组成及结构异常，即染色体畸变（chromosome aberration），也包括发生在分子水平上的碱基对组成及序列的变化。突变可以发生在编码序列，也可以发生在启动子、内含子和剪切位点等非编码序列。

（1）点突变：点突变（point mutation）是DNA单个碱基或碱基对的改变，是最常见的突变。包括两种类型：一种是不同嘌呤间或嘧啶间的相互置换，称为转换（transition）；另一种是嘌呤与嘧啶之间的相互置换，称为颠换（transversion）。如果碱基替换发生在非编码的内含子区，一般不会产生异常效应；如果碱基替换突变发生于基因转录调控区（如UTR区），可能会引起基因表达的异常改变；如果突变发生在基因的外显子的编码区，则可能造成转录和翻译，形成不正常的蛋白质产物，影响正常的生命活动过程。点突变又分为以下几种类型。

①同义突变（synonymous mutation）：由于遗传密码子存在简并性，碱基变化后的密码子虽然发生变化，但是其编码的氨基酸并没有变化。

②错义突变（missense mutation）：由于碱基突变，原本编码某个氨基酸的密码子变为编码另一个氨基酸的密码子，从而导致原来编码多肽链的氨基酸序列发生变化，从而影响蛋白质的功能。

③无义突变（nonsense mutation）：碱基变化使得原来编码某个氨基酸的密码子变成不编码任何氨基酸的终止密码子（UAG、UAA和UGA），使得多肽链的合成提前终止，肽链长度变短而成为截短蛋白质。

④终止密码子突变：终止密码子碱基突变为能继续编码某一个氨基酸的密码子碱基，从而使原来的蛋白质多肽链无法正常终止编码，导致蛋白质多肽合成继续编码下去，直至遇到下一个终止密码子为止，突变后造成了蛋白质多肽的延长。

（2）碱基的插入或缺失：编码序列中插入（insertion）或缺失（deletion）一个或多个碱基会造成编码氨基酸的改变。

①移码突变：由于密码子是3个碱基，当插入或缺失的碱基个数不是3的倍数时，就会造成突变点后全部氨基酸序列发生改变，称为移码突变。

②整码突变：当插入或缺失的碱基个数是3的倍数时，称为整码突变。

（3）动态突变：动态突变（dynamic mutation）又称为不稳定三核苷酸重复序列突

变，常见于基因编码序列或内含子区或侧翼序列的多核苷酸重复扩增，或其他长短不等的微卫星重复序列的异常扩增，可造成遗传物质不稳定的现象。

（甘　靖　余伟师　王　佳）

第二节　遗传病基础

一、遗传的基本规律

1865年遗传学奠基人孟德尔（Mendel）通过豌豆杂交实验提出，"生物性状是由遗传因子（hereditary factor）控制决定的"，并提出遗传学的两大定律：分离定律与自由组合定律；1910年，摩尔根（Morgan）通过果蝇杂交实验提出了遗传学第三大定律：连锁与互换定律；1908年，Hardy和Weinberg分别提出了群体中的遗传平衡定律，即哈迪-温伯格定律。

1.分离定律　分离定律（law of segregation）是指生物体在配子细胞形成过程中，位于同源染色体上的等位基因的分离，这一对等位基因分别进入不同配子的生殖细胞中，即每个配子生殖细胞只获得亲代同源染色体其中的一条；配子生殖细胞中只含有位于同源染色体上的两个等位基因中的一个。自由组合定律（law of independent assortment）是指生物体在配子生殖细胞形成过程中，同源染色体上的等位基因分离的同时，非同源染色体上的非等位基因的分离和组合是随机且互不干扰的。

2.连锁与互换定律　生物体在减数分裂形成配子的过程中，位于同一个染色体上的基因通常是以构建成一个连锁群（linkage group）的形式连锁在一起进入配子生殖细胞；同时生物体在配子生殖细胞形成过程中，位于同源染色体上连锁群的两对或多对基因在联会时会互相交换，使得基因连锁群发生重组。

3.哈迪-温伯格定律　按照分离定律和自由组合定律，当两个杂合个体婚配后，子代3/4可表现为显性性状，1/4表现为隐性性状，因而在群体中随着隐性性状的减少，显性性状将会增加，最终大多数为显性性状；在随机婚配的大群体中，没有受到因素影响的情况下，显、隐性不同的基因型比例在一代代中将保持稳定，这就是哈迪-温伯格定律。

二、单基因遗传病

由于生殖细胞或受精卵中的一对等位基因突变使得遗传性状改变的疾病，称为单基因遗传病（single-gene disease）。单基因遗传病的世代传递遵循孟德尔定律，故又称为孟德尔遗传病。依据致病基因所位于的染色体位置，以及基因的显性或隐性性质差异，单基因遗传病的遗传模式可以分为以下5种：常染色体显性遗传（AD遗传）、常染色体隐性遗传（AR遗传）、X连锁显性遗传（XLD遗传）、X连锁隐性遗传（XLR遗传）和Y染色体遗传（YL遗传）。

由常染色体（1～22号染色体）上的基因所决定的遗传性状或疾病，与男女性别无关，仅与父母或患者的基因型有关，该种遗传方式称为常染色体遗传（autosomal inheritance）。由性染色体（X、Y染色体）上的基因所决定的遗传性状或疾病，在家系世代传递时与患者的男女性别明显相关，患者人群分布存在明显的男女性别上的差异，发病与患者性别明显相关，该种遗传方式称为性连锁遗传（sex-linked inheritance）。

　　家系分析（pedigree analysis）是研究人类疾病或性状的遗传规律时常用的分析方法。先证者（proband）指在遗传病家系调查中第一个被临床医师确诊罹患某种遗传病的患者。所谓家系分析即是从先证者入手，追溯调查其所有家族成员（直系亲属和旁系亲属）的患病人数、患者之间亲属关系及某种遗传病（或表型特征）的分布等资料，并按一定格式将这些资料绘制而成家系图解（常用的系谱绘制符号见图1-6）。家系系谱图需要详尽，既包括具有某种临床表型的患者个体，也应包括家族的其他健康成员。通过绘制家系系谱图，可以对家系进行回顾性分析，分析确定某一特定疾病表型在家族中是否有遗传致病因素及其可能的遗传模式，从而为进一步进行实验室诊断提供方向。

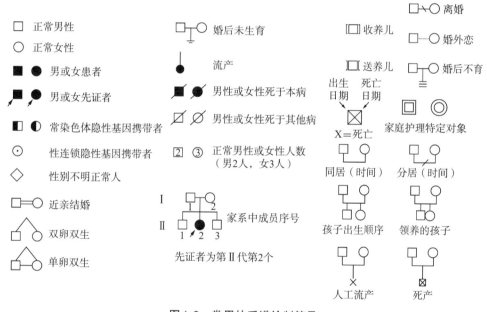

图1-6　常用的系谱绘制符号

　　1.常染色体显性遗传　致病基因位于1～22号常染色体上，其中一个拷贝携带变异，即使另一个拷贝是正常的，携带者也会患病，此种基因突变常在家系中呈现连续传递现象，这种遗传方式称为常染色体显性遗传（autosomal dominant，AD）。人类的常染色显性遗传病包括软骨发育不全、亨廷顿病、家族性高胆固醇血症、神经纤维瘤等。

　　（1）AD遗传病具有以下特征：①致病基因位于1～22号常染色体上，因此该疾病与患者男女性别无关，男性与女性患病概率一样；②家系系谱中通常每一代都能看到患者，疾病呈现代际连续传递；③患者的双亲中通常有一位是患者，致病基因由亲代遗传而来；若双亲都未患病，则可能是由新发突变所致。

　　（2）AD遗传病患者子代发病风险评估：若用A表示显性遗传的等位基因，a表示对应的隐性遗传等位基因，在完全显性的情况下，患者的基因型为AA或Aa，健康个体基因型为aa。临床上一般是杂合子患者（Aa）与正常个体（aa）之间婚配，其子女有1/2的可能性患病。如果夫妇双方都是患者（Aa），则子女的发病风险为3/4。

2. 常染色体隐性遗传　致病基因位于1～22号常染色体上，只有当两个基因的拷贝都变异时，该个体才会发病，这种遗传方式称为常染色体隐性遗传（autosomal recessive，AR）。人类常见的常染色体隐性遗传病包括白化病、苯丙酮尿症等。

（1）常染色体隐性遗传病具有以下特征：①疾病的致病基因定位在1～22号常染色体，患病人群与男女性别无关，男性与女性患病概率一样；②家系系谱中通常为隔代遗传，大多数呈现为散发病例（父母表型正常，其孩子患病），但同胞兄弟姐妹中可有多人同时患病；③患者的双亲为正常表型，不患病，但都是致病基因携带者；④正常的兄弟姐妹同胞中有1/2的概率为正常携带者；⑤隐性遗传病患者同不携带致病基因突变的伴侣结婚，后代一般不患病，但一定是携带者。

（2）常染色体隐性遗传病患者子代发病风险评估：在常染色体隐性遗传模式下，致病基因为等位基因型a，正常等位基因为A。当个体的基因型为aa纯合子时，才会患病。致病基因型aa来自基因型为Aa杂合子携带者的父母（父母表型正常，为携带者）。父母再次生育，每一个孩子都有1/4的患病风险。患者的兄弟姐妹如果是健康的，则有2/3的概率是Aa携带者，也有1/3的概率是AA，不携带致病基因突变。

3. X连锁显性遗传　致病基因位于X染色体上，携带一个致病的基因拷贝X_A就会导致发病，这种遗传方式是X连锁显性遗传。正常女性有两条X染色体，因此女性纯合子X_AX_A和杂合子X_AX_a都表现为疾病，由于群体中致病基因频率很低，X_AX_A的概率很小，临床上多见的女性一般都是杂合子。男性只有一条X染色体，X_AY称为半合子（hemizygote），男性的X染色体上的致病基因只能从母亲遗传而来，又会传递给他的女儿，故又被称为交叉遗传（criss-cross inheritance）。

X连锁显性遗传具有以下遗传特征：①群体中的女性患者数目多于男性患者，但女性患者的病情一般较男性轻。②患者双亲中一般会有一方患病；若父母均不患病，则患者的致病基因为新发突变。③X连锁遗传存在交叉遗传现象，男性患者将X_A遗传给女儿，导致其女儿全部都患病，男性患者将Y染色体遗传给儿子，其儿子均为正常；女性患者（杂合子X_AX_a）的子代，不论男女，均有1/2的风险患病。

4. X连锁隐性遗传　致病基因位于X染色体上，其突变基因性质表现呈隐性，通常女性杂合子表型正常，为携带者，男性半合子即可发病（男性只有一条X染色体），这种遗传方式称为X连锁隐性遗传。

（1）X连锁隐性遗传具有以下遗传特征：①X连锁患病人群分布情况为男性患者人数远比女性患者人数多，家系系谱中调查显示往往只出现男性患者（明显的性别差异）。②男性患者的致病基因一般遗传自母亲；若母亲不是携带者，则为新发突变。③携带者母亲再生育时，其儿子有1/2的风险患病，女儿有1/2的概率是携带者。④由于交叉遗传，男性患者的男性亲属也有可能是患者。⑤若父亲是患者，则后代患病概率各为1/2；若母亲是患者，则只有男孩是患者，女孩均为携带者。

（2）性连锁隐性遗传患者子代发病风险预测：X连锁隐性遗传时，可以用X^a代表X染色体上突变的隐性致病基因，男性患者基因型为X^aY，女性患者的基因型为X^aX^a，女性杂合子携带者的基因型为XX^a。正常女性（XX）与患病男性（X^aY）之间婚配，女儿为携带者（XX^a），儿子为正常（XY）。若女性携带者（XX^a）与正常男性（XY）婚配，女儿有1/2概率为携带者，1/2概率为正常人；儿子有1/2概率为患者，1/2概率为正常人。

5. Y连锁遗传　如果一种遗传病或性状的致病基因位于Y染色体上，这种遗传方式称为Y连锁遗传。人类Y染色体仅存在于男性中，故Y连锁遗传病均为男性患者。

三、染色体畸变

染色体畸变是细胞中染色体数目的增减或结构的改变，为了准确描述染色体畸变的具体位置，人们将染色体划分为若干个区（图1-7）。将每条染色体以染色体靠中间位置的着丝粒为界标，分为短臂（p）和长臂（q），靠近着丝粒区为最近的1区，短臂为1p，长臂为1q，依次标记每条臂的分区，而每个分区又分为若干带，次递以数字表示，如2p26：表示第2号染色体短臂2区6带。在原带之后加小数点，并在小数点之后的数字，称为亚带，如原来的2p26带再次被分为3个亚带，依次命名为2p26.1、2p26.2、2p26.3，亚带2p26.3再被分时，可被写为2p26.31、2p26.32。

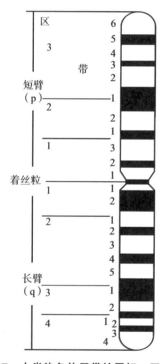

图1-7　人类染色体显带的界标、区、带

1. 染色体数目异常　对于任何物种，保持遗传物质载体染色体数目的恒定对维持物种的稳定性具有非常重要的意义，鉴定物种的染色体数目是否异常也是发现物种是否进化变异的重要标志之一。人类是二倍体，包含22对常染色体和1对性染色体，任何一条染色体数目发生增加或减少（非整倍体改变），或者整个染色体组的成倍增加（整倍体改变，如二倍体生物变为三倍体或四倍体等），这种数目上的改变都属于染色体数目异常。

（1）整倍体数目异常：以人二倍体染色体组为例（2n），当染色体组减少或增加1

倍时，染色体数目变为单倍体（n）的整数倍，被称为整倍体数目异常。如在二倍体染色体组（2n）的基础上，如果增加1倍n染色体组，则整倍体染色体组变为3n，即为三倍体整倍体数目异常。

（2）非整倍体数目异常：细胞中的染色体总体数目增加或者减少了1条或者数条，这种情况称为非整倍体，非整倍体数目异常是临床上最常见的一种情况。

①亚二倍体：以二倍体生物人（2n）为例，体细胞染色体数目减少了1条或数条，亚二倍体记作2n－m（其中m＜n）。某一条染色体缺失，即构成单体，最常见的如X染色体单体综合征，即染色体核型为45，XO的特纳综合征。

②超二倍体：是指体细胞染色体数目增加了1条或数条，以二倍体生物人（2n）为例，超二倍体记作2n＋m（其中m＜n）。某一条染色体增加，即构成三体，最常见的如21号染色体三体综合征，又称唐氏综合征〔常见核型：47，XY（XX），＋21〕。

③嵌合体：同一体内存在2种或2种以上核型的细胞，这样的个体称为嵌合体。如46，XX/47，XXX（又称为超雌综合征/tripe X syndrome）是性染色体数目异常疾病，出生女婴发病率约为1/1000。

2.染色体结构异常　染色体结构异常是指在外界（如物理、化学、生化或遗传等因素）刺激下，染色体单体发生断裂或通过位置移动与其他位置的染色体相互连接或丢失，造成染色体各种结构异常，以及染色体片段位置或顺序的改变。

（1）缺失：是指染色体上某个片段发生缺失，相应的该区域内的遗传基因片段也随之发生丢失。按照发生丢失位置的断裂点的数目可以分为末端缺失（terminal deletion）一个断裂点；中间缺失（interstitial deletion）两个断裂点。

（2）重复：染色体上部分片段增加了一部分，使得该片段内的基因随之增加，如7q11.23重复综合征（在Williams-Beuren综合征的关键区域有1.5～1.8Mb的微片段重复）。

（3）倒位：染色体倒位是指由于同一染色体发生了两次断裂，两次断裂的断点之间产生的片段旋转180°后再重接。倒位后改变了原本染色体上基因排列的顺序，导致染色体上基因的重排，如核型46，XY，inv（4）（q31.3q33），代表4号染色体长臂内倒位。

（4）易位：一般指两条同源染色体或非同源染色体上的染色体片段位置发生改变。通常是由于一条染色体发生断裂，其片段重接到另一条非同源染色体上，这种染色体位置的改变称为染色体间易位。易位是染色体结构变异中最常见的结构畸变，包括同源染色体相互易位、罗伯逊易位等，如46，XY，t（2；4）（q31q31），代表2号染色体q31和4号染色体q31区段平衡易位。

四、线粒体基因病

线粒体（mitochondria）是真核细胞的能量代谢中心。细胞呼吸作用中的氧化还原反应在线粒体中进行，并在此过程中产生大量的三磷酸腺苷（ATP），作为能量供给整个机体利用。因此，线粒体被称为细胞的能量工厂。自1894年在动物细胞质内发现线粒体以来，人们对线粒体的结构、功能及其与疾病关系的认识不断深入。

1.线粒体的遗传特征　mtDNA的特殊结构决定了其与核DNA相比存在差异，有其独特的传递规律。

（1）母系遗传：在受精卵形成的过程之中，受精卵中的线粒体来自母亲的卵母细胞，线粒体即来自母系，这种遗传方式又称为母系遗传（maternal inheritance）。原因之一是因为卵细胞含有十多万个mtDNA分子，而精子只有约几百个，相对于卵子而言，精子对线粒体基因型的影响很小；另一个原因是用于推动精子运动的大量线粒体存在于精子基底部，在受精时精子尾部会丢失，所以精子中的mtDNA不能进入卵细胞。

（2）阈值效应：人类每个细胞中的线粒体数目有数千至数万个，若细胞中所有线粒体具有相同的基因组，则称其为纯质（homoplasmy）；反之，若细胞中的线粒体具有不同的基因组，则称为异质（heteroplasmy）。当线粒体基因组部分突变时，即为异质突变；若全部线粒体基因组突变，即为均质突变。只有当突变达到一定比例时，才会导致疾病的发生，此为阈值效应（threshold effect）。

2.线粒体基因突变　线粒体基因组缺陷所引起的疾病称为线粒体基因病。线粒体基因病的特点是能量需求高的组织受累严重，如心肌、骨骼肌、神经组织（大脑、视神经等），其主要的基因突变类型包括碱基突变、缺失和插入突变，以及mtDNA拷贝数目突变。

（1）碱基突变：碱基突变通常发生于mtDNA中的蛋白质编码序列上，导致所编码的氨基酸发生改变。主要与脑脊髓及神经的疾病有关，如Leber遗传性视神经病（Leber hereditary optic neuropathy，LHON）和神经肌病等。

涉及蛋白质生物合成相关基因突变的tRNA基因突变涉及绝大多数蛋白质生物合成。tRNA突变引起的线粒体疾病与错义突变引起的线粒体疾病相比，tRNA突变所致的线粒体疾病更具有多系统性表型的临床特征，而且几乎所有突变都是tRNA突变，并与线粒体肌病相关。

（2）缺失、插入突变：还有一小类线粒体疾病以缺失突变更多见。这类疾病在临床家系调查时往往无家族史，呈散发。mtDNA缺失突变的原因多为mtDNA在复制过程中的异常或mtDNA本身的异常重组，如KSS综合征（KeamsSayre syndrome，KSS）是由mtDNA片段缺失导致的。

（3）mtDNA拷贝数目突变：拷贝数目突变指mtDNA拷贝数大大低于正常，这种线粒体拷贝数突变病例非常少，仅有一些乳酸中毒或肌病及肝、肾衰竭，以及致死性婴儿呼吸障碍的研究报道、病例。

（甘　靖　罗　蓉　王小冬）

第2章

临床遗传学检测技术

第一节　细胞遗传学检测

一、细胞遗传学概述

人体内有23对染色体，包含22对常染色体及1对性染色体，染色体是人类遗传信息的载体。染色体病通常是指由于先天性染色体数目异常或结构异常引起的一大类疾病。基因是遗传信息的载体，各个基因之间在染色体上有较严格的排列顺序，即基因之间的毗邻关系也较恒定，当整条染色体或染色体上基因发生数目或结构异常，都会导致染色体遗传物质的改变。细胞遗传学检查是确诊染色体疾病的主要依据。

二、常规细胞遗传学检测技术

1.染色体常规核型分析　在临床染色体病诊断中，常染色体核型分析技术有G、Q、R、C、N等染色体显带技术，可根据不同的检测需求来选择。通常G带带型比较稳定，是最常使用的人类染色体核型分析检测显带技术（图2-1）。目前由人类细胞遗传学国际命名体制（International System for Human Cytogenetic Nomenclature，ISCN）对核型描述进行了规范。G显带核型分析可检测＞5 Mb的染色体片段结构异常，且具有准确性高、经济实惠等优点，对染色体病患者能提供有价值的临床诊断依据，但染色体核型分析质量欠佳，分辨率低，无法检测微小基因层面变异及极小微缺失的变异类型，而且实验过程和细胞培养时间较长，仅能分析中期染色体。

染色体病细胞学检查的临床适应证包括以下几种。

（1）常有明显的特殊面容、生长发育异常，多发畸形，智力低下。

（2）一般特指35岁以上高龄孕妇或有多发性流产病史和不孕不育的夫妇。

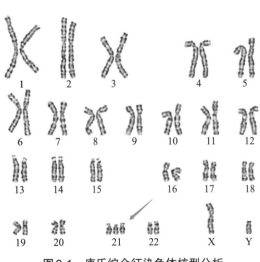

图2-1　唐氏综合征染色体核型分析

（3）生殖腺（性腺）及外生殖器官发育障碍，发育异常。

（4）有家族疾病史，已生有染色体异常患儿的夫妇。

（5）长期被物理射线、X线、紫外线、电离辐射的人员。

2.荧光原位杂交 荧光原位杂交（fluorescence in situ hybridization，FISH）是用荧光标记后的DNA作探针，然后与载玻片上待测的DNA互补链进行杂交，遵循碱基互补的原则，检测杂交位点荧光信号，判读染色体突变（图2-2）。FISH检测的最大优点是可直接检测没有经过细胞培养的标本，有利于避免污染，可分析间期细胞，检测时间短，一般可在检测1 h后直接给出诊断结果；因设计探针数目有限，探针设计的区域只能对少数已知染色体异常进行诊断。较染色体核型分析而言，FISH更准确且检测周期短。

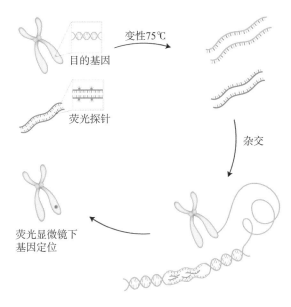

图2-2 荧光原位杂交技术（FISH）

（甘 靖 余伟师 王小冬）

第二节 生化遗传代谢检测

遗传性代谢缺陷（inborn error of metabolism，IEM）又称为遗传代谢病（inherited metabolic disorder，IMD），是指维持机体正常代谢所需的某些酶类、辅酶等物质生物合成发生缺陷，导致机体生化物质代谢紊乱，造成中间或旁路代谢产物过多地在体内蓄积，或终末代谢产物缺乏，从而引起一系列临床症状的一类疾病，多为单基因遗传病，包括氨基酸、有机酸、乳糖等先天性的代谢缺陷。

遗传性代谢缺陷有如下特点：病种繁多，医学界目前已发现1000余种；单病种发病率较低，但总体发病率可达活产婴儿的1/600；我国每年有超过3万患有遗传性代谢缺陷的新生儿出生，总数较多，而且遗传性代谢缺陷在任何年龄均可发病。遗传性代谢缺陷常引起多器官功能损害，尤其是神经系统，常导致智力及运动功能残疾，而且治疗费用昂贵，给家庭和社会造成了极大的负担。近年来，随着临床医学、生物化学和分子生物学的发展，部分遗传性代谢缺陷的诊断、治疗与预防均取得了很大的进步。

一、生化遗传代谢概述

生化遗传学检测及包含酶活性本身的检测主要是针对遗传性代谢缺陷所致的产物异常，高通量质谱检测可以同时检测至少几十种小分子或大分子代谢物，如氨基酸、类固醇、维生素、脂肪酸、有机酸等，上述代谢产物在遗传性代谢缺陷患者的血浆或尿液中浓度异常。特定酶类活性检测和高通量测序也可以诊断生化遗传性疾病。目前，临床生化遗传代谢物检查是遗传病筛查及诊断的重要辅助手段。

遗传性代谢缺陷筛查可及时发现遗传代谢缺陷患儿，为临床早期诊断与治疗提供依据。随着串联质谱法等技术在临床的应用及酶学和基因诊断技术的应用普及，我国对遗传性代谢缺陷的认识逐步深入，疾病诊断率也逐步提高，获诊时间提前，患者预后显著改善。

二、生化遗传学检测技术

1.气相色谱-质谱联用（GC/MS） 目前该技术在临床筛查中已被广泛应用。气相色谱-质谱联用（GC/MS）可对尿中的有机酸进行检测（图2-3），能够检测到尿液中的132种有机酸，包括甲基丙二酸、甘油酸、羟基丙二酸、丙酮酸、羟基乙酸等，对多种遗传性代谢缺陷有诊断或提示意义，而且该检测为无创检测，尿液留取简单、方便可行。

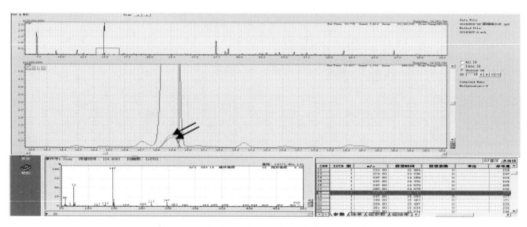

图2-3 气相色谱-质谱联用（GC/MS）

2.液相串联质谱（MS/MS） 液相串联质谱（MS/MS）可以对全血中的代谢物进行检测，可以检测到血液中的氨基酸、有机酸、脂肪酸及其代谢物，可以对45种遗传性代谢缺陷做出诊断。该技术已成功应用于新生儿筛查，为遗传性代谢缺陷的初诊及分子水平的诊断奠定了生物化学基础。

3.酶学检测 有些遗传性代谢缺陷通过上述的检测不能检测到其产物异常，但根据临床特征可以基本判断出疾病类型，可再通过酶学或者高通量测序进行确诊。这类疾病包括过氧化物酶体病、线粒体病、溶酶体贮积症（lysosomal storage disease，LSD）等。LSD疾病诊断的金标准为酶活性检测。

（甘 靖 罗 蓉 王 佳 丁 灿）

第三节　分子遗传学检测

一、分子遗传学的基本概念

分子遗传学主要是指用分子生物学技术对患者体内遗传物质（DNA、RNA或蛋白质）的表达水平做出定性或定量诊断的技术。通常将针对DNA的分子诊断称为DNA分子诊断或基因诊断，是目前临床最常用的遗传病检测手段。总之，分子诊断是辅助特定疾病诊断的一种重要方法，不仅可以进行个体遗传病的诊断，还可以在一定程度上进行产前诊断。

二、分子遗传学的检测技术

1.传统核酸分子杂交　依据DNA或RNA碱基互补配对的规则，若异源DNA或RNA单链之间的某些区域有互补的碱基序列，则DNA或RNA单链在适合的条件下就能够相互结合成双链，该过程称为核酸分子杂交。基本原理：依据核酸变性、复性的理论，DNA分子可经过"变性—退火—延伸—复性"这4个过程，通过设计已知序列的单链核酸片段作为探针，去检测各种不同来源的待测基因组DNA分子中的互补同源序列片段。

2.聚合酶链反应（PCR）及片段检测技术　PCR技术是一种体外扩增待测目的DNA片段的分子生物学技术，能将微量的DNA迅速扩增使之大幅增加，主要是用于获取目的DNA片段的一种分子生物学方法。

PCR技术的原理是：依据生物进化和遗传物质传递的重要法则："DNA半保留复制"和DNA聚合酶的特性进行DNA的体外扩增。主要过程是根据DNA高温时变性和低温时复性的特征，通过加入设计引物，DNA聚合酶、脱氧核糖核苷三磷酸（dNTP）就可以完成特定基因的体外复制，完成PCR的扩增，在试管中，PCR扩增模板上的DNA是在94℃高温下发生变性，借助耐高温的Taq DNA聚合酶催化完成新链DNA的合成；由于反应中的产物不断地又在新一轮反应中作为模板，DNA产物模板数目就会不断增加，最后达到DNA扩增的目的。

最后，指数扩增的PCR产物可以通过琼脂糖凝胶或者聚丙烯酰胺凝胶银染对PCR片段进行鉴别诊断，该方法简便易行，但必须是已知突变，检测条件成熟的前提下，才能进行诊断。

3. DNA测序　经过近几十年科技的飞速发展，DNA测序已经从一代的Sanger测序，发展到了第三代测序，其中对临床遗传病起着巨大促进的还是二代高通量测序技术，下面分别介绍测序技术的原理和特征。

（1）第一代测序技术——Sanger测序：20世纪70年代由桑格（Sanger）和考尔森

· 15 ·

（Coulson）发明的DNA链终止法（DNA双脱氧终止法）也被称作"Sanger测序法"，该法的双脱氧核苷酸链终止法即为第一代DNA测序技术。1977年桑格使用第一代测序技术测定了第一个噬菌体全长约5375个碱基的基因组序列，自此，人类进入了运用第一代测序技术解读生命DNA遗传密码差异本质的时代。

随着第一代测序技术的使用，人类步入了基因组学时代。随着科学技术的不断发展，科学研究者经过多年的实践，不断地对Sanger测序进行了优化、改进。2001年，各国科研人员以改进后的"Sanger法"为测序基础完成了首个人类基因组遗传图谱的测序。第一代测序技术Sanger法的核心原理是：PCR扩增的过程中引入2′，3′-双脱氧核苷酸（ddNTP）作为底物，在4个DNA合成反应体系中分别加入一定比例带有放射性核素标记的ddNTP（ddATP、ddCTP、ddGTP和ddTTP），由于引入的ddNTP的2′和3′都不含羟基，DNA合成不能形成磷酸二酯键，当ddNTP加入到DNA链的3′端时，ddNTP在DNA选择性地延长过程中被选择性的延长终止，因此可以用来中断DNA的合成反应。同时在光激发下，标记有ddNTP的多种染料将产生不同的荧光信号（不同碱基荧光颜色标记不同的荧光信号波长的光），最终利用不同荧光染料的扩增产物鉴定出3′末端双脱氧核苷酸为A、T、C或G，最终依据碱基在每种染料被激光激发时发出不同波长的光再通过毛细管电泳确定待测分子的DNA序列（图2-4）。

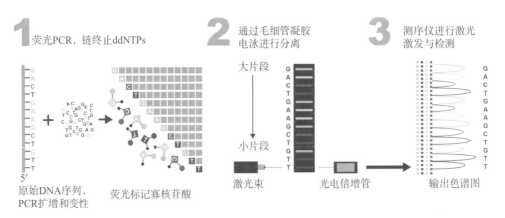

图2-4　Sanger测序原理

第一代测序技术的最主要特点是准确度高达99.999%，一般一次测序读长可达700～1000bp，由于存在检测通量低、整体测序成本高等缺点，严重影响了被广泛大规模地应用于临床检测。由于其局限性，第一代测序技术并不是最理想的测序方法，但由于其准确高，因此是基因测序的金标准。

（2）第二代测序技术：第二代测序（下一代高通量捕获测序，next generation high-throughput capture sequence，NGS）的核心是基因组高通量大规模的平行测序（图2-5），主要以Roche公司的454技术及illumina公司的Solexa、Hiseq技术和ABI公司的Solid技术为代表。相比第一代测序技术，第二代测序技术大大降低了测序成本，同时提高了测序效率。第一代测序完成第一个人类基因组的测序时需要13年时间，而使用第二代测序技术只需要几天到1周时间，并且保持了测序数据的高准确性。相比之下，第二代高通量测序具有读长相对较短、通量高、成本低的特点。

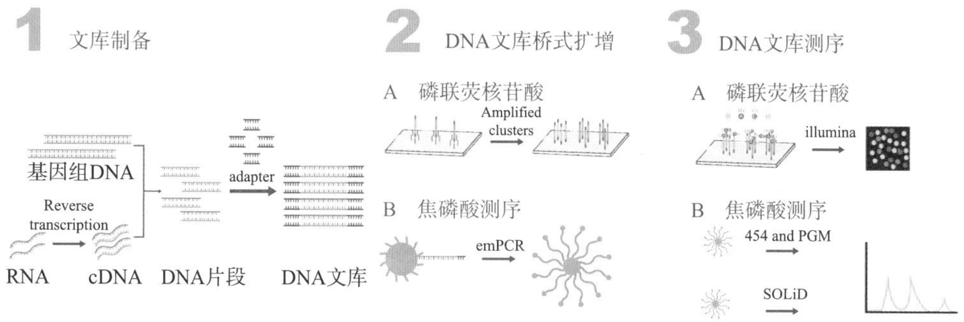

图2-5　NGS第二代测序流程

　　第二代测序技术是一种高通量大规模平行测序技术，能一次对整个基因组几十万到几百万条DNA分子进行序列平行测序读取，在检测足够丰富的遗传变异信息的同时还大大降低了测序费用，能在短时间内完成上百亿的碱基测序技术；相比第一代测序（Sanger测序）每次只能测一条DNA序列，解决了第一代测序低通量的问题，所以被称为高通量测序技术。目前，以第二代高通量测序为基础的分子诊断在临床遗传病诊断中的应用已经得到了普及，其应用方式按测序目标序列的大小可分为全基因组测序（whole genome sequencing，WGS）、全外显子组测序（whole exome sequencing，WES）和靶向疾病panel（基因组合）测序等。

　　①靶向疾病panel（基因组合）测序：是以检测特定系统疾病类型为基础，主要针对遗传异质性较强的某类疾病，如癫痫、遗传性肌病、遗传性耳聋等。通过选取特定类型疾病相关的基因组合，可以对这些可能的致病基因同时进行测序分析，具有测序量小、总价低的优势，但也存在一定的局限性和滞后性。

　　②全外显子组测序（whole exome sequencing，WES）：利用高通量杂交捕获技术富集基因组中所有具有蛋白质编码功能的外显子区域DNA序列进行高通量测序的分析方法（检测所有已知的2万余基因外显子编码区序列变异），可以检测绝大多数遗传病的致病基因。全外显子组测序（WES）能够更快地确定致病基因及突变位点，数据更全面，有助于加速筛选发现单基因疾病和多基因复杂疾病的致病基因和易感基因，性价比极优，因此目前WES检测在单基因遗传病中的应用最为广泛。

　　③全基因组测序（whole genome sequencing，WGS）：WGS是对已知标准基因组序列的个体进行全基因组测序，包含了所有基因的外显子编码区及非编码区。相较全外显子组测序（WES）对于外显子编码区以外的区域不能有效地进行基因检测而言，通过WGS可进行全基因组层面检测，但其数据量极大、成本昂贵，且由于非常大的非编码区测序数据量，数据有效分析解读存在难点，目前难以大规模应用于临床。

　　（3）第三代测序技术：测序技术在近几年又出现了较大发展，相比第二代测序技术而言，第三代测序技术是直接对DNA单个分子的长片段进行测序，避免了测序中间环节PCR扩增带来的偏差。第三代测序技术的平台主要包括Oxford Nanopore Technologies（ONT）纳米孔测序和Pacific Biosciences公司研发的单分子实时合成测序法（图2-6）。第三代测序技术主要利用了DNA聚合酶的特性，实现了DNA聚合酶自身内在的反应速度，1s可以测10个碱基，1个反应就可以测非常长的序列，可以形象地描述为：通过共

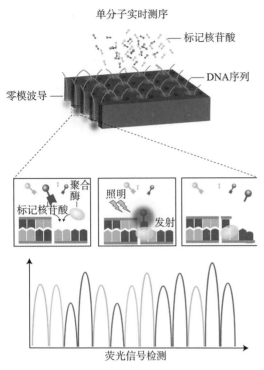

图2-6 第三代PacBio SMRT测序

聚焦显微镜实时观测单分子DNA聚合酶复制DNA的过程，同时记录荧光标记的DNA分子合成的整个过程。目前，第三代单分子测序技术的大范围应用仍然存在很大的局限性，其缺点来源于第三代测序技术错误率比较高，高达15%，较高的错误率及成本较高导致其无法大规模地应用于临床。相比第二代测序技术存在测序错误的偏向性，第三代测序技术的错误是随机出现的，在实际测序过程中可以通过多次反复测序来进行有效的纠错、改正，但反复多次的测序不可避免地会导致更高的检测成本，因此目前无法被大规模广泛应用。

（4）染色体芯片分析：染色体芯片分析（chromosomal mlcroarray analysis，CMA）技术又被称为"分子核型分析"，能够在全基因组水平进行扫描，可检测染色体不平衡的拷贝数变异（copy number variant，CNV），尤其是对于检测基因组微缺失、微重复等基因组失衡异常等方面具有突出优势。

根据芯片设计与检测原理的不同，CMA技术可分为两大类：基于微阵列的比较基因组杂交（array-based comparative genomic hybridization，aCGH）技术和单核苷酸多态性微阵列（single nucleotide polymorphism array，SNP array）技术。前者需要将待测样本DNA与正常对照样本DNA分别标记，进行竞争性杂交后获得定量的拷贝数检测结果，而后者则只需将待测样本DNA与一整套正常基因组对照数据进行对比即可获得检测结果（图2-7）。

通过aCGH芯片能够很好地检出CNV，而SNP芯片除了能够检出CNV外，还能够检测出大多数的单亲二倍体（uniparental disomy，UPD）和多倍体，并且可以检测到一定水平的嵌合体（mosaicism）。设计涵盖CNV＋SNP检测探针的芯片，可同时具有CNV和SNP芯片的特点。

CMA技术的优势有以下几方面。

①高检出率：对于原因不明的发育迟缓/智力障碍（growth retardation/intellectual disorder）、先天性多发畸形（multiple congenital abnormalities，MCA）及孤独症（autism）患者，CMA的诊断率（15%～20%）与常规染色体核型分析（3%）相比要高出5倍左右，能大幅度地提高检出率。

②高分辨率：常规染色体核型分析的分辨率仅为5～10 Mb，而CMA则可达到10～100 Kb，并且可以提供精确断裂点信息。

③高敏感性：CMA可检测全基因组范围内的基因组失衡，包括着丝粒/端粒等重复

序列密集的区域，涵盖所有已知的微缺失/微重复综合征相关区域。

4. MLPA检测 多重连接探针扩增技术（multiplex ligation-dependent probe amplification，MLPA）是一种成熟商业化试剂盒产品，是检测同一反应管内突变类型多达50个核苷酸序列的拷贝数变化的技术方法（图2-8）。该技术高效、特异，不仅可以检测多个核苷酸序列拷贝数的改变，还可以进行甲基化分析，已经广泛应用于肿瘤、血液、mRNA表达谱的分析检测。

MLPA技术检测主要包括以下4个步骤。

（1）变性和杂交：样本DNA变性，变成单链。每个探针都包括一段引物序列和一段特异性序列，每个特异性探针与靶序列DNA样本进行杂交，两种探针将在DNA链的相邻位点杂交。

（2）连接：通过连接酶连接两部分探针，连接反应高度特异，目标是连接两个探针。

（3）PCR扩增：加入通用引物进行PCR扩增。

（4）片段分离和数据分析：上一步得到的PCR产物通过毛细管电泳分离及数据收集，再应用分析软件对收集的数据进行分析，最后得出结论。

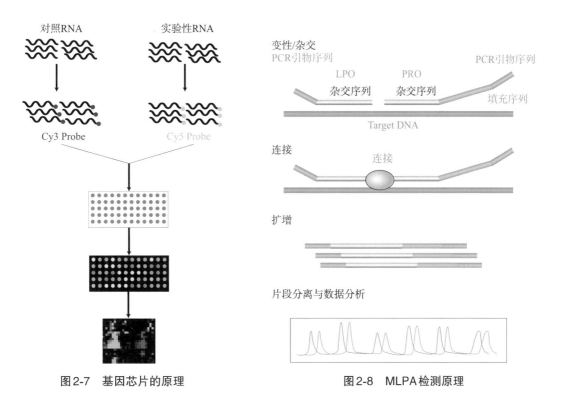

图2-7 基因芯片的原理　　　　　图2-8 MLPA检测原理

（甘　靖　罗　蓉　陈小璐　王　佳）

第四节　遗传病的精准诊断——NGS技术的临床应用

随着DNA测序技术的发展，下一代测序技术（next generation sequencing，NGS）逐步从新技术成长为应用最为广泛的主流检测DNA变异的测序技术，并已经走进临床诊断领域。NGS以其简单、快速、高分辨率、高通量的特点，在遗传病的早期筛查和诊断、无创产前筛查、胚胎植入前遗传学诊断和筛查等领域，发挥着愈来愈大的作用，已成为目前临床领域最具有广泛应用前景的技术之一。

一、NGS对单基因遗传病的诊断

NGS相对于传统的第一代Sanger测序法的主要优势：NGS测序技术大大降低了测序成本的同时，还大幅提高了测序速度，高通量的同时还保持了检测结果的高准确性。另外，NGS是一个解决遗传异质性疾病问题的高效检测技术工具，很多由不同遗传致病基因突变造成的遗传异质性疾病，如先天性耳聋、先天性肌营养不良、先天性糖基化病等，以及在同一个细胞代谢信号通路中不同的基因突变所导致的遗传性代谢缺陷等，利用NGS都可以完美解决。由此，NGS正在不断地推动着当前的医疗模式向新的精准医学模式迈进。

二、NGS对复杂性疾病的诊断

临床中经常会遇到同时涉及多系统的疾病表型，以及存在多个致病基因的一系列疾病，NGS高通量的特性保证了所有基因突变检出的可能性。另外，临床中经常遇到的疑难杂症，如线粒体遗传病，线粒体相关基因缺陷导致的线粒体遗传病，其临床表现多样、遗传方式独特，线粒体表达的核基因组或mtDNA（线粒体基因组）突变均可引起线粒体遗传病，已发现线粒体疾病与约70个细胞核基因有关联，但仍存在许多未知的致病基因。由于线粒体疾病常表现为非特异性，通常涉及多个系统疾病的表现，因此应用NGS技术检测线粒体DNA和细胞核DNA的基因突变是非常有意义的，从根本上解决了临床上线粒体遗传异质性疾病的许多问题。

总之，随着科学技术的进步，分子诊断测序领域在快速地发展、变革，正不断有新的测序技术及数据分析技术出现，基因突变数据库及基因临床疾病表型数据库也在不断地完善并增加着。下一代测序技术的优势日益凸显：简单、快速、高分辨率、高通量，在临床复杂疾病的诊断中发挥了重要作用。可以预见，下一代测序技术将逐渐成为一项被广泛使用的常规实验室检测技术，下一代测序技术将为医学的临床诊断带来革命性的变革。

（甘　靖　王小冬　陈小璐　赵　凯）

第 3 章

癫痫基因检测的意义

癫痫是一种由多种病因引起的以大脑神经元异常过度放电导致患者出现反复性、发作性和短暂性的中枢神经系统功能障碍为主要特征的慢性脑部疾病。癫痫的遗传基础研究已经历经数十年，确定了主要有4种导致癫痫的遗传因素：单基因突变、多基因突变、细胞（染色体）畸变引起遗传异常所致的癫痫，以及其他遗传性多系统疾病中伴发的癫痫。遗传因素是导致癫痫发病的一个重要原因，尤其是经典的特发性癫痫，绝大多数是由于遗传基因突变导致。随着医学研究的进步，30% ~ 50%的癫痫病例被确定为遗传原因导致，目前已经发现的与癫痫有关的基因有1000多个（OMIM数据库癫痫表型相关收录基因）。随着癫痫相关的基因、发病机制、遗传模式逐步明确，以及新一代测序技术（NGS）在临床中的广泛应用，癫痫患者将从基因层面得到更加快速、有效的诊断，从而达到提早干预、精准治疗，有利于显著提高患者的生存质量。

第一节　遗传性癫痫的检测与精准治疗

一、遗传性癫痫的检测

针对癫痫的4种遗传因素，目前遗传检测主要包括以下几种方式：核型分析、染色体芯片分析、部分候选基因（基因panel）分析、全外显子组测序、全基因组测序、线粒体环基因测序、重复引物PCR技术、多重连接探针扩增技术（MLPA）及转录组分析（尚未应用于临床的）。由于疾病类型、缺陷严重程度、诊断早晚的差异，患者的临床表现及预后轻重不同。临床上应根据患者不同的疾病表现及怀疑病种的不同选择合适的检测方法（表3-1）。

表3-1　部分不同类型的遗传性癫痫需要的诊断技术

诊断技术	检测目标	检测方法	疾病举例	遗传咨询
细胞遗传学	染色体	染色体核型分析	20号环状染色体综合征	可以
分子生物学	15q11~13	NGS＋MS－MLPA	Angelman综合征	可以
	ALDH7A1	NGS	吡哆醇依赖性癫痫	可以
	SLC2A1	NGS	葡萄糖转运蛋白1缺乏综合征	可以
	TSC1、TSC2	NGS	结节性硬化症	可以

续表

诊断技术	检测目标	检测方法	疾病举例	遗传咨询
	BTD	NGS	生物素酶缺乏症	可以
	PAH	NGS	苯丙酮尿症	可以
	FMR1	TP-STR	脆性X综合征	可以

基因检测对于以下几种显著的癫痫患者能提供较为明确的信息：①有癫痫家族史；②多发畸形、智力障碍或非获得性神经影像异常；③患者有以下症状之一：癫痫性脑病、肌阵挛性癫痫、热性惊厥等。具有以上表型特征的个体很有可能在癫痫相关基因中鉴定出突变，但是随着越来越全面的检测技术（如从核型分析到染色体微阵列，从单基因到全外显子组/全基因组分析）的应用，越来越多的其他特征的基因被逐步检出（表3-2）。

表3-2 OMIM数据库中收录的EIEE相关基因

遗传病	通用名称（OMIM）	致病基因	OMIM
EIEE1	X连锁West综合征, X连锁大田原综合征（308350）		300382
EIEE2	300672	CDKL5	300203
EIEE3	609304	SLC25A22	609302
EIEE4	大田原综合征（612164）	STXBP1	602926
EIEE5	613477	SPTAN1	182810
EIEE6	Dravet综合征（607208）	SCN1A	182389
EIEE7	613720	KCNQ2	602235
EIEE8	300607	ARHGEF9	300429
EIEE9	300088	PCDH19	300460
EIEE10	613402	PNKP	605610
EIEE11	613721	SCN2A	182390
EIEE12	613722	PLCB1	607120
EIEE13	614558	SCN8A	600702
EIEE14	614959	KCNT1	608167
EIEE15	615006	ST3GAL3	606494
EIEE16	615338	TBC1D24	613577
EIEE17	615473	GNAO1	139311
EIEE18	615476	SZT2	615463
EIEE19	615744	GABRA1	137160
EIEE20	多重先天性异常-肌张力低下-癫痫综合征20型（300868）	PIGA	311770

续表

遗传病	通用名称（OMIM）	致病基因	OMIM
EIEE21	615833	NECAP1	611623
EIEE22	先天性糖蛋白糖基化障碍Ⅱm型（300896）	SLC35A2	314375
EIEE23	615859	DOCK7	615730
EIEE24	615871	HCN1	602780
EIEE25	615905	SLC13A5	608305
EIEE26	616056	KCNB1	600397
EIEE27	616139	GRIN2B	138252
EIEE28	616211	WWOX	605131
EIEE29	616339	AARS	601065
EIEE30	616341	SIK1	605705
EIEE31	616346	DNM1	602377
EIEE32	616366	KCNA2	176262
EIEE33	616409	EEF1A2	602959
EIEE34	616645	SLC12A5	606726
EIEE35	616647	ITPA	147520
EIEE36	先天性糖蛋白糖基化障碍Ⅰs型（300884）	ALG13	300776
EIEE37	616981	FRRS1L	604574
EIEE38	617020	ARV1	611647
EIEE39	612949	SLC25A12	603667
EIEE40	617065	GUF1	617064
EIEE41	617105	SLC1A2	600300
EIEE42	617106	CACNA1A	601011
EIEE43	617113	GABRB3	137192
EIEE44	617132	UBA5	610552
EIEE45	617153	GABRB1	137190
EIEE46	617162	GRIN2D	602717
EIEE47	617166	FGF12	601513
EIEE48	617276	AP3B2	602166
EIEE49	617281	DENND5A	617278
EIEE50	616457	CAD	114010
EIEE51	617339	MDH2	154100
EIEE52	617350	SCN1B	600235

续表

遗传病	通用名称（OMIM）	致病基因	OMIM
EIEE53	617389	SYNJ1	604297
EIEE54	617391	HNRNPU	602869
EIEE55	617599	PIGP	605938
EIEE56	617665	YWHAG	605356
EIEE57	617771	KCNT2	610044
EIEE58	617830	NTRK2	600456
EIEE59	617904	GABBR2	607340
EIEE60	617929	CNPY3	610774
EIEE61	617933	ADAM22	603709
EIEE62	617938	SCN3A	182391
EIEE63	617976	CPLX1	605032
EIEE64	618004	RHOBTB2	607352
EIEE65	618008	CYFIP2	606323
EIEE66	618067	PACS2	610423
EIEE67	618141	CUX2	610648
EIEE68	618201	TRAK1	608112
EIEE69	618285	CACNA1E	601013
EIEE70	618298	PHACTR1	608723
EIEE71	618328	GLS	138280
EIEE72	618374	NEUROD2	601725
EIEE73	618379	RNF13	609247
EIEE74	618396	GABRG2	137164
EIEE75	618437	PARS2	612036
EIEE76	618468	ACTL6B	612458
EIEE77	618548	PIGQ	605754
EIEE78	618557	GABRA2	137140
EIEE79	618559	GABRA5	137142
EIEE80	618580	PIGB	604122
EIEE81	618663	DMXL2	612186
EIEE82	618721	GOT2	138150
EIEE83	618744	UGP2	191760
EIEE84	618792	UGDH	603370

续表

遗传病	通用名称（OMIM）	致病基因	OMIM
EIEE85	301044	*SMC1A*	300040
EIEE86	618910	*DALRD3*	618904
EIEE87	618916	*CDK19*	614720
EIEE88	618959	*MDH1*	154200
葡萄糖转运蛋白1缺乏综合征	606777	*SLC2A1*	138140
甘氨酸脑病	605899	*AMT*	238310
		GLDC	238300
		GCSH	238330
Aicardi-Goutieres综合征1型	225750	*TREX1*	606609
雷特综合征	300673	*MECP2*	300005

二、精准治疗

遗传学、神经影像学、干细胞生物学和模型系统等领域的最新研究进展为遗传性癫痫的病因提供了全新的见解，也为选择现有疗法或开发新疗法提供了指导。由于癫痫的发病机制是多种多样且复杂的，因此不可能找到治疗所有癫痫的"金标准"。目前部分遗传性癫痫已经可以根据基因检测结果做出具体的精准治疗指导，而且很可能在未来几年能实现大规模的应用。对患者进行基因检测的主要目标是确定病因，并且根据疾病病因制订个体化的治疗方案，称为"精准医疗"。

未来，随着遗传学诊断中的基因组分析在临床的应用，包括药物遗传学数据在内的越来越多的个性化信息将变得更加有价值。患者的基因组信息能帮助医师更加高精度地进行药物的选择，如目前已知的人类白细胞抗原HLA-A*3101和HLA-B*1502是卡马西平引起的严重皮疹的相关因素；补体因子H基因（*CFH*）和CYP2C9*3与苯妥英钠引起的皮肤反应相关。此外，确定癫痫的分子病因还可以预防或最小化抗惊厥药的不良反应，如*SCN1A*相关的癫痫中，阻断钠通道的AED（如卡马西平）可能会加重癫痫发作；又如*POLG*突变引起的癫痫，使用丙戊酸会导致肝衰竭的风险增加，因此建议避免使用丙戊酸。

精准医学的实际应用示例如下。

1.吡哆醇依赖性癫痫（pyridoxine dependent epilepsy，PDE）是一种临床少见的可治疗的常染色体隐性遗传病，也是婴幼儿期发病的难治性癫痫之一。典型临床表现为新生儿出生后数小时即出现对常规抗癫痫药物耐药的惊厥发作，出现持续的癫痫发作状态，但对静脉应用高剂量维生素B₆（吡哆醇）治疗反应好，发作可停止。在过去的很多年间，由于临床诊断较为困难，同时又缺乏特异性的检测手段，因此出现了多数病例被漏诊。已知该病的致病基因为*ALDH7A1*、*PROSC*（*PLPBP*）、*PNPO*，基因检测结果能辅助临床明确病因诊断，临床上根据基因的结果也能调整用药，早日改善患者的整体生活质量。

2. Dravet综合征　是一种罕见的常染色体显性遗传病，主要表现为长期的发热或以无发热发作为特征，多数患者伴有孤独症等认知障碍共患病。虽然该病有相关的临床诊断标准，但仍需要基因检测进行确诊，有研究统计目前80%以上的Dravet综合征患者是由于*SCN1A*基因突变引起。*SCN1A*基因的研究编码是电压门控钠通道（$Na_v1.1$）的α亚基，当基因发生突变可引起分子功能异常从而导致神经功能障碍，最终引起皮质的兴奋，导致癫痫发生。目前已有证据显示，钠通道阻滞药卡马西平、拉莫三嗪和苯妥英钠在治疗因*SCN1A*突变引起的Dravet综合征时，会加重癫痫发作，在临床上应避免应用这类药物。

3. 结节性硬化症　又称Bourneville病，是一种常染色体显性遗传病，临床典型特征表现为癫痫、智力低下和面部皮脂腺瘤（Vogt三联征）及其他系统的受累，目前国际上关于该病的临床诊断已有明确的诊断标准，该病的致病基因为*TSC1/TSC2*，10%～30%的结节性硬化症是由于*TSC1*基因变异导致，*TSC2*基因突变比例较高，由于致病基因明确，目前可以由基因诊断直接确诊。*TSC1*基因编码的错构瘤蛋白（hamartin）与*TSC2*基因编码的结节蛋白（tuberin）形成复合体，参与对mTOR信号通路的调控过程。*TSC1/TSC2*基因突变会使mTOR信号通路过度活化，造成多器官中细胞的异常生长、分化和肿瘤发生。目前关于mTOR信号通路去抑制药的研究已经相对明确，临床在治疗时可以选用对应药物进行精准治疗。

4. 葡萄糖转运蛋白1缺乏综合征（GLUT缺乏综合征）　是一种常染色体显性遗传病，典型表型特征为婴儿发作性癫痫、神经发育迟缓、后天性小头畸形及复杂运动障碍等，非典型的GLUT1缺乏无癫痫发作。该病的致病基因为*SLC2A1*基因，*SLC2A1*基因编码葡萄糖转运蛋白GLUT1，GLUT1主要分布于血脑屏障的血管内皮细胞，主要运载葡萄糖进入上皮细胞，促进细胞代谢，它是通过血脑屏障运输葡萄糖所必需的。*SLC2A1*突变可引起GLUT1缺乏导致大脑摄取葡萄糖受损，脑葡萄糖利用率降低，从而引起疾病发生。典型的GLUT1缺乏综合征的特点是早发性严重发育迟缓，伴有小头畸形和药物难治性癫痫发作。目前研究表明，这类患者对于生酮饮食有反应，生酮饮食产生的酮体和生酮氨基酸可通过载体进入大脑，为大脑提供替代能量底物，使症状改善。

目前也有研究表明，钠通道阻滞药在一些*KCNQ2*、*SCN2A*和*SCN8A*基因突变的患者中显示了有益的效果。医学上针对*KCNQ2*、*KCNT1*、*KCNA2*、*GRIN2A*、*GRIN2B*和形成*GATOR1*复合体的基因（*DEPDC5*、*NPRL2*、*NPRL3*）等的研究也在不断进行，相信在不远的未来会有更多针对遗传性癫痫的基因被发现，从而实现精准治疗（表3-3）。

表3-3 遗传性癫痫基因及相关精准治疗药物

基因	精准医学分类	证据等级	基于已发表的文献，有可能或理论上有效药物的治疗建议	基于已发表的文献，有可能或理论上禁忌（不适用）药物的治疗建议	PMID
ALDH7A1	生物化学	强	吡哆醇（维生素B6）和叶酸		24664145, 20301659
CSTB	AED禁忌证	强	丙戊酸钠	钠通道阻滞药（苯妥英钠、奥卡西平）、γ氨基丁酸（GABA）能药物（瑞替加滨、维格巴汀）及加巴喷丁和普瑞巴林可能会加重肌阵挛利和肌阵挛性癫痫发作。苯妥英钠可能加速小脑变性症状，甚至加速小脑变性	20301321, 20301321
EPM2A	AED禁忌证	强		苯妥英钠、卡马西平、奥卡西平、拉莫三嗪可能有效	20301563, 20301563
FOLR1	生物化学	强	通过口服叶酸缓解叶酸缺乏病来减轻癫痫		20447151
GAMT	生物化学	强	补充乌氨酸并目饮食上限制精氨酸或蛋白质		23622406, 20301745
GATM (AGAT)	生物化学	强	口服水肌酸可缓解肌酸缺乏症		23622406, 20301745, 23770102
KCNQ2	AED适应证	强	苯妥英钠、卡马西平		25880994, 20437616
NHLRC1 (EPM2B)	AED禁忌证	强		苯妥英钠、卡马西平、奥卡西平、拉莫三嗪可能有效	20301563, 20301563
PNPO	生物化学	强	吡哆醛磷酸盐		20301659, 20301659, 25639976
POLG	AED禁忌证	强		避免应用丙戊酸，以防止肝中毒	20301791, 20301791, 21038416

续表

基因	精准医学分类	证据等级	基于已发表的文献，有可能或理论上有效药物的治疗建议	基于已发表的文献，有可能或理论上禁忌（不适用）药物的治疗建议	PMID
SCN1A	AED禁忌证	强	氯巴占和丙戊酸是最理想的一线药物。应避免癫痫发作的诱因，包括高温（温泉浴、高温下锻炼、未经治疗的发热）和强光	避免使用钠通道阻滞药（苯妥英、卡马西平、拉莫三嗪等）	28564577, 20301494
SCN2A	AED适应证	强	钠通道阻滞药（如苯妥英钠、卡马西平、拉莫三嗪）对早期婴儿（<3个月）癫痫有效		28379373, 26291284
SCN8A	AED适应证	强	苯妥英钠、卡马西平、奥卡西平		26252990, 25951352, 26029160, 27559564
SLC2A1	生物化学	强	生酮饮食		20301603, 29303961
SLC6A8	生物化学	强	口服肌酸可缓解肌酸缺乏症（有助于将转运蛋白变与突变区分开来，因为如果转运蛋白合成突变区无功能，口服肌酸补充无药将不起作用）		24953403, 20301745
TPP1	生物化学	强	三肽基肽酶I酶替代疗法		28335910, 27083890
TSC1	AED适应证	强	维加巴林用于缓解痉挛，预防癫痫发作		21507691, 15563014, 10073425
TSC2	AED适应证	强	维加巴林用于缓解痉挛，预防癫痫发作		21507691, 15563014, 10073425
ALDH5A1	生物化学, AED禁忌证	有潜力		避免应用丙戊酸钠，因为它抑制SSADH酶的活性	20301374

续表

基因	精准医学分类	证据等级	基于已发表的文献，有可能或需理论上有效药物的治疗建议	基于已发表的文献，有可能或需理论上上禁忌（不适用）药物的治疗建议	PMID
ATP1A3	AED适应证	有潜力	氟桂利嗪，托吡酯，生酮饮食也可能有效	避免特定的压力或诱因，每日使用预防性药物，如氟桂利嗪或托吡酯，或采用诱发睡眠的策略作为管理策略	28900444, 20301294, 25447930
DEPDC5	AED适应证	有潜力	在病程的早期可以评估否能应用mTOR抑制药		26434565, 27683934
GLRA1	AED适应证	有潜力	氯硝西泮		15365143, 20301437, 16713923
GNAO1	AED适应证	有潜力	四苯嗪和DBS		28357411, 27068059
GOSR2	AED适应证	有潜力	来妥英钠是有效的，然而它并没有被诊为使用，因为这些个体经常被误诊为患有由*EPM2A*中致病性变异导致的Unverricht Lundborg病，由此建议避免使用来妥英钠。基于*GOSR2*和*EPM2A*测序的分子诊断可以解决这些患者使用来妥英钠作为治疗选择的需要		23449775, 20301321
GRIN1	AED适应证	有潜力	美金刚胺（NMDA受体阻滞剂）		29194067
GRIN2A	AED适应证	有潜力	美金刚胺，右美沙芬		24839611, 27683935
GRIN2B	AED适应证	有潜力	美金刚胺可能对功能获得的*GRIN2B*变异导致的疾病有一定益处。*GRIN2B*（200T>G）携带者优先应用丙戊酸钠治疗		28377535, 21806385, 28533163

续表

基因	精准医学分类	证据等级	基于已发表的文献，有可能或理论上有效药物的治疗建议	基于已发表的文献，有可能或理论上禁忌（不适用）药物的治疗建议	PMID
KCNQ3	AED适应证	有潜力	卡马西平（CBZ）是KCNQ3变异所致的良性家族性新生儿癫痫个体的首选药物		27888506, 24851285
KCNT1	AED适应证	有潜力	在婴儿早期使用奎尼丁		26369628, 26740507
NGLY1	生物化学	有潜力	质子泵抑制剂		28512024, 29419975
PCDH19	AED适应证	有潜力	苯妥英钠、溴化钾和氯巴占具有长期疗效，可使癫痫消失。可考虑将糖皮质激素作为急性治疗的辅助选择		26820223, 23712037, 2589191 9
PIGA	AED适应证	有潜力	生酮饮食		26597089, 27126216
PRRT2	AED适应证	有潜力	奥卡西平、卡马西平	避免压力、睡眠不足、焦虑和其他诱因	28056630, 2030163 3
QARS	AED适应证	有潜力	生酮饮食		28056632
SLC6A1	AED适应证	有潜力	生酮饮食		27600546

（甘　靖　王小冬　蔡浅云　陈小璐）

第二节 遗传咨询

常见的遗传性癫痫包括染色体病、单基因病、线粒体病、表观印记等。对于有遗传性癫痫家族史的家庭，通过基因检测明确致病基因突变的前提下，可考虑进行产前遗传咨询及产前诊断检测，包括妊娠前的胚胎移植前基因诊断、妊娠早期的绒毛膜检测、妊娠中期的羊水检测、妊娠晚期的脐带血检测，可应用多种检测技术规避下一胎患遗传性癫痫的风险，达到优生优育，提高家庭生活质量。

通过基因检测明确了致病基因突变的患者，医师需要根据遗传病的遗传方式绘制家系图谱（图3-1），从而对家系中成员的产前诊断、结婚及妊娠给予相关指导。

染色体病导致癫痫的患者，首先需明确致病原因是染色体数目异常还是结构畸变导致的。根据不同情况建议患者父母在下次妊娠前进行遗传咨询及妊娠前、产前检测，尤其应在妊娠后进行必要的染色体异常筛查及羊水穿刺进行产前诊断。

单基因病的遗传符合孟德尔遗传定律，经过遗传诊断可以明确患者致病基因的位点。理论上，对于常染色体显性遗传导致遗传性癫痫的家庭，如果父母一方为携带者，

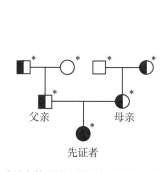

常染色体隐性遗传病家系的家系成员

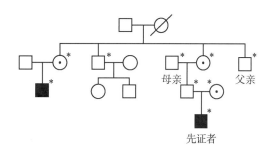

X连锁隐性遗传病家系的家系成员

*代表实验前需要样本的重要家庭成员

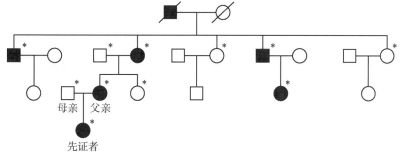

常染色体显性疾病家系中的家庭成员

图3-1 常见遗传病家系模式图谱（"*"表示需留取样本验证的家系成员）

该变异位点有50%的概率遗传给后代；对于常染色体隐性遗传病携带者的家庭，如果父母均为携带者，后代患病的风险为25%；有关性染色体疾病，对于X连锁显性遗传病，如果母亲为携带者则有50%的概率遗传给后代；对于X连锁隐性遗传病，如果家系中只有母亲为携带者而父亲正常，生育时如果下一代为男性，其患病率为50%，若下一代为女孩则不患病，但携带的概率为50%；对于Y染色体疾病，家系中与父亲相关的男性均为患者。在遗传检测明确致病基因时，根据家系图谱绘制，根据父母检测情况，医师能给予家系成员生育的理论上的患病概率评估，从而指导下一代优生优育。

（甘　靖　罗　蓉　王小冬　喻　韬）

第4章

常见癫痫基因

第一节 钙离子通道

一、*CACNA1A*

calcium channel，voltage-dependent，P/Q type，alpha-1A subunit

OMIM *601011

·**总结及摘要：**

位置	19p13.13
基因功能	编码Cav2.1（P/Q型）钙通道，Cav2.1通道在大脑神经细胞间的通讯中起着重要作用，可控制突触前神经末梢的突触传递
遗传模式	常染色体显性遗传（AD）
变异致基因功能改变	功能丧失（LOF）或功能获得性变异（GOF）
常见变异类型	截短、缺失、重复、错义、无义
起病年龄	婴儿或儿童
临床表型	EIEE、发作性共济失调、家族性偏瘫型偏头痛、脊髓小脑性共济失调、DS、ID、失神发作、孤独症、注意缺陷多动障碍等
治疗建议	针对偏头痛的治疗可能包括非甾体抗炎药和镇吐药
预后	具有异质性，预后存在差异

1.**位置** 19p13.13。

2.**基因功能** 该基因编码Cav2.1（P/Q型）钙通道，Cav2.1通道在大脑神经细胞间的通讯中起着重要作用，可控制突触前神经末梢的突触传递。电压依赖性Ca^{2+}通道不仅介导Ca^{2+}进入可兴奋细胞，而且参与多种Ca^{2+}依赖过程，包括肌肉收缩、激素或神经递质释放和基因表达。该基因在成人脑（RPKM 34.5）、成人皮质（RPKM 15.3）和其他11个组织中存在偏倚表达。Diriong等指出，钙离子通道是多亚基复合物，通道活性由1个成孔的α-1亚基引导，该亚基通常足以产生电压敏感的Ca^{2+}通道活性，至少有6类α-1亚基：α-1A、α-1B、α-1C、α-1D、α-1E和α-1S，它们是来自代表1个基因家族成员的6个基因。辅助亚单位β（如114207）、α-2/δ和γ（如114209）可调节通道活性。除了全长的*CACNA1A*外，在*CACNA1A*转录物中使用1个内部核糖体进入位点可产生CACNA1A c端多肽，或α-1act，为调节小脑发育的转录因子。*CACNA1A* 基因属于一个基因家族，为钙通道的形成提供命令，这些通道介导带正电荷的钙原子（钙离子）穿过细胞膜，在细胞产生和传递电信号中起着关键作用。钙离子可参与许多不同的细胞功能，包括细胞间通信、肌肉收缩和某些基因调节。*CACNA1A* 基因提供了制造 Cav2.1 钙通道的一部分亚基（α-1亚基）的命令，该亚基形成了可供钙离子自由流动的孔道。Cav2.1 钙通道在大脑神经细胞（神经元）之间的交流中起着重要的作用。这些通道有助于控制神经递质（将信号从一个神经元传递到另一个神经元的化学物质）的释放。研究认为，Cav2.1 钙通道还参与神经元的存活，以及这些细胞随时间改变而适应的能力（可塑性）。在 *CACNA1A* 基因的一端，1个由3个核苷酸组成的片段被重复多次，即CAG，称为三核苷酸重复序列。在正常人中，这个基因的CAG重复次数为 4 ～ 18（图4-1）。

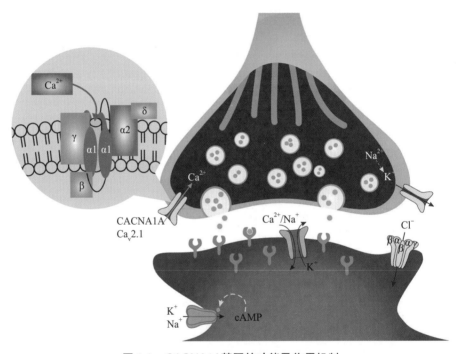

图4-1　*CACNA1A* 基因的功能及作用机制

3.变异导致的疾病（OMIM）　早期婴儿型癫痫性脑病42型（early infantile epileptic encephalopathy，type 42）、发作性共济失调2型（episodic ataxia type 2，EA2）、家族性偏瘫型偏头痛1型（familial hemiplegic migraine type 1，FHM1）、家族性偏瘫型偏头痛1型伴进行性小脑共济失调（familial hemiplegic migraine tpye 1 with progressive cerebellar ataxia）、脊髓小脑性共济失调6型（Spinocerebellar ataxia tpye 6，SCA6）。

4.常见致病变异类型　包括截短、缺失、重复、错义、无义。*CACNA1A* 基因存在一定程度的基因型-表型相关性。FHM与CACNA1A编码蛋白质功能区域的错义突变相关，通常是孔隙内衬或电压传感器区域。大多数与发作性共济失调2型（EA2）相关的 *CACNA1A* 变异会导致蛋白质截短，也有错义改变的报道。对于一些与EA2相关的错义变异，功能研究已经证明会导致P/Q钙通道功能丧失。*CACNA1A* 基因的CAG重复与SCA6相关，18个或更少的CAG重复被认为是非致病性的，20～33个CAG重复被认为是致病性的，患者通常在生命的某个时刻现脊髓小脑性共济失调症状。已报道，有关于*CACNA1A*相关表型的复发变异的新数据，如家族性偏瘫型偏头痛，p.R192Q或p.S218L变异在多个FHM家系中检出，p.R583Q或p.T666M变异在FHM和共济失调的几个家系中检出。大于20个的CAG重复与SCA6相关。p.R1349Q变异在共济失调、智力障碍和发作性强直性向上凝视患者中被反复检出。发作性共济失调和癫痫表型通常与截短变异或缺失相关（图4-2）。

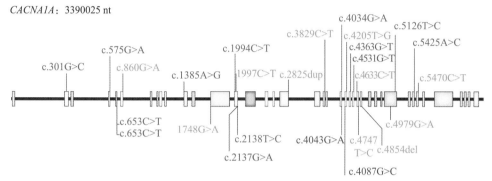

红色：家族性偏瘫性偏头痛1型（familial hemiplegic migraine type 1，FHM1）
橙色：脊髓小脑性共济失调6（SCA6）
蓝色：阵发性肌强直性向上凝视（paroxysmal tonic upward gaze）
绿色：癫痫（epilepsy）
青色：偏瘫性偏头痛伴共济失调（hemiplegic migraine and ataxia）

图4-2　部分致病变异位点及其对应临床表型

5.致病机制　*CACNA1A*基因在整个中枢神经系统中广泛表达，编码神经元离子通道、电压依赖性P/Q钙通道的α-1a亚基。Kraus等发现，与FHM相关的α-1a亚基的错义变异会影响通道的电生理特性，包括通道失活、恢复比正常通道更快或更慢。对人类细胞中FHM变异的进一步研究发现，*CACNA1A*变异会降低神经元的最大Cav2.1（P/Q型）钙通道的电流密度，增加单通道钙离子内流，从而影响神经元的生理功能。

6.遗传模式　常染色体显性遗传（AD）。

7.发病率　暂无。

8.起病年龄　婴儿或儿童。

9.临床症状　EIEE、发作性共济失调、家族性偏瘫型偏头痛、脊髓小脑性共济失调、DS、ID、失神发作、孤独症、注意缺陷多动障碍等。*CACNA1A*通常与3种主要表型相关，有时会重叠，3种主要表型是家族性发作性共济失调、家族性脊髓小脑性共济失调和家族性偏瘫型偏头痛，均为常染色体显性遗传。发作性共济失调可导致短暂的、复发的、非进展性的缺乏平衡性发作，而脊髓小脑性共济失调是慢性的、进展性疾病，常与影像学表现相关（小脑萎缩）。*CACNA1A*在1996年同时被确认为家族性偏瘫型偏头痛和发作性共济失调的致病基因，紧接着在1997年发现了脊髓小脑性共济失调表型。

（1）早期婴儿型癫痫性脑病42型：OMIM的临床描述：异常眼动、斜视、内斜视、眼球震颤、挛缩、肌张力减退、肌张力增高、癫痫性脑病、癫痫发作、多种类型、发育迟缓、中度至重度智力障碍、反射亢进、震颤、共济失调、手足徐动症、脑电图异常、胎动异常、在出生或婴儿早期发病、多为新发变异。

（2）家族性偏瘫型偏头痛1型（FHM1）：家族性偏瘫型偏头痛是第1个与*CACNA1A*变异相关的表型。FHM的特征是偏头痛伴有先兆，先兆与身体一侧的无力有关，其中部分FHM患者可能会失去意识，甚至昏迷与轻微的头部创伤。在部分家系中，FHM表型可能与其他*CACNA1A*相关表型重叠，如有报道提示迟发性进展性的小脑综合征也是偏瘫型偏头痛的临床表现之一，且40%～50%的*CACNA1A*变异患者有小脑综合征的表现。在该基因的研究中，也陆续发现了一些新的变异位点，刘祥琴等报道了*CACNA1A*基因新的错义变异（N390D）的家系病例，该变异可导致家族性偏瘫型偏头痛，且合并有迟发性进展性的小脑综合征。OMIM相关的临床描述：视力偏盲、眼球震颤（50%的患者可能是永久性的）、偏头痛、轻偏瘫、偏瘫、语言障碍、困倦、精神错乱、昏迷（高达33%的患者）、震颤（不常见）、癫痫发作、不常见、精神运动性激动、计算困难、注意力障碍、长期语言记忆障碍、小脑综合征（50%的患者可能是永久性的）、小脑共济失调（50%的患者可能是永久性的）、小脑萎缩（尤其是小脑上蚓部）、脑损伤后脑水肿（较少见）、幻视、幻听、焦虑症发作、偏执性精神病、发热、先兆偏头痛亚型、发病5～30年、症状通常持续30～60min、搏动性头痛持续数小时至数天、偏瘫或昏迷可持续数天或数周、轻微头部外伤等。

（3）脊髓小脑性共济失调6型（SCA6）：脊髓小脑性共济失调是一种进展缓慢的神经系统疾病，以肢体和步态的进行性小脑性共济失调为特征。该类疾病起病较晚，患者通常在成年期四五十岁出现症状，起病后呈进行性发展。首发症状通常是一过性眩晕，该眩晕具有反复性和周期性的特点，可以与前庭性眩晕相区别，同时伴有步态共济失调。通常情况下，患者还会出现其他神经系统症状，如上肢震颤、意向性震颤、书写笨拙，以及各种眼球运动障碍，如眼球震颤或复视。延髓麻痹，尤其是构音障碍，在多达10%的患者中是特征性表现，随着病情进展，病程5年以上常可见吞咽困难等。小脑共济失调以躯干更为明显，即轴性运动障碍，四肢发病程度轻重不一，通常下肢重于上肢，也可有轻度的外周神经病表现，如深感觉降低、踝部反射减弱、外周小关节的肌萎缩或肌痉挛。也有报道位置性眩晕合并中枢性眼球震颤的，这样的体征组合对于该病的判定具有一定的特征性，且位置性眩晕和眼球震颤可能会比步态的共济失调更早出现。本病影像学检查多见小脑或下橄榄核萎缩，无脑干萎缩，与其病理特征相吻合。

（4）其他表型：①阵发性肌强直性向上凝视。随着基因检测的日益广泛应用，一些新的*CACNA1A*表型逐渐被发现。Blumkin等描述了在新生儿期或婴儿期早期，*CACNA1A*中具有新发错义变异和突发性向上凝视的个体。除了这些眼部运动异常外，患者还有发育迟缓、共济失调、眼震、构音障碍、震颤、眼球运动障碍和癫痫。②癫痫。在有癫痫表现的患者中，失神发作似乎是一个相对常见的特征，可在EA2家系中高达10%的患者中发现。脑电图特征可以为诊断提供帮助。尽管已知与癫痫有关，且很多临床特征并不仅表现为癫痫，多数共患有其他疾病，如偏头痛、智力及发育落后等问题。有文献报道了携带*CACNA1A*变异的多动症、智力障碍和孤独症患者。在大多数患者中也存在其他表型，有时*CACNA1A*的其他神经系统表现可能轻微，也可能是智力障碍或孤独症。

10.治疗 针对偏头痛的治疗可能包括非甾体抗炎药和镇吐药。有报道脊髓小脑性共济失调6型患者可口服醋氮酰胺，其可以短暂改善共济失调症状，但不能延缓病程进展。其余临床表型尚无比较满意的特异治疗。

11.预后 具有异质性，不同个体间差异较大。

12.遗传咨询 *CACNA1A* 相关疾病是以常染色体显性方式遗传。分离数据（包括父母及其家系成员）可能有助于确定一个变异是否具有致病性，在其他未受累的家系中，严重的、早发的儿童表型可能是新发变异或是从表型较温和的亲本遗传得到。

先证者的父母：如果其中一人携带杂合变异，那么再生一胎患儿的患病风险率为50%。

先证者的同胞：如果父母其中一人携带杂合变异，那么其携带致病变异的风险率为50%。

先证者的后代：其后代的患病风险率为50%。

先证者的旁系亲戚：可能携带致病变异。

13.未知领域 未知。

14.患者组织

①CACNA1A Foundation

https：//www.cacna1a.org/cacna1a-related-disorders

②NCBI Genes and Disease

Spinocerebellar ataxia

③Spinocerebellar Ataxia：Making an Informed Choice about Genetic Testing

Booklet providing information about Spinocerebellar Ataxia

depts.washington.edu/neurolog/images/neurogenetics/ataxia.pdf

④Ataxia UK

Lincoln House

1-3 Brixton Road

London SW9 6DE

United Kingdom

Phone：0845 644 0606(helpline)；020 7582 1444(office)；＋44(0)20 7582 1444(from abroad)

Email：helpline@ataxia.org.uk；office@ataxia.org.uk

www.ataxia.org.uk

⑤National Library of Medicine Genetics Home Reference

Familial hemiplegic migraine

⑥MAGNUM-Migraine Awareness Group：A National Understanding for Migraineurs

The National Migraine Association

100 North Union Street

Suite B

Alexandria VA 22314

Phone：703-349-1929

Fax：800-884-1300（toll-free）

Email：comments@migraines.org

www.migraines.org

⑦National Headache Foundation

820 North Orleans

Suite 411

Chicago IL 60610

Phone：888-NHF-5552

Email：info@headaches.org

www.headaches.org

15.总结　目前已报道，*CACNA1A*基因变异可导致的临床表型主要为发作性共济失调，包括家族性偏瘫型偏头痛、脊髓小脑性共济失调、失神发作、孤独症等。*CACNA1A*基因编码神经元离子通道中P/Q钙通道的α-1a亚基，可降低神经元的最大Cav2.1电流密度，增加单通道钙离子内流，从而可能引起上述疾病的发生。该基因变异所致疾病的远期预后尚不清楚，有报道口服醋氮酰胺可能对脊髓小脑性共济失调6型患者有效，偏头痛的治疗可能包括非甾体抗炎药和镇吐药，其余临床表型尚无比较满意的特异治疗。

二、*CACNA1E*

proline-rich transmembrane protein 2

OMIM *601013

· 摘要及总结：

位置	1q25.3
基因功能	编码Ca2.3钙通道的α亚基，介导高电压依赖性的R型电流过程，启动突触传递。分布较广泛，不仅分布于神经系统，也分布于生殖、内分泌、消化系统、循环系统。在神经系统中，Ca2.3钙通道主要参与神经递质的释放和影响突触可塑性，也与小脑的运动和学习有关
遗传模式	常染色体显性遗传（AD）
突变致基因功能改变	功能提升（GOF）
常见突变类型	错义突变
起病年龄	婴儿早期发病，发作时间中位数为出生后4.5个月
临床表型	发育性癫痫性脑病、偏头痛
治疗建议	托吡酯、拉莫三嗪、乙氧苯唑胺、乙酰唑胺
预后	对于大多数患者来说，所有的抗癫痫药物治疗效果都不理想

1.位置　1q25.3。

2.基因功能　*CACNA1E*基因在中枢神经系统高表达，编码Ca2.3钙通道的α亚基，介导高电压依赖性的R型电流过程，启动突触传递。从电生理的角度，Ca2系列通道属于非L型（Ca2.1-2.3）钙通道，Ca2系列的钙通道主要分布在神经元，而Ca2.3钙通道分布较广泛，不仅分布于神经系统，也分布于生殖、内分泌、消化系统、循环系统。在神经元，该通道主要分布于突触前膜，参与神经递质的释放和神经冲动的传递等活动。在突触前膜，Ca2.3钙通道从功能上可分解为两个片段：其中一个小片段可触发囊泡融合机制，引起相应的神经递质传递等一系列活动；另一个大片段位置更靠前，比小片段更接近于突触部位，主要发挥突触可塑性作用，如长时程增强。在神经系统中，Ca2.3钙通道主要参与神经递质的释放和影响突触可塑性，也与小脑的运动和学习有关（图4-3）。

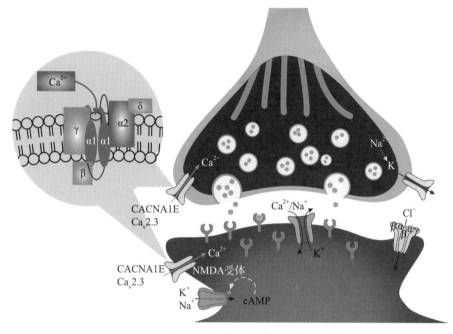

图4-3 *CACNA1E*基因的功能及作用机制

3. **突变导致的疾病** 早期婴儿型癫痫性脑病69型（early infantile epileptic encephalopathy type 69）。

4. **常见突变类型** 错义突变。*CACNA1E*基因变异为错义突变，其靶蛋白多为Ca2.3钙通道的α亚基中的S6区域。在S6下属的4个区域，部分点突变还表现出与部分临床表型可能具有相关性，如在DI-S6区域存在变异的10名患者，都表现为具有多动等运动障碍的特点，且有9例基因测序提示有复发性的p.Gly352Arg变异；DⅡ-S6区域发生变异的患者中，p.Ala702Thr变异占比较多（6/13）。相比前两者，DⅢ-S6区域发生变异患者的临床表型较为温和，其中有未发生癫痫或发作间隔时间长达5年的患者（图4-4）。

5. **致病机制** Ca2.3钙通道在细胞电活动中的平台电位起着重要的作用。Weiergraber等的基因敲除实验表明，Ca2.3钙通道在癫痫发作中具有重要的作用，实验观察期间，在Ca2.3钙通道缺失的动物中没有记录到自发性癫痫样放电活动，通过药物诱发癫痫发作实验也证明了该通道缺失的动物发作易感性较对照组明显降低。Kuzmiski等试验表明，Ca2.3钙通道可参与细胞平台电位和后去极化的形成过程，并且在海马区域记录到了癫痫样放电活动。以上研究均可以在一定程度上表明Ca2.3钙通道可通过电生理机制引发神经元的癫痫样放电活动。除了钙通道的变异引起离子流的变化进而引发

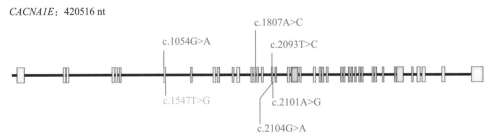

红色：早期婴儿型癫痫性脑病69型（Epileptic encephalopathy，early infantile，69，EIEE 69）
橙色：偏头痛（Migraine）

图4-4　部分致病变异位点及其对应临床表型

癫痫活动，与Ca2.3钙通道相关的剪接体也参与了磷酸化和去磷酸化等一系列的生化活动，这些生化活动可改变钙离子通道的电流特性，从而可能参与癫痫发作等病理过程。当*CACNA1E*发生基因突变时，如发生错义突变，其编码的通道蛋白的电生理特性也因此而改变。有报道，在30个不相关的个体中鉴定了14个致病的*CACNA1E*变异，其中复发性变异（Gly352Arg、Ile701Val和Ala702Thr）占队列的60%。变异高度聚集在通道S6跨膜段的胞质区，是Ca2.3通道激活门的重要组成部分。电生理记录显示该电压依赖性通道发生了超极化转移，失活动力学减慢，电流密度增加。这些研究表明，电生理功能的变化可能是*CACNA1E*致发育性癫痫性脑病的重要机制。

6.遗传模式　常染色体显性遗传。

7.发病率　暂无。

8.起病年龄　婴儿早期发病，发作时间中位数为出生后4.5个月。

9.临床症状　Helbig KL等报道了一个由30例该基因突变的病例系列。大多数受累个体在婴儿期表现为难治性癫痫发作（常表现为癫痫性痉挛）和严重的发育障碍。许多患者合并有关节挛缩和大头畸形，这些异常在发育性癫痫性脑病中并不常见。在所有复发的Gly352Arg变异患者中都发现了多动性运动障碍和肌张力障碍，但在其他大多数患者中没有发现。Ala702Thr变异的所有个体均具有十分相似的同质表型，包括癫痫性痉挛、大头畸形和挛缩。事实上，有报道能够第一次描述如此多的病例个体，这表明CACNA1E脑病可能也是一种更常见的遗传性癫痫。

（1）早期婴儿型癫痫性脑病69型（Epileptic encephalopathy，early infantile，69，EIEE 69）：是一种严重的常染色体显性遗传性神经发育性脑病，其特征为早发型难治性癫痫发作，张力减退，发育严重受损，常伴有巨头畸形，过度运动和挛缩，该病有时会导致早逝，部分患者对托吡酯药物反应良好。OMIM临床描述：头颈部：大头畸形（部分患者）、眼神接触不良或缺乏、眼球震颤、皮质性视损伤；骨骼：关节弯曲、先天性挛缩；肌肉及软组织：严重轴性张力减退、阑尾张力增高；神经病学：癫痫性脑病、全面发育落后、各种类型的难治性癫痫发作、癫痫发作后的发育倒退、行走不能、失语、智力发育障碍、自主运动差、运动功能亢奋、痉挛性四肢瘫、反射亢进、肌张力障碍、肌阵挛、脑电图异常、高度失律、癫痫持续状态、皮质萎缩、胼胝体萎缩、白质丢失；其他：婴儿早期发病、儿童期可能发生死亡、托吡酯对癫痫发作可能有良好的反应、新发突变。

（2）偏头痛：虽然目前没有直接较强的证据表明*CACNA1E*基因会导致偏头痛的临

床表型，但我们可以从相关的临床研究中获得一些线索，为以后的科研提供一定的思路。Anna Ambrosini 等进行了一个回顾性的病例对照分析，其通过全基因组关联分析发现 *CACNA1E* 基因外显子 20 处（Asp859Glu-rs35737760）的多态性在以偏瘫或者脑干症状为先兆的偏头痛患者更为普遍。这种统计学上的差异提示该基因变异可能与具有复杂神经先兆的偏头痛有关。文中解释该突变为 859 位置的天冬氨酸被替换为谷氨酸，从而导致其编码的 Ca2.3 通道可能影响 R 型电流的调节。未来需要更多的临床数据去验证该基因变异与偏头痛的关系。

10. 治疗　托吡酯可能有效。Hainsworth 等报道拉莫三嗪可抑制 Ca2.3 钙通道的电流，而 Ca3.1 和 Ca3.3 对该阻滞药的敏感性则处于次要位置，因此文章推测抑制 Ca2.3 钙通道是其抗癫痫的主要机制。此外，McNaughton 等研究发现了乙氧苯唑胺和乙酰唑胺等药物可阻断 Ca2.3 R 型钙通道，它们同属碳酸酐酶抑制药，可能会为癫痫治疗提供新的希望，有研究数据表明其对失神性癫痫患者有治疗效果，并可阻止成人癫痫发作。托吡酯的结构与碳酸酐酶抑制药相似，通过阻断 Ca2.3 钙通道，主要抑制 L 型钙电流，可抑制海马 CA1 区神经元的平台电位，从而起到抗癫痫发作的作用。尽管大多数发育性癫痫性脑病患者对所有的抗癫痫药物都不是非常敏感，但该研究确实观察到有几位患者对托吡酯反应良好，最终可达到癫痫控制。这是目前唯一在队列中有积极作用的药物。

11. 预后　对于大多数患者来说，所有的抗癫痫药物都很难治疗。长期的临床结局尚无大规模的数据支持。

12. 遗传咨询　*CACNA1E* 相关疾病的遗传方式为常染色体显性遗传。

（1）先证者的父母：如果其中一人为患者，那么再生一胎患儿的风险率为 50%。

（2）先证者的同胞：如果父母其中一人为患者，那么先证者同胞携带致病突变的风险率为 50%。如果父母检测未携带该致病突变，则先证者同胞仍有携带致病突变的风险，但是可能性较低，因为父母存在嵌合可能性。

（3）先证者的后代：先证者后代的患病风险率为 50%。

（4）先证者的旁系亲戚：可能携带致病突变。

13. 未知领域　对于 *CACNA1E* 基因突变导致的临床表型与该基因的关系，目前的病例报道尚不能提供很有效的关联性证明，未来还需要有更多的样本量支持及基因数据的挖掘；其次，*CACNA1E* 基因导致偏头痛的发病机制仍未明确阐明，这给精准医疗带来了一定的困难。

14. 患者组织

①Facebook：CACNA1e Support Group

https：//www.facebook.com/groups/1946255865388587

②American Epilepsy Society（AES）

www.aesnet.org

③Canadian Epilepsy Alliance

Canada

Phone：1-866-EPILEPSY（1-866-374-5377）

www.epilepsymatters.com

④Epilepsy Foundation

8301 Professional Place East

Suite 200

Landover MD 20785-7223

Phone：800-332-1000（toll-free）

Email：ContactUs@efa.org

www.epilepsy.com

⑤National Institute of Neurological Disorders and Stroke（NINDS）

PO Box 5801

Bethesda MD 20824

Phone：800-352-9424（toll-free）；301-496-5751；301-468-5981（TTY）

Epilepsy Information Page

15.总结　目前已报道CACNA1E基因突变可导致的临床表型主要为发育性癫痫性脑病、关节挛缩、大头畸形、偏头痛等，临床表型异质性较大。目前研究认为，CACNA1E基因编码Ca2.3钙通道的α亚基，介导高电压依赖性的R型电流过程，其突变可影响突触传递过程和神经元细胞膜的钙电流变化，从而可能引起上述疾病的发生。该基因突变所致疾病远期预后尚不清楚，有少量的个案报道提示托吡酯可能对癫痫性脑病的癫痫性发作控制有效。

（甘　靖　李　杨　罗　欢　贺承鹏　张金秀）

第二节　氯离子通道

一、GABRA1

gamma-aminobutyric acid receptor，alpha-1

OMIM *137160

·总结及摘要：

位置	5q34
基因功能	γ-氨基丁酸（GABA）是哺乳动物大脑中主要的抑制性神经递质，在GABAA受体（配体门控氯离子通道）上起作用。GABAA受体是配体门控离子通道cys环家族的成员，该通道还包括甘氨酸及烟碱型胆碱和5-羟色胺（5-HT3）受体，是中枢神经系统中快速抑制突触传递的主要介质。GABAA受体介导突触周围和突触外抑制，包括苯二氮䓬类和巴比妥类在内的几种抗癫痫药，通过增强GABAA受体电流发挥作用。GABAA受体结构为五聚体，由以下5种亚基的蛋白质组成：α、β、γ、δ和rho，其中GABRA1基因主要编码GABAA受体的α亚基，在大脑中高表达
遗传模式	常染色体显性遗传（AD）
变异致基因功能改变	功能丧失（LOF）
常见变异类型	错义变异、缺失

起病年龄	儿童、青少年时期
临床表型	青少年肌阵挛癫痫（JME）、儿童失神癫痫（CAE）、早期婴儿型癫痫性脑病19型（EIEE19）、Dravet综合征（DS）等
治疗建议	丙戊酸钠、左乙拉西坦、托吡酯、氯硝西泮等
预后	差异较大，既可导致良性预后的癫痫表型，也可导致预后不良的癫痫性脑病

1.位置　5q34。

2.基因功能　癫痫与多种基因表达的变化有关，包括与抑制性神经传递有关的基因，其中多个基因及其基因产物的改变可能是大脑神经元过度兴奋的关键因素。*GABRA1*基因编码的GABAA受体（配体门控氯离子通道）是神经系统重要的抑制性受体，由于大多数神经元细胞内的氯离子浓度比细胞外低，当GABAA受体被GABA激活时，GABAA受体中心孔开放，氯离子流入细胞内，使神经细胞膜超极化，提高产生动作电位的阈值，减少神经兴奋性，而当GABAA受体功能障碍时会导致GABA的传递阻断，神经兴奋性增强，最终导致癫痫的发生。GABAA受体可受苯二氮䓬类、神经固醇类、巴比妥类等的调节，其中，苯二氮䓬类和巴比妥类分别通过增加中心孔的开口频率和长度来增强GABA对GABAA受体的作用，从而控制癫痫发作（图4-5）。

3.变异导致的疾病（OMIM）　早期婴儿型癫痫性脑病19型（early infantile epileptic encephalopathy type 19）、易感性青少年肌阵挛癫痫5型（susceptibility to juvenile

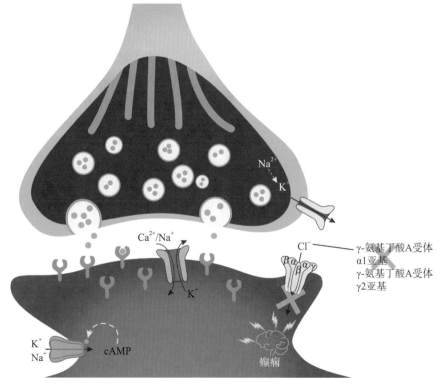

图4-5　*GABRA1*基因的功能及致病机制

myoclonic epilepsy type 5)、易感性儿童失神癫痫4型（susceptibility to childhood absence epilepsy type 4)。

4.常见变异类型　包括错义变异、缺失变异。目前 *GABRA1* 变异还没有明确的基因型 - 表型相关性，基因型无法解释临床异质性。大部分已鉴定的 *GABRA1* 变异是错义变异，且为新发变异，只有约1/3遵循常染色体显性遗传，但变异与症状共分离的家系中表型似乎存在一致性（图4-6）。

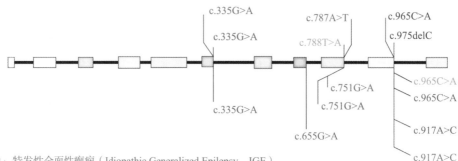

GABRA1：68615 nt

红色：特发性全面性癫痫（Idiopathic Generalized Epilepsy，IGE）
橙色：青少年肌阵挛性癫痫（juvenile myoclonic epilepsy，JME）
蓝色：儿童失神性癫痫（childhood absence epilepsy，CAE）
绿色：Dravet综合征（Dravet syndrome，DS）
棕色：早期婴儿型癫痫性脑病（early infantile epileptic encephalopathy，EIEE）

图4-6　部分致病变异位点及其对应临床表型

5.致病机制　主要为两个方面。

（1）*GABRA1* 变异可以影响GABA与受体结合，造成氯离子通道功能障碍，无法产生有效的抑制性突触后电位，造成神经元兴奋性增强。

（2）*GABRA1* 变异导致了其编码的GABAA受体功能丧失，变异型GABAA受体不能正常地整合在细胞膜上，使GABA能突触抑制受损，从而导致癫痫样放电。

最近的一项研究证实了几种 *GABRA1* 变异导致功能丧失的机制，大多数已鉴定的 *GABRA1* 错义变异位于α1亚单位的N端，α1亚单位包含假定的信号肽，并负责结合GABA及其激动剂；其他受影响的区域是跨膜区M1、成孔M2和M3，以及参与激动剂结合与门控偶联的细胞外M2-M3接头。因此，*GABRA1* 变异影响GABAA受体正常功能的关键区域。

6.遗传模式　常染色体显性遗传（AD）。

7.发病率　暂无。

8.起病年龄　儿童、青少年时期。

9.临床症状　在 *GABRA1* 变异的患者中观察到了广泛的表型，*GABRA1* 首先在患有青少年肌阵挛癫痫（JME）的患者中进行了描述，继之表型谱大大扩展，涵盖了更严重的癫痫形式，如Dravet综合征。近年来有研究表明，*GABRA1* 基因也是大田原综合征（OS）、婴儿痉挛症（IS）和Lennox-Gastaut综合征（LGS）的致病基因，目前尚未发现 *GABRA1* 变异的基因型与表型存在明显相关性。*GABRA1* 基因变异患者的共同特征包括：

脑电图可见广泛尖峰波发放，一半具有光阵发反应；最常见的癫痫发作类型为强直性阵挛性和肌阵挛癫痫发作。另外，有研究发现*GABRA1*在大肠肿瘤的发生中也起到一定的作用，并可能成为筛选大肠肿瘤的潜在生物标志物。

（1）特发性全面性癫痫（idiopathic generalized epilepsy，IGE）：也被称为遗传性全面性癫痫（genetic generalized epilepsies，GGEs），是一组除遗传因素外，无其他潜在病因的癫痫综合征，是儿童和青少年时期最常见的癫痫类型，占全部癫痫患者的30%。根据发作的主要类型和年龄，分为4个典型的亚综合征：儿童失神癫痫（CAE）、少年失神癫痫（JAE）、少年肌阵挛癫痫（JME）和仅伴有强直阵挛性癫痫（TCS）。癫痫发作类型包括失神发作、全面性强直阵挛性发作和阵挛性癫痫发作，可单独或同时存在。脑电图显示双侧同步对称的癫痫样放电，易被睡眠或闪光刺激诱发。对具有IGE的家系的研究表明，所有IGE都在遗传上密切相关，一级亲属中有5%～10%患有癫痫发作，但具有表型异质性：JME和CAE倾向于分开隔离，家系内部的重叠很少，在CAE先证者的亲属中很少诊断出JME；同样，在JME先证者的亲属中未发现CAE。

（2）青少年肌阵挛癫痫（juvenile myoclonic epilepsy，JME）：是最早发现的与*GABRA1*相关的表型之一，由Cossette等于2002年首次在青少年肌阵挛癫痫家系中报道，该家系8例受累者均为典型的JME，且均携带*GABRA1*杂合变异（Ala322Asp），其他家系成员未携带相同变异，功能研究发现该变异会使GABAA受体功能缺失，从而导致癫痫发作。JME占全部癫痫患者的5%～10%，于青春期前后（12～18岁）起病，女性发病率高于男性。癫痫发作类型包括肌阵挛癫痫发作、全面性强直阵挛性发作和失神发作。常见的诱因有饮酒、睡眠剥夺、闪光刺激等。典型发作期脑电图表现为双侧同步的对称性多棘慢复合波爆发，发作间期脑电图表现为全面性不规则的3～6Hz棘慢波、多棘慢复合波发放。丙戊酸钠（VPA）一直以来被认为是治疗JME的首选药物，近年来，新型抗癫痫药物左乙拉西坦（LEV）、托吡酯（TPM）、拉莫三嗪（LTG）也常用于治疗JME，并取得了良好的疗效。但有研究表明LTG可能会加重一部分患者的肌阵挛发作，并有发生严重药疹的风险，TPM也存在耐受性欠佳的缺点，因此两者不作为治疗JME的首选药物。

（3）儿童失神癫痫（childhood absence epilepsy，CAE）：是特发性全面性癫痫（IGE）的主要类型，是儿童期起病的一种常见的癫痫综合征，约占所有儿童癫痫的10%。主要临床表现为突发性精神活动中断、意识丧失，部分CAE患儿成年后也会出现其他全面性发作类型，如全面性强直阵挛性发作、肌阵挛发作。脑电图表现非常具有特征性，为阵发性两侧同步的3Hz棘慢波等癫痫样放电。目前研究表明CAE患者存在多个易感基因，主要是编码离子通道的基因，包括电压依赖性离子通道（Na^+、K^+、Ca^{2+}通道亚基等）、配体门控性离子通道（烟碱型乙酰胆碱受体亚基、GABAA受体亚基等），其中编码GABAA受体的相关基因除*GABRA1*外，*GABRA6*也被证明与CAE有关。

（4）Dravet综合征（Dravet syndrome，DS）：是一种幼儿期起病的遗传性癫痫综合征，发病率为1/40 000～1/20 000，占3岁以内婴幼儿癫痫的8%，男：女比例约为2：1。DS的临床表现为在1岁以内常以热性惊厥起病（发病高峰年龄为出生后6个月），智力运动发育正常，1岁以后表现为多种发作形式的无热惊厥（包括全面性强直阵挛性发作、阵挛性发作、局灶性发作和不典型失神发作等），并逐渐出现精神运动发育落后或倒退，可伴有共济失调及锥体束征。脑电图在1岁以前多显示为正常，1岁以后出现全导棘慢波、多棘慢波或局灶性、多灶性癫痫样放电。现已知编码电压门控钠离子通道α1亚单位的*SCN1A*基因是DS最主要的致病基因，其变异检出率约为80%。另有研究于2014年报道了4例携带*GABRA1*杂合错义变异的DS散发病例，其中3例为新发变异。功能研究发现，*GABRA1*变异（Gly251Ser）使GABA诱导的电流减少，导致GABA的敏感性下降，大脑GABA抑制功能受损，最终引起癫痫发作，表明*GABRA1*也是DS的致病基因之一。研究发现，携带*GABRA1*基因变异的DS患儿在应用奥卡西平后发作加重。

（5）早期婴儿型癫痫性脑病（early infantile epileptic encephalopathy，EIEE）：是一组于婴幼儿期起病的难治性癫痫，由于频繁的癫痫发作或发作间期持续癫痫样放电而导致严重的认知、行为功能障碍，导致患儿精神运动发育迟缓。OMIM的临床描述：偏侧阵挛发作、癫痫持续状态、失神发作、热性惊厥、癫痫性脑病、失张力性癫痫发作、智力障碍、全面发育迟缓、强直阵挛性癫痫发作、局灶性认知障碍发作、肌阵挛发作、精神运动发育延迟、癫痫发作后发育倒退、EEG可见全面性棘波发放、局灶性放电、出生后8～11个月癫痫发作、热敏感性癫痫发作等。目前大多数基因相关的EIEE无有效的治疗方法，未来基因工程和基因编辑技术、靶向药物的开发可能会带来突破。

10.治疗　包括丙戊酸钠、左乙拉西坦、托吡酯、氯硝西泮等药物治疗。除GABAA受体作用靶点药物苯二氮䓬类及巴比妥类抗癫痫药物外，左乙拉西坦能够抑制GABA依赖性或甘氨酸依赖性的负性异构调节递质的抑制作用，增强GABA能神经元的兴奋性，降低神经元兴奋性放电过程。丙戊酸钠可通过直接抑制GABA代谢的关键酶4-氨基丁酸酯氨基转移酶（ABAT），从而增加γ-氨基丁酸（GABA）在大脑中的浓度，但*GABRA1*基因上部分位点的变异，如rs2279020和rs211037，可能会影响VPA在GABA受体上的作用，降低治疗效果。另有研究表明，卡马西平可增强GABAA受体的突触传递功能，*GABRA1*基因的rs2290732G/A位点多态性与卡马西平维持治疗率相关。

11.预后　差异较大，既可导致良性预后的癫痫表型，也可导致预后不良的癫痫性脑病。

12.遗传咨询　*GABRA1*基因变异引起的疾病为常染色体显性遗传，大多数致病变异遗传自父母，少数为新发变异。

先证者的父母：如果其中一人为杂合变异，那么再生一胎患儿的风险率为50%。

先证者的同胞：如果父母其中一人为杂合变异，那么先证者的同胞携带致病变异的风险率为50%。

先证者的后代：其后代的患病风险率为50%。

先证者的旁系亲戚：可能携带致病变异。

13.未知领域　由于组成GABAA受体的众多亚基在大脑的分布范围不同，因此治疗中表现出的药理特性存在很大差异，还需要更深入地了解GABAA受体各亚基的具体功能，寻找针对某一特定亚基的激动剂，以获得靶向抗癫痫药物。此外，由于癫痫发作可改变GABAA受体亚基的表达，同时GABAA受体各亚基本身的表达异常也会导致癫痫发作，因此，需要更深入地探究癫痫发作与GABAA受体各亚基表达之间的关系。

14.患者组织　目前，尚无针对携带*GABRA1*变异的患者研究团体或组织。

① American Epilepsy Society（AES）

www.aesnet.org

② Canadian Epilepsy Alliance

Canada

Phone：1-866-EPILEPSY（1-866-374-5377）

www.epilepsymatters.com

③ Epilepsy Foundation

8301 Professional Place East

Suite 200

Landover MD 20785-7223

Phone：800-332-1000（toll-free）

Email：ContactUs@efa.org

www.epilepsy.com

15. 总结　GABAA受体是中枢神经系统中快速抑制突触传递的主要介质，是许多抗癫痫药（如苯二氮䓬类及巴比妥类）的作用靶点。*GABRA1*基因编码GABAA受体的α亚基，最初在常染色体显性遗传的JME家系研究中发现的该基因变异（Ala322Asp）。目前已报道的*GABRA1*基因变异可导致的临床表型主要为青少年肌阵挛癫痫（JME）、儿童失神癫痫（CAE）两种，其他少见的表型包括早期婴儿型癫痫性脑病19型（EIEE19）、Dravet综合征（DS）、大田原综合征（OS）、婴儿痉挛症（IS）和Lennox-Gastaut综合征（LGS）等，提示*GABRA1*基因变异引起的表型存在异质性。*GABRA1*基因变异对良性和重度癫痫综合征的遗传病因都有重要意义，肌阵挛和强直阵挛性癫痫发作伴有对光刺激的病理反应在轻度和重度表型中都是常见和共有的特征。*GABRA1*基因变异所致癫痫的预后不同，既有导致预后良好的癫痫表型，也有导致预后不良的癫痫性脑病。丙戊酸钠、左乙拉西坦、苯二氮䓬类及巴比妥类可作为抗癫痫药物的首选。

二、*GABRG2*

gaba-A receptor，gamma-2 polypeptide

OMIM*137164

·总结及摘要：

位置	5q34
基因功能	γ-氨基丁酸（GABA）是哺乳动物大脑中主要的抑制性神经递质，在GABAA受体（配体门控氯离子通道）上起突触后抑制作用，同时在抑制性GABA能突触的形成中也起着重要作用。*GABRG2*基因主要编码GABAA受体的γ2亚基，该基因变异主要导致功能性GABAA受体减少，引起FS、GEFS＋及CAE
遗传模式	常染色体显性遗传（AD）
变异致基因功能改变	功能丧失（LOF）
常见变异类型	错义变异、无义变异等
发病年龄	婴幼儿期、儿童期发病

续表

临床表型	热性惊厥（FS）、全面性癫痫伴热性惊厥附加症（general epilepsy with febrile seizures plus, GEFS＋）、儿童失神癫痫（children's absence epilepsy, CAE）、肌阵挛失神发作（myoclonic absence epilepsy, MAE）、Dravet综合征（Dravet syndrome, DS）等
治疗建议	FS快速镇静首选地西泮；GEFS＋推荐使用苯巴比妥、丙戊酸钠治疗；CAE的治疗首选丙戊酸钠，效果欠佳时可联用氯硝西泮治疗；MAE的治疗药物可选择氯硝西泮、丙戊酸钠、左乙拉西坦、拉莫三嗪等
预后	一般预后较好，也有极少部分可能导致癫痫性脑病而预后不佳

1. 位置　5q34。

2. 基因功能　GABAA受体是配体门控离子通道cys环家族的成员，该通道还包括甘氨酸，烟碱型胆碱和5-羟色胺受体，并且是中枢神经系统中快速抑制突触传递的主要介质。GABAA受体由5种不同亚基亚型（α1～α6、β1～β3、γ1～γ3、δ、ε、π、θ和ρ1～ρ3）的五聚体组装构成，形成氯离子通道，大多数GABAA受体被认为含有2个α亚基，2个β亚基和1个γ或δ亚基，α1、β2、γ2是GABAA受体的主要亚基。GABA与突触后膜上的GABAA受体结合后使配体门控氯离子通道开放，引起大量的Cl⁻内流，产生抑制性突触后电流，减弱突触对兴奋性传入的反应，起到抑制大脑神经元兴奋的作用。因此，若GABAA受体功能丧失，则会引起神经元兴奋性增高，从而导致惊厥发作。GABRG2基因定位于5号染色体的长臂（5q34），全长85.70kb，编码GABAA受体的γ2亚基，γ2亚基在脑组织中广泛存在，含γ2亚基的GABAA受体多分布于突触，而不含γ2亚基的GABAA受体则很少分布于突触及其周围。γ2亚基的N端氨基酸序列对于将GABAA受体的各个亚基连接、组装是必需的，对受体的运输、聚集及突触的维持起到重要作用，其变异可引起温度依赖性受体的运输障碍，与热性惊厥（FS）的发生关系密切。此外，γ2亚基的缺失可能会导致δ或β亚基等其他亚基的补偿性增加，导致紧张性抑制电流的相对增加。最近有研究报道，儿童失神发作（CAE）的遗传学和药理学模型均显示在丘脑皮质神经元中突触外GABA的紧张性抑制增加。

3. 变异导致的疾病（OMIM）　全面性癫痫伴热性惊厥附加症3型（generalized epilepsy with febrile seizures plus type 3）、早期婴儿型癫痫性脑病74型（early infantile epileptic encephalopathy type 74）、家族性热性惊厥8型（familial febrile seizures type 8）。

4. 常见变异类型　包括错义变异、无义变异、截短变异等。目前研究已证实配体门控氯离子通道基因GABRG2和电压门控钠离子通道基因SCN1A、SCN2A、SCN1B变异均与FS和GEFS＋有关，且其发病往往为多个基因累积作用的结果。GABRG2基因变异导致复杂性FS最为常见，现已发现的变异共有7种，包括错义变异（R43Q、K289M、R139G）、无义变异（Q351*、W390*、Q40*），以及内含子剪接位点变异（IVS6＋2T＞G），以上变异均可通过减少GABAA受体在细胞膜上的表达，造成GABAA受体功能障碍，使神经元兴奋性增高，从而导致惊厥发作。复杂性FS有明显的遗传倾向及遗传异质性（多基因遗传、单基因遗传）。近年研究发现，复杂性FS发作的严重程度、复发的危险因素及是否进展为癫痫等与遗传相关，并且具有基因座异质性（locus heterogeneity），即多个基因变异可引起相同的FS表型。GEFS＋则与GABRG2基因的错义变异和无义变异（Q40*、K289M、K328M、Q390*、W390*、W429*）密切相关。Sun等对1个GEFS＋家系进行研究发现，该家系先证者的*GABRG2*基因第9外显子1287位存在杂合无义变异G＞A（W390*），并且先证者的母亲和具有GEFS＋表型的其他家系成员均检测到该变异，3代共有7例患者，其中FS表型1例、FS＋表型6例，还有1例携带该变异的家系成员临床表型正常，外显率约为87.5%，符合常染色体显性遗传，且外显不全。Scheffer等对1个GEFS＋家系进行研究，先证者为Dravet综合征（DS），家系中共有FS表型9例，FS＋表型1例，先证者及其兄和母亲均携带*GABGG2*基因变异（Q352*），而另外2例受累者无此变异，表明GEFS＋家系成员携带同一基因变异（Q352*）但表型轻重不同，表型还受到遗传因素和环境因素的影响。除FS和GEFS＋外，CAE也存在多个易感基因，主要是编码离子通道的基因，包括电压依赖性离子通道（Na^+、K^+、Ca^{2+}通道亚基等）基因、配体门控离子通道（烟碱型乙酰胆碱受体亚基、GABAA受体亚基等）基因、氯离子通道相关基因，CLCN2也被认为是CAE和其他IGEs的主要易感基因之一。编码GABAA受体的相关基因除*GABRG2*外，*GABRA1*、*GABRA6*、*GABRB3*也被证明与CAE有关，*GABRG2*与另外一个或多个基因的相互作用是CAE表型所必需的。*GBARG2*基因变异还可导致Dravet综合征（DS）表型，Harkin等对1个GEFS＋家系进行测序分析，也发现表型为DS的先证者携带*GABRG2*无义变异（Q351*）。Ishii等对1个异卵双胎同患DS的家系进行基因筛查，发现2例受累者均携带*GABRG2*无义变异（Q40*），并通过体外功能研究证实上述两变异均为致病性变异（图4-7）。

GABRG2：114296 nt

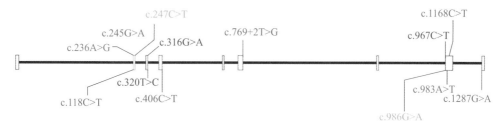

红色：遗传性癫痫伴热性惊厥附加症（Genetic Epilepsy with Febrile Seizures Plus，GEFS+）
橙色：特发性全面性癫痫（Idiopathic Generalized Epilepsy，IGEs）
蓝色：癫痫性脑病（epileptic encephalopathy）
青色：肌阵挛失神发作（myoclonic absence epilepsy，MAE）

图4-7 部分致病变异位点及其对应临床表型

5.致病机制 抑制性GABAA受体亚基基因（*GABRA1*、*GABRB3*、*GABRG2*和*GABRD*）变异与特发性癫痫综合征（IES）相关，包括儿童期失神发作（CAE）、青少年肌阵挛癫痫（JME）、热性惊厥（FS）、全面性癫痫伴热性惊厥附加症（GEFS＋）和Dravet综合征（DS）。这些变异可存在于编码和非编码的基因区域，并已被证明可通过改变受体功能和（或）通过多种机制来影响GABAA受体合成，这些机制包括降低亚基mRNA的转录或稳定性、损害亚基折叠、抑制受体转运等。虽然尚未建立明确的基因型-表型相关性，但目前已知*GABRB3*和*GABRA1*变异与CAE或JME相关，*GABRG2*和

GABRD 变异与 FS、FS 合并 CAE、GEFS ＋和 DS 相关。*GABRG2*（R82Q）是导致 FS 表型的常见突变，有研究通过将 γ2 亚基和乙酰胆碱结合蛋白序列进行比对，发现 R82Q 位于 γ2 和 β2 亚基界面，该变异损伤了 γ2 和 β2 亚基的寡聚化，降低了表面 α1、β2、γ2 的受体水平，导致未组装的 γ2 亚基在内质网滞留并减少 GABAA 受体电流。同样的，该变异还能导致大脑皮质锥体神经元 GABAA 受体的细胞内滞留和表达减少，造成 II / III 层皮质神经元的微小抑制性突触后电流（IPSCs）减少，导致转基因小鼠异常的脑电图表现和癫痫发作，并在培养的海马神经元中发现，该变异可导致 α5 亚基与 γ2 亚基共表达时的内源性表达减少，表明 *GABRG2* 基因变异（R82Q）具有显性负效应。Baulac 等发现，在 *GABRG2* 基因外显子 8 的 K289M 变异与 GEFS ＋的表型密切相关，该变异改变了 M2、M3 跨膜区域之间的细胞外环的高度保守序列，并通过对非洲爪蟾卵母细胞中变异型和野生型等位基因的分析发现，变异型 GABA 活化电流的振幅比野生型低，从而导致 GABAA 受体过度兴奋而易引发惊厥。*GABRG2* 基因同一位点（R43Q）的变异可以导致 CAE、FS 两种不同类型的癫痫发作。Wallace 等在 CAE 和 GEFS ＋家系中发现，*GABRG2* 基因第 2 外显子跨膜区细胞外 N 末端的错义变异（R43Q）引起了一段高度保守的氨基酸残基序列改变，一方面破坏了苯二氮䓬类（BZD）结合位点的功能，存在该变异的 GABAA 受体对 BZD 类药物（地西泮、氯氮䓬、三唑仑等）的敏感性消失；另一方面改变了 GABAA 受体各亚基所形成的三维构象，从而造成了 GABAA 受体功能的缺失。对于 CAE 的致病机制，相关易感基因（*GABRG2*）变异是主要原因，但并不是 CAE 唯一的致病模式，拷贝数变异（copy number variation，CNV）很可能是另外一个致病因素，包括基因片段缺失、插入或重复。最近研究表明，某些 CNV 与神经系统疾病的表型密切相关，其中，15q11.2、15q13.3 及 16p13.11 区域的 CNV 即与 IGE 密切相关，虽单一的癫痫易感基因变异或 CNV 不能完全解释其临床表型，但每一个易感基因变异或 CNV 均可能在癫痫（尤其是 IGE）的发生中起重要作用。

6.遗传模式　常染色体显性遗传（AD）。

7.发病率　暂无。

8.起病年龄　婴幼儿期、儿童期发病。

9.临床症状　*GABRG2* 基因变异会导致一系列癫痫发作，常见的表型有热性惊厥（FS）和全面性癫痫伴热性惊厥附加症（GEFS ＋）。其中 GEFS ＋作为一种癫痫综合征，其发作形式多样，包括最常见的 FS、热性惊厥附加症（febrile seizures plus，FS ＋），相对少见的 FS ＋伴失神发作、FS ＋伴肌阵挛发作、FS ＋伴失张力性癫痫发作、FS ＋伴颞叶癫痫、FS/FS ＋伴局灶性发作，以及罕见的肌阵挛失神发作（myoclonic absence epilepsy，MAE）和 Dravet 综合征等。另有研究发现，*GABRG2* 基因变异还可表现为特发性全面性癫痫（idiopathic generalized epilepsy，IGE），如少年肌阵挛癫痫（juvenile myoclonic epilepsy，JME）和儿童失神癫痫（Children's absence epilepsy，CAE）等。

（1）遗传性癫痫伴热性惊厥附加症（genetic epilepsy with febrile seizures plus，GEFS ＋）：是儿童期最常见的特发性癫痫综合征，患病率为 3% ～ 4%，最早是由 Scheffer 等在 1997 年对澳大利亚的 1 个热性惊厥（FS）家族成员的临床表型进行系统分析后首先提出的，每个受累者可以有 1 种或者几种发作形式，常见表型为 FS 和热性惊厥附加症（febrile seizures plus，FS ＋）及 FS ＋伴失神发作、FS ＋伴肌阵挛发作、FS ＋伴失张力性癫痫发作等。FS ＋是指在 FS 发展为癫痫之前，有 2 次以上的无热惊厥发作或年龄超过6岁后仍有反复热性惊厥，FS＋与GEFS＋被认为是同一基因变异导致的不同表型。大量针对GEFS＋家族的家系分析都表明，GEFS＋为常染色体显性遗传，由于外显不全（62%～76%）而具有明显的表型异质性。GEFS＋的诊断需要有家族背景基础，在缺少家族史的情况下，仅根据临床资料很难将GEFS＋中的FS与典型的FS区分开来。国内一项对GEFS＋临床及脑电图分析的研究结果显示，4个GEFS＋家系共60名成员中有20名受累，男女比例大致相同，呈常染色体显性遗传，其中FS表型5例，EEG未见异常；FS＋表型7例，EEG呈非特异性表现，为双侧阵发性慢波，未见棘波及尖波发放，发作大多于青春期前消失；FS＋伴失神发作2例，在FS＋基础上出现失神发作，EEG表现为双侧对称的中短程阵发出现的高波幅3Hz棘慢复合波；FS＋伴肌阵挛发作1例，EEG表现为双侧对称的阵发性高波幅棘慢和多棘慢复合波；FS＋伴失神和肌阵挛发作1例，EEG呈现出全面性癫痫放电和局灶性癫痫放电共存的现象；FS＋伴局灶性发作1例，EEG提示中央中颞高波幅双向棘波，符合良性rolandic区癫痫表现；另有无法进行发作分类者3例，是否伴随发热及发作的具体形式并不清楚。20例患儿中共有16例接受了神经系统检查及头颅影像学检查，均未发现异常，有13例患儿进行了抗癫痫药物（苯巴比妥、丙戊酸钠）治疗，预后良好，未见难治性癫痫，而未经治疗的病例最晚在青春期停止发作。OMIM的临床描述：急性发热、失神发作（部分患者）、全身强直阵挛性发作（通常在青春期发作）、学习障碍（罕见）、EEG可见3～4Hz尖波和多尖慢波复合波、表型高度异质，甚至在家族中、出生后第1年开始热性惊厥发作、儿童失神发作，癫痫发作通常在儿童或青少年后期缓解，癫痫发作可能持续，外显不全。

（2）热性惊厥（febrile seizures，FS）：是婴幼儿惊厥最常见的类型，好发于出生后6个月至5岁的幼儿，定义为发热期间引起的惊厥发作，排除颅内感染、脑外伤及其他导致惊厥的病因，并且既往没有无热惊厥病史。FS患儿通常在出生后第1年开始发作，并在6岁时自发缓解，部分患儿可能在之后出现失神性癫痫发作，也能够自发缓解，而少数患儿可能继续有各种类型的高热和无热性惊厥发作，并一直持续到儿童期，与GEFS＋一致。本病的临床表现有多样性，可分为单纯性FS和复杂性FS，单纯性FS占70%～80%，表现为全面性发作，持续时间少于15min，1次热程中仅发作1次，无异常神经系统体征；复杂性FS占20%～30%，发病年龄小于出生后6个月或大于5岁，持续时间大于15min和（或）1次热程中发作超过2次，可有神经系统异常的表现，将来可能会发展成为癫痫。Kobayashi等对51例FS患者和31例FS＋患者的临床表现和EEG特点进行研究，FS组中24例有惊厥家族史，12例EEG有癫痫样放电；FS＋组中14例有惊厥家族史，11例有无热惊厥，19例发作年龄＞6岁，13例EEG有癫痫样放电。FS＋组除发作年龄＞6岁和（或）出现无热性全面性强直阵挛发作外，在惊厥家族史阳性所占比例、起病年龄、发作次数方面与FS组相近，二组EEG表现也无显著差异。因此，FS和FS＋表型的鉴别主要是发作的年龄和是否出现无热性全面强直阵挛发作。

（3）儿童失神癫痫（children's absence epilepsy，CAE）：是特发性全面性癫痫（IGE）的主要类型，是儿童期起病的一种常见的癫痫综合征，约占所有儿童癫痫的10%，多在5～7岁起病，女性较男性多发，失神发作频繁，最多可达200余次/天，智力正常。主要临床表现为突发性精神活动中断、意识丧失，持续5～10s自行缓解，部

续表

分CAE患儿成年后也会出现其他全面性癫痫发作类型，如全面性强直阵挛性发作、肌阵挛发作。发作期EEG表现为阵发性双侧对称同步的3Hz棘慢波暴发，很难与少年失神发作（JAE）和肌阵挛失神发作（MAE）相鉴别，但在临床表现上两者与CAE有不同之处：①JAE发病年龄更大，多于10～12岁起病，失神发作频率更少（1～10次/天），持续时间长（10～30s），常伴有全面性强直-阵挛发作、肌阵挛发作等其他发作类型，具有光敏感性；②MAE为失神发作伴双侧节律性肌阵挛发作，主要累及肩、上肢和腿部，肌电图（EMG）更有利于与CAE相鉴别。

（4）肌阵挛失神发作（myoclonic absence epilepsy，MAE）：是儿童中罕见的一种癫痫综合征，占所有儿童癫痫的0.5%～1.0%，多于2～12.5岁起病，发病高峰年龄在7岁左右，男孩较女孩多见。临床特点为失神发作伴双侧节律性肌阵挛发作，肌阵挛主要累及颈、肩、上肢及下肢肌肉，很少累及面部肌肉，部分患者头、身体偏转可能是特有的特征，同时伴有不同程度的意识障碍（神志恍惚到意识完全丧失），清醒及睡眠中均可发作，发作频率最多可达每天数十次，持续时间较典型失神发作长，过度换气是主要的诱发因素，光敏感性不常见。神经系统检查通常正常，但是约有一半（45%）的患者在发病前有认知功能损害。发作间期EEG通常正常，只有1/3的患者可见全导棘慢波，极少数患者有局灶或多灶性棘波/棘慢波；发作期EEG为双侧对称同步的3Hz棘慢波暴发，且棘慢波和肌阵挛发作频率密切相关。多导记录图显示棘波成分与肌阵挛引起的肌电暴发之间有15～40ms（近端肌）或50～70ms（远端肌）的潜伏期，故多导脑电图-表面肌电图同步监测对鉴别典型失神发作和肌阵挛失神发作有极大帮助，是诊断本病的重要依据。约1/3的MAE患儿在发病5年后逐渐减轻，约1/2的MAE患儿在失神发作前有认知损害，而约1/2的发作前正常的患儿发病后会出现认知和行为损害，说明频繁癫痫发作对认知有恶化作用，建议早期治疗，减轻这种影响。

（5）其他表型：Dravet综合征（DS）是一组以婴幼儿期起病、具有热敏感性、严重影响认知和运动发育、药物难治性为主要特征的癫痫综合征，70%～80%的DS是由SCN1A基因变异导致的，且大多数为新发变异。近年来，GABRG2基因也被证实为DS的致病基因之一，较为罕见，DS是GABRG2基因相关预后不良的表型。最近，Schreiber等通过第二代测序技术（NGS）发现了GABRG2基因的两个新变异：p.P282T和p.S306F，并描述了新的表型，包括有神经变性影像学证据的婴儿癫痫伴游走性局灶性发作（epilepsy of infancy with migrating focal seizures，EIMFS）及孤独症谱系障碍（autistic spectrum disorder，ASD）。Shen等对具有一系列癫痫性脑病表型的患者进行了第二代测序，确定了GABRG2基因5个新的致病性变异（A106T、I107T、P282S、R323W、F343L）和1个已知的新生变异（R323Q），通过功能分析及遗传信息表明，这些变异可能是癫痫性脑病表型的主要贡献者。越来越多的研究证据表明，GABA能神经元传递过程中的缺陷参与了遗传性癫痫的发病机制，包括癫痫性脑病。

10.治疗　①热性惊厥（FS）：多数FS在短时间内可自行缓解，不需要使用抗惊厥药，仅需积极治疗原发疾病，即不再复发。但对于频繁发作或惊厥持续状态的患者，应采取紧急救治措施，抗惊厥应选用快速有效的药物，目前国内多首选地西泮，无效者可选用咪达唑仑、氯硝西泮、苯妥英钠等，国外常用劳拉西泮作为控制惊厥持续状态的首选药物。②全面性癫痫伴热性惊厥附加症（GEFS＋）：研究表明，苯巴比妥、丙戊酸钠能够很好地控制GEFS＋患者发作，未经治疗的患者也可于青春期前停止发作。③儿童失神癫痫（CAE）：CAE的治疗首选丙戊酸钠，对于典型失神发作安全有效，为CAE诊疗指南推荐的药物。苯二氮䓬类药物（BZS）（如氯硝西泮、地西泮）虽然对控制失神发作有效，但因其副作用较大并容易产生耐药性，使其应用受到限制，一般作为CAE的辅助治疗，当丙戊酸钠单药治疗效果不佳时，联合使用氯硝西泮治疗可取得满意的疗效。苯巴比妥、苯妥英钠、卡马西平、奥卡西平可加重失神发作，应作为禁忌。④肌阵挛失神发作（MAE）：目前MAE的治疗药物可选择氯硝西泮、丙戊酸钠、左乙拉西坦、拉莫三嗪等。⑤Dravet综合征（DS）：英国NICE指南及中国癫痫诊疗指南推荐丙戊酸、托吡酯和氯巴占为治疗Dravet综合征的一线药物，左乙拉西坦、司替戊醇、唑尼沙胺可作为添加治疗药物，而对于*SCN1A*变异的Dravet综合征患者不建议使用钠离子通道阻断药（卡马西平、奥卡西平、拉莫三嗪等），这些药物会加重发作。

11. 预后 一般预后较好，也有极少部分可能导致癫痫性脑病而预后不佳。

12. 遗传咨询 *GABAG2*基因关联疾病为常染色体显性遗传，大多数致病变异遗传来自父母，少数为新发变异。

先证者父母：如果其中一人为杂合变异，那么再生一胎患儿的风险率为50%。

先证者同胞：如果父母其中一人为杂合变异，那么其携带致病变异的风险率为50%，但不完全外显率和变异表达率的降低也会导致家族内表型存在差异。

先证者后代：其后代的患病风险率为50%。

先证者的旁系亲属：可能携带致病变异。

13. 未知领域 由于组成GABAA受体的众多亚基在大脑内的分布范围不同，因此治疗中表现出的药理特性存在很大差异，还需要更深入地了解GABAA受体各亚基的具体功能，寻找针对某一特定亚基的激动剂，以获得靶向抗癫痫药物。此外，由于癫痫发作可改变GABAA受体亚基的表达，同时GABAA受体各亚基本身的表达异常也会导致癫痫发作，因此，需要更深入地探究癫痫发作与GABAA受体各亚基表达之间的关系。

14. 患者组织

①Facebook：GABRG2

https：//www.facebook.com/groups/GABRG2

②American Epilepsy Society（AES）

www.aesnet.org

③Canadian Epilepsy Alliance

Canada

Phone：1-866-EPILEPSY（1-866-374-5377）

www.epilepsymatters.com

④Epilepsy Foundation

8301 Professional Place East

Suite 200

Landover MD 20785-7223

Phone：800-332-1000（toll-free）

Email：ContactUs@efa.org

www.epilepsy.com

15. 总结　　GABRG2基因定位于5号染色体的长臂（5q34），全长85.70kb，由9个外显子和8个内含子组成，编码GABAA受体的γ2亚基，主要参与受体的运输、聚集及突触的保护。目前已报道的GABRG2基因变异可导致的临床表型主要为热性惊厥（FS）、全面性癫痫伴热性惊厥附加症（GEFS＋）、儿童失神癫痫（CAE），其他少见的表型包括肌阵挛失神发作（MAE）、Dravet综合征（DS）等，提示GABRG2基因变异关联疾病有表型异质性。GABRG2基因变异可通过改变受体功能和（或）通过多种机制来影响GABAA受体的合成，这些机制包括影响亚基mRNA转录、降低亚基mRNA的稳定性、损害亚基折叠、抑制受体转运等。GABRG2基因变异一般预后较好，FS快速抗惊厥首选地西泮，GEFS＋推荐使用苯巴比妥、丙戊酸钠治疗，CAE的治疗首选丙戊酸钠，效果欠佳时可联用氯硝西泮治疗。

（甘　靖　陈　俊　王建军　陈小璐　喻　韬）

第三节　谷氨酸门控离子通道

GRIN2A

glutamate ionotropic receptor NMDA type subunit 2A

OMIM*138253

·总结及摘要：

位置	16p13.2
基因功能	GRIN2A基因编码N-甲基-D-天冬氨酸（NMDA）受体亚基，该受体广泛存在于大脑和脊髓神经细胞中，分布于涉及语言的脑区。NMDA受体是谷氨酸门控离子通道，既是配体门控的，又是电压依赖性的，当谷氨酸和甘氨酸神经递质与受体结合时，通道打开，激活，导致钙内流进入突触后细胞，从而导致信号级联反应的激活。该受体参与记忆和学习的过程，在深度睡眠中也起作用
遗传模式	常染色体显性遗传（AD）
变异致基因功能改变	导致功能丧失（LOF）及单倍剂量不足
常见变异类型	截短、错义、缺失、剪接、重排等
发病年龄	儿童期起病（通常为3～6岁）
临床表型	获得性癫痫性失语（Landau-Kleffner综合征）、慢波睡眠中持续棘慢复合波癫痫（ECSWS）、局灶性癫痫、语言障碍、先兆发作等
治疗建议	抗癫痫药物包括：左乙拉西坦、德巴金、糖皮质激素、盐酸美金刚
预后	预后不一。总体来说，大多数病例的癫痫发作易于控制，如获得性癫痫性失语癫痫发作一般在15岁以前消失。语言功能恢复情况各异，起病年龄小、脑电图异常持续时间长及癫痫难以控制的病例，语言功能的恢复较差

1.位置 16p13.2。

2.基因功能 *GRIN2A*基因编码*N*-甲基-*D*-天冬氨酸（NMDA）受体亚基，该受体广泛存在于大脑和脊髓的神经细胞中涉及语言的脑区。NMDA受体是由2个GluN1亚基和2个GluN2亚基或其他亚基组成的二聚体复合体，有4种不同的GluN2受体亚型（GluN2A～D），这些亚型决定了受体的功能多样性，它们在大脑发育成熟的过程中有不同的表达方式。GluN2A蛋白是NMDA受体的一个组成部分（亚基）。NMDA受体是谷氨酸门控离子通道，既是配体门控的，又是电压依赖性的，当谷氨酸和甘氨酸神经递质与受体结合时，通道打开，激活，导致钙内流进入突触后细胞，从而导致信号级联反应的激活。NMDA受体参与正常的大脑发育、参与突触可塑性、学习和记忆等，在深度（慢波）睡眠中也起作用。NMDA受体的GluN2A亚基决定了受体在大脑中的位置及功能，同时还提供了谷氨酸的结合位点（图4-8）。

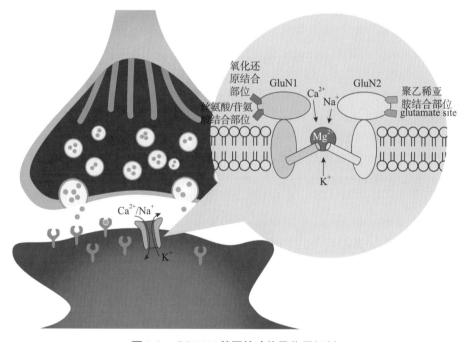

图4-8 *GRIN2A*基因的功能及作用机制

3.变异导致的疾病（OMIM） 局灶性癫痫伴言语障碍-伴或不伴智力障碍（focal epilepsy with speech disorder and with or without mental retardation）。OMIM的临床描述：认知发育迟缓（部分患者）、智力障碍（部分患者）、学习困难、癫痫发作、局灶性、rolandic癫痫、语言困难、言语/语言障碍、继发性癫痫发作（部分患者）、其他癫痫类型（部分患者）、脑电图显示中央-颞部棘波放电、慢波睡眠时的连续尖峰波、孤独症特征、注意力缺陷、婴儿期或幼儿期癫痫发作、癫痫发作可能在青春期缓解、高度可变的严重性、外显不全。

4.常见变异类型 包括截短、错义、缺失、剪接、重排等变异。*GRIN2A*是局灶性癫痫伴语言障碍及智力迟缓（FES））常见的致病基因，其在LKS/ECSWS这2种癫痫综合征患者中的变异率为9%～17.6%，在BECCT患者中变异率为4.9%。Endele等（2010）在1个来自德国的存在癫痫发作、神经发育障碍及智力低下、学习困难的先证者家庭中，发现其母亲和祖母的 *GRIN2A* 基因存在杂合变异（Q218*），导致基因功能丧失。另1名3岁的严重智力障碍的法国女孩，发现了 *GRIN2A* 基因的1个杂合变异（N615K），该变异发挥了显性负效应，导致了患者严重的临床表型。Lesca等（2013）研究了66位LKS或ECSWS患者的 *GRIN2A* 基因，在7个家庭中和59名散发患者中的6名发现了杂合变异（IVS5AS，A～G，－2；ARG518HIS；PHE652VAL）。对这些患者家庭的研究表明，某些变异携带者具有变异型Rolandic癫痫，2名变异携带者有儿童良性癫痫，大多数变异携带者有吞咽困难或语言障碍。一些变异携带者无临床表现，表明该基因变异存在外显不全。随后在2个非典型rolandic癫痫家族中发现了 *GRIN2A* 杂合变异，在1个 *SRPX2* 基因变异的家族中发现带有 *GRIN2A* 杂合变异，共鉴定出 *GRIN2A* 基因的14个点变异和2个小缺失（分别为15kb和75kb）。功能研究表明，两个错义变异导致NMDA通道的开放时间显著增加，闭合时间减少。莱斯卡等（2013年）得出结论，*GRIN2A* 变异系LKS和ECSWS的主要遗传决定因素，以及同一相关癫痫综合征的决定因素，如非典型Rolandic癫痫和言语障碍。Lemke等（2013年）在来自2个患有特发性局灶癫痫综合征（包括获得性癫痫性失语、ECSWS、变异型rolandic癫痫和儿童良性癫痫伴中央颞部棘波（BECCT））独立队列中的359名患者中的27名（7.5%）中，发现了 *GRIN2A* 基因的杂合变异（如IVS4DS，G～A，＋1；ARG681TER；TYR943TER）。与对照组相比，患者发生变异的频率明显更高。有更严重临床表型的患者中变异发生率更高，变异率从245名BECCT患者中的12名（4.9%）增高到LKS/ECSWS中51人中的9名（17.6%）。剪接变异、截短和移码变异通常与更严重的临床表型有关，而错义变异与较良性的表型有关，存在这些变异的18个家庭患者中有不同的癫痫表型，从BECCT、学习障碍和智力障碍到非典型rolandic癫痫、ECSWS。在筛选出拷贝数变异的286名个体中，有3名（1%）发现了 *GRIN2A* 基因的外显子微缺失。这些发现表明，*GRIN2A* 基因变异是各类特发性局灶性癫痫的主要遗传危险因素。Carvill等（2013年）通过对519名患有癫痫性脑病患者的 *GRIN2A* 基因进行序列分析，确定了4个先证者存在杂合变异，这些变异来自44例癫痫失语症患者。先证者之一来自Scheffer等（1995）报道的存在杂合剪接变异的家族（IVS4DS，G～A，＋1），另2个慢波睡眠持续棘波发放癫痫性脑病的患者，也携带该变异，两者都是欧洲血统的澳大利亚家庭。特纳等（2015年）通过家谱研究发现，Scheffer等报道的2个具有剪接变异的家族与Carvill等（2013年）报道的实际上是相关的。Carvill等（2013）在另一个患有ECSWS或癫痫失语症家庭的3名同胞中确定了另一个杂合变异（THR531MET），存在 *GRIN2A* 变异的第4个家庭患有LKS。这些发现表明，*GRIN2A* 变异可能与癫痫失语症谱系疾病有关。475名其他癫痫患者中未发现 *GRIN2A* 变异（图4-9）。

　　5.致病机制　　*GRIN2A* 基因编码的是谷氨酸门控离子通道蛋白家族成员，编码的蛋白质是 *N*-甲基-*D*-天冬氨酸（NMDA）受体亚基，该蛋白质存在于大脑和脊髓的神经细胞中，涉及大脑的语言区域。GluN2A蛋白是NMDA受体的一个组成部分（亚基），NMDA受体有几种类型，它们由不同的蛋白质成分组成。NMDA受体是谷氨酸门控离子通道，既是配体门控的，又是电压依赖性的，当谷氨酸和甘氨酸神经递质与受体结合

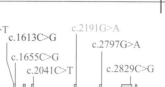

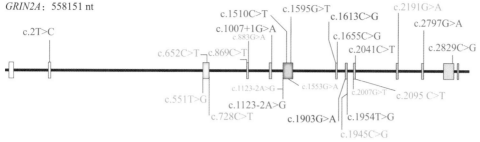

红色：Landau-Kleffner综合征（Landau-Kleffner syndrome）

橙色：癫痫伴睡眠期持续棘波发放（Continuous Spike Waves during Slow Wave Sleep，CSWS）

青色：儿童良性癫痫伴中央颞区棘波放电（Benign childhood epilepsy with centrotemporal spikes，BECTS）

蓝色：常染色体显性遗传中央颞区癫痫伴言语失用（autosomal dominant rolandic epilepsy with speech dyspraxia，ADRES）

图4-9　部分致病变异位点及其对应临床表型

时，通道打开，使阳离子流过，阳离子电流激活（激发）神经元，在大脑中发送传递信号的电流，这些受体对钙离子是可渗透的，并且可激活导致钙内流进入突触后细胞，从而导致信号级联反应的激活。该受体参与长期增强突触传递效率，属于一种活动依赖性增加，被认为是记忆和学习的基础。NMDA受体参与正常的大脑发育、参与突触可塑性、学习和记忆等，它们在深度（慢波）睡眠中也起作用。NMDA受体的GluN2A亚基决定了受体在大脑中的位置及功能，同时还提供了谷氨酸的结合位点，该亚基是NMDA受体的调节亚基，广泛分布于大脑皮质及海马，故可能与癫痫发作有密切关系。该基因的致病变异与局灶性癫痫的认知障碍和言语障碍有关。选择性剪接变异导致多个转录产物发生异常。GRIN2A在不同表型中变异率不同，表型严重的患者变异率高，表型轻的患者变异率低，如在获得性癫痫性失语/慢波睡眠中持续棘慢复合波癫痫中变异率为17.6%，在症状相对轻的BECCT患者中变异率只有4.9%。正常的NMDA受体在静息状态下，需甘氨酸与必需亚基NR1、谷氨酸与调节NR2同时结合才能解除Mg^{2+}的阻断，导致Ca^{2+}内流而激活NMDA受体。功能学研究发现，GRIN2A错义变异可导致Mg^{2+}阻滞作用下降、Ca^{2+}的通透性增加，NMDA受体通道开放的平均时间延长，从而使NMDA受体功能增强，因此，GRIN2A错义变异可能通过干扰谷氨酸与NR2A结合、Mg^{2+}阻断作用减弱等机制，导致NMDA受体功能增强，从而使神经元兴奋性增加，导致癫痫发生。不同变异对NMDA受体功能的影响机制和程度还需进一步经功能学研究来证实。

6.遗传模式　常染色体显性遗传（AD），存在外显不全，外显率未知。

7.发病率　暂无。

8.发病年龄　儿童期起病（通常3～6岁）。

9.临床症状　GRIN2A基因变异相关的疾病包括言语障碍及癫痫。约90%的患者存在一系列癫痫综合征。严重的言语障碍包括构音障碍和言语功能障碍及接受和表达语言的延迟/减退。受累较轻的患者，对话语音清晰度可能会受到轻微影响。癫痫的特征包括：发作通常在3～6岁、常为伴有语言和（或）整体发育退化的局灶性癫痫发作，以及脑电图（EEG）表现为睡眠中连续的棘波发放或活跃的颞叶放电。癫痫发作的类型包括：与口周感觉异常的有关发作、局灶性或局灶运动性癫痫发作（常演变为全身性强直阵挛性发作）和非典型癫痫发作。癫痫综合征包括：获得性癫痫性失语、癫痫伴慢波睡眠期持续棘慢波综合征（ECSWS）、儿童良性癫痫伴中央颞部棘波（BECCT）、非典型儿童良性癫痫伴中央颞部棘波（ABECCT）、常染色体显性遗传Rolandic癫痫伴语言障碍（ADRESD）和婴儿期起病的癫痫性脑病。

（1）获得性癫痫性失语（Landau-Kleffner syndrome，LKS）：获得性癫痫性失语，又称为Landau-Kleffner综合征，属于癫痫失语疾病谱中较严重的一种部分发作性癫痫。约90%的LKS患儿起病年龄在2～8岁，男女比例为2：1，多数没有明确的家族史及神经系统异常体征。LKS的典型特征是获得性听觉失认或以语言障碍为主伴随其他行为和认知功能障碍，发病率约为1/978 000。首发症状有失语（54.0%）、癫痫（29.9%）、失语及癫痫（14%）或其他症状。LKS是儿童获得性失语最常见的病因之一，70%的LKS患儿失语发生在6岁以前，语言障碍往往首先表现为一种明显的"单词聋"，患儿逐渐对父母的召唤反应差，提高声音也无用，听力检测却可为正常，即所谓的"听觉失认"。随着病情进展，其词汇及语言的表达障碍进行性加重，患儿常以非常简单的句子表达自己的愿望，部分患者可出现杂乱语言，大多数患儿的语言障碍在开始学习阅读及书写前发生，年长儿则表现为已获得的阅读及书写技能逐渐丧失。失语的严重性常呈波动性，即好转与加重交替出现，或完全缓解后再次复发。癫痫发作次数不一，但反复发作者少见。癫痫发作主要在夜间出现，最常见的发作形式为全身强直阵挛性发作，部分为运动性发作，失张力性癫痫发作及不典型失神发作也较多见，复杂部分性发作伴有精神运动性自动症较少见。患儿可同时有数种发作形式，有极少数患儿可仅表现为癫痫持续状态。脑电图出现阵发性多灶性棘波、棘慢波，睡眠中更加频繁。LKS患儿可存在精神行为异常，主要表现为多动，约占患儿的72%，其他尚有易怒、攻击性行为、抑郁及人格障碍等，轻重程度不一，但患儿的操作能力及智力正常。12%的LKS患儿有癫痫家族史，而在无癫痫发作的LKS患儿中此比例为5%。LKS单卵双胎或同胞患病的情况，强烈提示存在遗传学病因，文献报道LKS的*GRIN2A*变异阳性率达20%。最近一项包含2个同卵双胎家系及11例散发病例的LKS队列研究仅检测到1例*GRIN2A*变异，同时发现了多个候选基因，提示LKS还存在其他的致病基因。

（2）慢波睡眠中持续棘慢复合波癫痫（epilepsy with continuous spike waves during slow wave sleep，ECSWS）：属于一种癫痫性脑病，为年龄依赖性癫痫综合征，儿童多见。主要的临床特征为多种类型的癫痫发作、慢波睡眠期的电持续状态、神经心理和运动行为障碍。脑电图表现（慢波睡眠期持续棘慢波发放）是本病的标志和实质。ECSWS和LKS的临床特征有部分重叠，两者是否为独立的综合征目前仍存在争议，许多学者认为这两者属于同一疾病实体的不同表现形式。ECSWS中神经心理障碍多表现为全面性智力倒退，发作间期脑电图异常多集中在前头部（额区）；LKS的神经心理障碍多表现为获得性失语，可不伴有癫痫发作，发作间期脑电图异常多在双侧颞叶。

（3）儿童良性癫痫伴中央颞部棘波（benign childhood epilepsy with centrotemporal spike，BECCT）：儿童良性癫痫伴中央颞部棘波（BECCT），又称Rolandic癫痫，是一

种常见的儿童遗传性局灶性癫痫，占儿童癫痫的15%～24%。近年来研究表明，包括BECCT在内的中央颞区棘波放电癫痫谱系患者，存在GRIN2A基因变异，该基因很可能是BECCT的致病基因。GRIN2A在不同表型中的变异率不同，表型严重的患者的变异率高，而在症状相对轻的BECCT患者中变异率只有约4.9%。从发育学上来看，GRIN2A在儿童期达到表达高峰，其表达时间与BECCT的起病时间相接近，这从另一个角度说明了GRIN2A与BECCT的起病相关。从变异形式看，GRIN2A以错义变异为主，占86.9%。研究显示，GRIN2A变异引起的BECCT患者同时有注意缺陷多动障碍，说明变异不但可引起癫痫，而且对其他高级神经系统活动，如注意力、智力等也有影响。在电生理检查中，GRIN2A基因变异的BECCT患者表现多为双侧中央-颞区癫痫样放电，部分除局灶性放电外，还表现为阵发性弥漫性慢活动，这与NR2A在双侧大脑半球皮质及海马分布较多有关。

（4）常染色体显性遗传中央颞区癫痫伴言语失用（autosomal dominant rolandic epilepsy with speech dyspraxia，ADRESD）：为一种罕见的Rolandic癫痫，同时伴有语言障碍，1995年首次报道于一个澳大利亚家庭。通过分析ADRESD阐释了语言障碍与良性Rolandic癫痫（BRE）的关系，是了解良性Rolandic癫痫遗传学机制的潜在的有价值工具，而BRE是儿童最常见的特发性部分性癫痫。Rolandic区的异常癫痫样放电，可能引起患儿口腔运动功能受损，ADRESD患儿口腔功能受损更持久严重，从而导致了语言障碍。早期研究发现，ADRESD遵循常染色体显性遗传，同时伴外显不全现象，其外显率随年龄不同而发生变化。研究发现，BRE发生与15q染色体区域变异相关，但ADRESD家族患者未发现该区域变异。目前认为ADRESD除外常染色体显性遗传外，还有其他复杂的遗传机制，且存在遗传异质性，GRIN2A基因变异是其重要的致病基因之一。

（5）其他临床表型：GRIN2A基因变异导致的癫痫综合征还包括孤独症、癫痫性脑病和除中央、颞区癫痫之外的其他局灶性癫痫等。表型谱较为广泛。

10.治疗 目前对于GRIN2A相关癫痫病无特异的精准治疗，首选仍是抗癫痫药物控制发作。抗癫痫药物包括：左乙拉西坦、德巴金、糖皮质激素、盐酸美金刚。在患有ECSWS的患者中，应避免使用苯妥英钠、巴比妥酸盐和卡马西平，因为以上药物很少有效，还可能会使EEG恶化，并对神经心理产生负面影响。此外，应立即开始语言康复治疗，以改善患儿的长期预后。

11.预后 预后不一。总的来说，大多数病例的癫痫发作易于控制，如获得性癫痫性失语发作一般在15岁以前消失。语言功能恢复情况不一，起病年龄小、脑电图异常持续时间长及癫痫难以控制的病例，语言功能的恢复较差。

12.遗传咨询 GRIN2A相关疾病的遗传方式为常染色体显性遗传。新发变异在所有患者中所占的比例并不清楚。GRIN2A相关疾病的患者，其每个孩子都有50%的风险率遗传GRIN2A致病变异。一旦在受累的家庭成员中发现GRIN2A致病变异，就应该对高危妊娠进行产前检测并进行胚胎植入前遗传诊断。需要注意的是，GRIN2A变异存在不完全外显的现象，这点在进行遗传咨询时应引起高度重视。

先证者的父母：如果其中一人为患者，那么再生一胎患儿的风险率为50%。

先证者的同胞：因系常染色体显性遗传，故携带致病变异的患者同胞发病，而表型正常的同胞将不会携带致病变异。

先证者的后代：其后代的患病风险率为50%。

先证者的旁系亲戚：可能携带致病变异。

13. 未知领域　首先，GRIN2A基因在不同疾病中表达的倾向性、表型的外显率相关性尚不明确；其次，基因变异与IRES谱病的相关性有待更进一步明确；再次，进一步的分子遗传学和表观遗传学机制有待完善与深入。

14. 患者组织　目前没有成立专门的GRIN2A相关疾病的患者组织。以下罗列了一个组织，该组织可以作为GRIN2A相关疾病家庭的联系方式。

①Cure GRIN Foundation

http：//www.CureGRIN.org/Genetics Home Reference

https：//ghr.nlm.nih.gov/condition/familial-focal-epilepsy-with-variable-foci

②American Epilepsy Society（AES）

www.aesnet.org

③Epilepsy Foundation

8301 Professional Place East

Suite 200

Landover MD 20785-7223

Phone：800-332-1000（toll-free）

Email：ContactUs@efa.org

www.epilepsy.com

④National Institute of Neurological Disorders and Stroke（NINDS）

PO Box 5801

Bethesda MD 20824

Phone：800-352-9424（toll-free）；301-496-5751；301-468-5981（TTY）

Epilepsy Information Page

15. 总结　GRIN2A基因编码N-甲基-D-天冬氨酸（NMDA）受体的GluN2A亚基。NMDA受体参与大脑发育、突触可塑性、学习和记忆等，在慢波睡眠中也起到作用。GluN2A亚基是NMDA受体的调节亚基。GRIN2A是特发性伴中央颞区棘波的癫痫谱系疾病（IRES）的常见致病基因。该谱系疾病主要表现有局灶性癫痫伴语言障碍及智力迟缓症。该谱系病包括：儿童良性癫痫伴中央颞部棘波、儿童良性癫痫伴中央颞部棘波变异型、获得性癫痫性失语、慢波睡眠中持续棘慢复合波癫痫、常染色体显性遗传中央颞区癫痫伴言语失用。IRES谱病具有明显的遗传倾向，主要遗传方式包括：常染色体显性遗传和多基因遗传。GRIN2A基因变异包括截短、错义、缺失、剪接变异及重排，其变异存在外显不全，在遗传咨询时应重视。治疗IRES包括抗癫痫药：左乙拉西坦、德巴金及糖皮质激素。语言康复治疗应尽早，以改善长期预后。总的来说，GRIN2A基因病癫痫大多数易于控制，但语言恢复情况各异，起病年龄小、脑电图异常持续时间长及癫痫难以控制的病例，语言功能恢复较差。

（甘　靖　陈小璐　喻　韬　袁　梦）

第四节 钾离子通道

一、KCNQ2

potassium voltage-gated channel subfamily Q member 2

OMIM*602235

·总结及摘要：

位置	20q13.33
基因功能	Kv7（Kv7.1～7.5）电压门控型钾离子通道家族由KCNQ基因（KCNQ1～5）编码，在调节心肌动作电位（Kv7.1）及神经元兴奋性（Kv7.2～7.5）方面发挥着重要作用。其中，KCNQ2基因主要编码电压门控钾离子通道的1个亚基：Kv7.2，与KCNQ3基因编码的Kv7.3一起形成异四聚体钾离子通道（M型钾离子通道），产生神经元M电流，对降低神经元兴奋性、控制癫痫发作具有重要作用
遗传模式	常染色体显性遗传（AD）
变异致基因功能改变	功能丧失（LOF）
常见变异类型	错义变异（最常见）、无义变异、剪接位点变异、移码变异、部分外显子或整个基因的缺失/重复
起病年龄	新生儿和婴儿时期
临床表型	良性家族性新生儿惊厥（benign familial neonatal convulsion, BFNC）、良性家族性婴儿惊厥（benign familial infantile convulsion, BFIC）、早期婴儿型癫痫性脑病7型（early infantile epileptic encephalopathy type 7, EIEE7）、大田原综合征（Ohtahara syndrome, OS）、婴儿痉挛症（infantile spasm, IS）等
治疗建议	卡马西平、奥卡西平、苯巴比妥、苯妥英钠、左乙拉西坦、丙戊酸钠等
预后	因人而异，既可导致预后较好的良性家族性新生儿惊厥（BFNC）、良性家族性婴儿惊厥（BFIC），也可导致预后较差的早期婴儿型癫痫性脑病7型（EIEE7）、大田原综合征（OS）、婴儿痉挛症（IS）等

1.位置　20q13.33。

2.基因功能　电压门控钾离子通道是离子通道中种类最多的一组，由约40个基因编码，对于兴奋性组织（如大脑和心脏）中的神经元功能至关重要。钾离子通道包含4个亚基，KCNQ2基因编码其中1个亚基：kv7.2，它是一种跨膜蛋白，包含了6个跨膜区域（S1～S6）及位于胞质中的N端和C端，其中，S1～S4共同构成电压门控区域，S4为电压传感器，S5和S6则构成孔隙区域，在S5和S6之间存在1个P环区域，此处为离子通道的孔区，具有离子选择性，对钾离子通透性最佳。这些通道对于调节神经元兴奋性至关重要，包括定义静息膜电位，调节动作电位和调节神经递质释放。此外，细胞内C端参与了Kv7.2的细胞内定位、钾离子通道组装和膜磷脂调控，与钙调蛋白等蛋白之间存在相互作用。KCNQ2基因的多数变异位点位于C端。Kv7.2与KCNQ3基因编码的Kv7.3一起形成异四聚体钾离子通道（M型钾离子通道），产生神经元M电流，这是一种具有电压、时间依赖性的缓慢的非失活性钾离子电流，其在低于阈值的电压范围内调节膜电位并抑制重复的神经元放电，是控制神经元兴奋性和神经冲动发放频率的关键因素。当神经细胞受刺激产生动作电位时，在去极化阶段由于M型钾离子通道的持续开放和非失活特征，促使膜电位恢复到静止状态，从而降低神经兴奋性。因此，增强M型钾离子通道功能的调节作用导致M电流的增加将在一定程度上降低神经兴奋性，控制癫痫发作。相反，抑制M型钾离子通道功能导致M电流的减少将使神经细胞膜电位去极化而致兴奋性增加，会诱发更多的神经冲动，引起癫痫发作（图4-10）。

3.变异导致的疾病（OMIM） 早期婴儿型癫痫性脑病7型、肌纤维颤搐（myokymia）、良性新生儿惊厥1型。

4.常见致病变异类型 包括错义变异（最常见）、无义变异、剪接位点变异、移码变异、部分外显子或整个基因的缺失/重复。目前认为BFNC相关的基因变异以家族遗传性的错义变异为主，其他变异类型还包括移码变异、框移变异、无义变异等。基因变异散在分布于*KCNQ2*亚基的各个区域，其中位于细胞内C端的变异最多，其次为S4区域。EIEE7相关的*KCNQ2*变异则以新发错义变异为主，极少数为新发移码变异或无义变异，这些变异集中在S4区域、P环区域及C端蛋白结合域等重要功能区域。由于S4区域为电压传感器，是钾离子通道电压感应最重要的区域，P环区域为钾离子通道的孔区，主要调节神经元

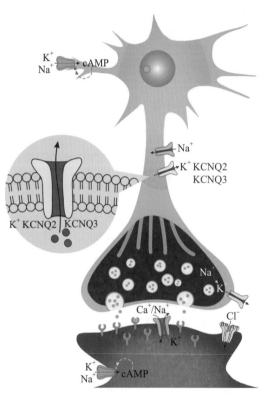

图4-10 *KCNQ2*基因的功能及作用机制

兴奋性，C端蛋白结合域所结合的蛋白可对*KCNQ2*亚基功能起重要的调节作用。因此，位于这些区域的*KCNQ2*变异可能是导致M型钾离子通道严重的功能障碍，造成早发癫痫性脑病的重要原因。*KCNQ2*基因相关癫痫谱系中表型的变异类型主要是错义变异，可以是遗传自父母，也可以是新发变异，且在*KCNQ2*蛋白结构域上的分布不明，因此，其基因型与表型的关系较为复杂。造成这种现象的可能原因如下：①遗传背景差异。患者可能携带有其他的基因变异，并导致了相应的临床表型。②环境因素影响。表观遗传学相关因素的修饰作用导致*KCNQ2*变异所致的临床表型轻重不一。③嵌合现象。患者携带致病性*KCNQ2*变异的嵌合比例不同，导致了临床表型的轻重不一。研究表明，部分携带*KCNQ2*变异的早发癫痫性脑病患者中，外周血、皮肤、发根等组织的变异嵌合率存在差异，为5%～30%，这些患者可存在严重的新生儿惊厥，但智力运动发育正常，临床表型轻于典型的早发癫痫性脑病（图4-11）。

5.致病机制 *KCNQ2*基因变异能够影响神经细胞轴突上的M型钾离子通道的调节

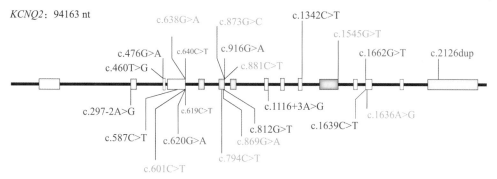

红色：良性家族性新生儿惊厥（benign familial neonatal epilepsy，BFNE）
橙色：早期婴儿型癫痫性脑病7型（early infantile epileptic encephalopathy type 7，EIEE7）
蓝色：良性家族性婴儿惊厥（benign familial infantile epilepsy，BFIE）

图4-11　部分致病变异位点及其对应临床表型

功能，这与癫痫发作密切相关。不同的变异类型及变异位点可导致不同程度的 *KCNQ2* 蛋白表达量减少、钾离子通道分布异常及M电流减少，这可能是同一基因变异导致不同临床表型的发生机制。

（1）钾离子通道数量减少：*KCNQ2* 基因主要编码M型钾离子通道的Kv7.2亚基，其位于细胞内的C端，能够与轴突起始段的锚蛋白-G（ank））结合，使钾离子通道锚定于轴突起始段，调节动作电位。研究表明，*KCNQ2* 变异（p.Ala294Gl)）可导致良性家族性新生儿惊厥，而同一位点变异（p.Ala294Va)）则会导致早发癫痫性脑病，造成这种差异的原因在于后者变异显著影响了钾离子通道在轴突起始段的锚定，使钾离子通道在神经元细胞轴突起始段上分布减少，导致了更为严重的表型，而前者则未受影响，表明分布在轴突起始段的钾离子通道数量减少与临床表型相关。

（2）M电流减少：*KCNQ2* 与 *KCNQ3* 基因共同编码形成M型钾离子通道，产生M电流，具有慢激活、非失活、时间电压依赖性等特征。M电流能够抑制神经元放电，降低神经兴奋性，当M电流减少25%时就足以导致癫痫发作。*KCNQ2* 基因编码Kv7.2亚基上的S4区域，为钾离子通道的电压传感器，位于S4区域上第213位的精氨酸变异可造成钾离子通道对电压的敏感性明显下降，而不能处于稳定的开放激活状态。研究发现 *KCNQ2* 变异（p.R213W）可导致良性家族性新生儿惊厥，而同一位点的变异（p.R213Q）可导致早发癫痫性脑病，通过对这两种变异进行功能研究，证实 *KCNQ2* 变异（p.R213Q）引发M电流减少较 *KCNQ2* 变异（p.R213W）更明显，因此导致了更为严重的表型，表明M电流减少的程度可能与临床表现严重程度呈正相关。近期有研究发现，3种与早发癫痫性脑病相关的 *KCNQ2* 基因变异均可使钾离子通道激活时间延长，从而使M电流增强，与之前的观点截然相反，*KCNQ2* 基因变异是否真正通过增强M电流而引发癫痫及相应癫痫性脑病的发生，还需更多的研究去证实。

（3）*KCNQ2* 蛋白表达量不足：有研究以非洲爪蟾卵母细胞作为实验模型，将 *KCNQ2* 基因野生型和变异型质粒等比例转染到细胞内，发现与野生型细胞相比，转染后的细胞M型钾离子通道电流（M电流）减少。由于非洲爪蟾卵母细胞中离子通道不存在β亚基，而 *KCNQ2* 蛋白只有和β亚基相结合才能发挥显性负性调节作用，因此表明M电流减少是因为 *KCNQ2* 蛋白表达量不足所致。

（4）显性负性调节作用：近期研究表明，*KCNQ2*错义变异可通过显性负性调节作用使M电流减少25%～50%，在大多数情况下，M电流减少25%就足以导致癫痫的发生。

6. **遗传模式**　常染色体显性遗传（AD）。外显率：BFNC为77%～85%；NEE为100%。

7. **发病率**　暂无。

8. **起病年龄**　新生儿和婴儿时期起病。

9. **临床症状**　携带*KCNQ2*基因变异的患者可表现出不同严重程度的临床表型，其中主要包括预后较好的良性家族性新生儿惊厥（BFNC）及可造成严重智力障碍的早期婴儿型癫痫性脑病7型（EIEE7），而少数具有*KCNQ2*变异的患者在婴儿期可表现出婴儿痉挛症（IS）。BFNC患儿虽癫痫发生时间早（多为出生后1周），但神经系统发育基本正常，其携带的*KCNQ2*变异大多数遗传自父母；EIEE7患儿尽管与BFNC患儿同样表现为早发型癫痫，但癫痫发作往往难以控制，可严重影响神经系统发育，临床表现为智力障碍，与大田原综合征（OS）的临床表现相似，这类患者携带的*KCNQ2*变异多为新发变异。

（1）良性家族性新生儿惊厥（benign familial neonatal convulsion，BFNC）：是一种常染色体显性遗传的癫痫综合征，最早是由Bjerre和Corelius在1968年报道，1个家族5代中均出现新生儿癫痫患者，且所有患者智力运动发育正常，因此总结此病为良性家族性新生儿惊厥（BFNC）。特征为起病早（新生儿期，常在出生后2～3d起病）、反复无热惊厥（发作频率数次/天至数十次/天不等），多于出生后数周至数月自行缓解。BFNC患儿发作形式多样，可表现为局灶性强直性发作、局灶性阵挛性发作、自动症等，持续时间短（1～2min），极少数会演变为癫痫持续状态。癫痫发作间期患儿的喂养、精神运动发育均正常，脑电图通常无异常，发作期脑电图以局灶癫痫样放电为主，神经影像学检查多为正常。1998年由Singh等首次报道了*KCNQ2*基因是BFNC的致病基因，BFNC患者家系中，已经发现*KCNQ2*基因有60多个变异，这些变异可引起M电流减少，使神经元过度兴奋，从而导致癫痫发作。研究表明，当M电流减少25%就足以导致BFNC。该病预后良好，部分研究表明，在病程6周时约有70%的患儿可自发缓解。但最近一项针对140例BFNC患儿的长达25年随访的研究结果显示，有40例患儿（30%）在婴儿期后仍存在局灶性或全面性癫痫发作，部分患儿的脑电图可出现中央颞区棘波和尖波。OMIM的临床描述：癫痫发作期间呼吸暂停、无发热癫痫发作、局灶性阵挛性发作、全身性强直-阵挛发作、自动发作、可能发生热性惊厥、儿童期或成年期癫痫发作风险增加（11%～16%）、精神运动发育正常、精神运动发育迟缓的癫痫性脑病（罕见）、耐药性癫痫发作（罕见）、肌纤维抽搐、手指抽搐、出生后2～8d癫痫发作、表型高度可变、部分患者可能患有肌萎缩症、遗传异质性。

（2）早期婴儿型癫痫性脑病7型（early infantile epileptic encephalopathy type 7，EIEE7）：是一组异质性很强的疾病，又称为早发癫痫性脑病（early onset epileptic encephalopathy，EOEE），一般定义为出生后6个月以内起病的癫痫性脑病，临床特点为反复惊厥发作、发作间期异常放电及智力运动发育落后。同BFNC一样，EIEE7常在出生后1周发病，出现神经系统检查异常（脑病、肌张力低下、视觉注意力缺乏）及严重的、难以控制的癫痫发作，发作频率为数次/天至数十次/天不等，发作形式多为强直性发作，也可出现局灶性发作和自动症表现。发作期脑电图常表现为多灶性癫痫样放电、高度失律或暴发抑制。头颅MRI可发现基底节和丘脑区域的细微异常（T_1和T_2高信号），这些异常影像学表现可在新生儿期后消退。作为KCNQ2相关癫痫谱系的临床表型最严重的一类，该表型患儿预后不佳，虽癫痫发作多在出生后9个月至4岁逐渐停止，但患儿通常有严重的全面性神经发育障碍，1/3的中度智力运动发育障碍，2/3的重度智力运动发育障碍，表现为发育里程碑严重落后、不能独坐、眼神交流差、对外界反应差、不会说话或仅会说数个单词。部分EIEE7患儿可表现为大田原综合征（OS），临床表现为出生后3个月内（最早可于出生后2周）起病，发作形式为强直-痉挛性发作、局灶性发作伴或不伴泛化、孤立或成串发作，与睡眠无关。发作期脑电图表现为暴发抑制。OS患儿通常也存在严重的智力运动发育落后。OMIM的临床描述：痉挛性四肢瘫、智力残疾、癫痫发作、肌张力障碍、胼胝体发育不良（部分患者）、肌张力减退、全面发育迟缓、婴儿期起病、癫痫性脑病、强直性癫痫、阵挛性癫痫、自动发作、精神运动发育延迟、智力缺陷、EEG显示暴发抑制、EEG显示多灶性癫痫活动、基底神经节和（或）丘脑的高强度、后部白质体积减小（部分患者）、每天多次发作、儿童早期癫痫发作频率降低、大多数患者在3～4岁不再发作、家系严重程度多变、难治性癫痫。

（3）良性家族性婴儿惊厥（benign familial infantile convulsion，BFIC）：是一种常染色体显性遗传的癫痫综合征，临床表型严重程度介于BFNE和EIEE7之间，除KCNQ2基因外，SCN2A、KCNQ3、ATP1A2、PRRT2等基因均为其致病基因，其中PRRT2被认为是本病的主要致病基因。良性家族性婴儿惊厥的起病年龄多在出生后3～20个月，高峰期在出生后4～7个月，其发作形式可表现为单纯部分性发作或全面性强直-阵挛发作，持续时间短，通常为2～5min，常为成簇发作，发作频率约10次/天，很少出现惊厥持续状态，癫痫发作多于2～5岁自行消失，有热性惊厥和良性婴儿惊厥家族史。在对携带有KCNQ2错义变异的BFIC家庭进行的一项研究中发现，有17例患者携带了相同的KCNQ2错义变异（p.G271V），其中15例在发作间期的神经系统检查中没有发现异常，且智力运动发育正常；有1例患儿存在轻度学习困难，神经系统检查发现有共济失调和辨距不良；还有1例患儿出现了严重的智力障碍，缺乏语言交流能力。所有患儿的脑电图在发作间期均提示正常，丙戊酸钠、苯巴比妥、卡马西平等单药治疗均可有效控制发作。

（4）其他表型：部分携带KCNQ2变异的患者可出现预后较好的早发型癫痫性脑病，也称为非典型早发型癫痫性脑病，这类患者在出生后1周内出现癫痫发作及早发型癫痫性脑病表现，但癫痫发作易于控制，且长期智力运动发育正常或仅存在轻微的发育障碍。近年来有研究发现，少数携带有KCNQ2变异的儿童在新生儿期没有癫痫发作，但在出生后几个月可出现婴儿痉挛症（IS）表现，并伴有智力发育障碍。值得注意的是，一些被诊断出携带有KCNQ2变异的儿童还伴有孤独症的表现，如刻板样动作、眼神交流差、言语障碍、自我伤害及其他与孤独症相关的症状。

10.治疗 卡马西平、奥卡西平、苯巴比妥、苯妥英钠、左乙拉西坦、丙戊酸钠等。

11.预后 KCNQ2变异相关的BFNC，苯巴比妥（phenobarbital，PB）是最常用的单一疗法，其次是钠离子通道阻滞药（sodium channel blocker，SCB），可控制大多数患者的癫痫发作。钠离子通道阻滞药包括卡马西平（carbamazepine，CBZ），奥卡西平（oxcarbazepine，OXC），拉莫三嗪（lamotrigine，LTG），拉考沙胺（lacosamide，LCM）和苯妥英钠（phenytoin sodium，PHT）。研究对12例患者使用CBZ控制癫痫发作，发现其有效率可达100%，并且CBZ的镇静和低血压等副作用较PB少，其他钠离子通道阻滞药则表现出明显的缺点，如PHT会导致小脑毒性和心律失常、LTG的剂量长期增加。因此，CBZ是BFNC患儿癫痫发作的"首选药物"。但是应该考虑到具有良性表型的患者在疾病过程中会自发缓解，因此，还无法确定癫痫发作频率的改善是由于药物引起的还是由于良性过程而自行缓解的。

EIEE7患者则表现为频繁且药物难以控制的癫痫发作，大多数使用单一抗癫痫药物的患儿并未改善其癫痫的发作频率，尤其是PB治疗无效，但癫痫发作多数可在出生后9个月至4岁自行缓解。近年来，被作为GABA能信号的调节剂而开发的瑞替加滨（retigabine，RTG），开发过程中发现该药对GABA途径的作用非常有限，但其在多种癫痫发作模型中仍具有很强的抗惊厥活性，经过研究发现，RTG是M型钾离子通道的强激活剂，能够通过诱导钾离子通道激活的电压依赖性左移，有效增强M电流，从而发挥抗惊厥作用。RTG是一种有效的治疗方法，但有研究表明，在与其他药物（如SCB）相比，RTG并没有明显的优势。此外，由于部分患者出现了皮肤和视网膜蓝色变的严重副作用，还有少数患者出现了病情恶化（发作性事件增加、呼吸暂停时间延长），最终生产厂商于2017年停止了生产RTG。研究表明，SCB（如CBZ、PHT）对控制EIEE7患者的癫痫发作具有较好的效果，被推荐为*KCNQ2*脑病患儿的一线治疗药物，但没有明确证据表明其效果优于LEV或VPA，在对SCB无效的患者中可以考虑使用后两者。

12.遗传咨询　先证者的父母：大多数被诊断患有*KCNQ2*相关的良性家族性新生儿惊厥个体的致病变异遗传自父母；大多数被诊断患有*KCNQ2*相关的新生儿癫痫性脑病个体具有新发变异。如果在先证者中发现的致病基因不能在父母任何一方中检测到，可能为新发变异或父母生殖腺细胞存在低比例嵌合。

先证者的同胞：如果父母携带有*KCNQ2*致病变异，那么先证者的同胞携带致病变异的风险率为50%，如果父母未检测出*KCNQ2*致病变异，先证者的同胞仍有患*KCNQ2*相关疾病的风险，因为存在外显率降低或父母生殖腺细胞存在低比例嵌合的可能性。

先证者的后代：后代的患病风险率为50%。

先证者的旁系亲戚：可能携带致病变异。

13.未知领域　最近研究发现，*KCNQ2*基因变异相关的部分早发型癫痫性脑病，其钾离子通道的激活时间延长，从而使M电流增强，这与此前认为的癫痫发作是由于M电流减少所致的观点相反，因此，KCNQ2变异是否可能通过增强钾离子通道电流而引发癫痫，还需要更进一步的研究去探讨、验证。

14.患者组织　目前已有专门针对*KCNQ2*变异的患者组织，这些组织的联系方式列出如下。

①*KCNQ2* Cure Alliance

3700 Quebec Street

Unit 100-118

Denver，CO 80207

Phone：303-887-9532

Email：info@kcnq2cure.org

https：//www.kcnq2cure.org/

②Epilepsy Foundation

https：//epilepsyfoundation.org.au/research-initiatives/

③The Jack Pribaz Foundation

PO Box 813

Wheaton IL 60187

Phone：708-308-1440

Email：info@kcnq2.org

https：//www.kcnq2.org/

④Epilepsy Foundation

8301 Professional Place East

Suite 200

Landover MD 20785-7223

Phone：800-332-1000（toll-free）

Email：ContactUs@efa.org

⑤The RIKEE Project（Rational Intervention for KCNQ2/3 Epileptic Encephalopathy）Patient Registry

Phone：713-798-3464

Fax：713-798-3455

https：//www.rikee.org/

15. 总结　*KCNQ2*基因编码电压门控钾离子通道的Kv7.2亚基，广泛分布于神经细胞的轴突膜，与*KCNQ3*基因共同编码形成M型钾离子通道，产生的M电流能够抑制神经元放电，可降低神经兴奋性，对控制癫痫发作具有重要作用。*KCNQ2*基因相关癫痫是一类谱系疾病，多于新生儿期起病，以局灶性发作为主，大多数具有丛集性，*KCNQ2*基因变异既可导致预后较好的良性家族性新生儿惊厥（BFNC），也可导致严重智力障碍的早期婴儿型癫痫性脑病7型（EIEE7）等多种临床表型。*KCNQ2*基因以错义变异为主，可以是遗传性变异（多为BFNE），也可以是新发变异（多为EIEE7）。变异的类型及变异的位点分布可能与临床表型相关，可为临床诊疗中判断预后提供线索。不同变异可导致不同程度的*KCNQ2*蛋白表达量减少、钾离子通道分布异常及M电流减少，这可能是同一基因变异导致不同临床表型的发生机制。钠离子通道阻滞药（SCB）被认为是治疗*KCNQ2*变异相关癫痫发作的首选药物，尤其是卡马西平（CBZ）和奥卡西平（OXC），若无效或加重可换用左乙拉西坦（LEV）或丙戊酸钠（VPA）治疗。

二、*KCNQ3*

potassium voltage-gated channel subfamily Q member 3

OMIM*602232

·总结及摘要：

位置	8q24.22
基因功能	该基因编码的是一种调节神经元兴奋性的蛋白质。编码的蛋白质通过与相关的 KCNQ2 或 KCNQ5 基因产物结合形成 M 通道
遗传模式	常染色体显性遗传（AD）
变异致基因功能改变	功能丧失（LOF）或功能获得（GOF）
常见变异类型	错义变异
起病年龄	出生后 2～8d 发作
临床表型	良性家族性新生儿惊厥（BFNC）、良性家族性婴儿惊厥（BFIC）
治疗建议	可以选择苯巴比妥、苯妥英钠、卡马西平等
预后	一般预后较为良好，癫痫发作通常在出生后 4 个月后消失

1. 位置　8q24.22。

2. 基因功能　KCNQ3 基因位于 8 号染色体，包含 8 个外显子及 7 个内含子，在其内含子 1、7 中发现有微卫星结构 CA 重复序列，可能与变异具有内在联系。KCNQ3 与 KCNQ2 基因类似，共同表达形成 KCNQ2/KCNQ3 异寡聚体通道，即 M 型钾离子通道，具有电压依赖性、门控特性和对 M 受体拮抗剂的敏感性，该通道在细胞内、外转运带正电荷的钾离子，在细胞产生和传输电信号中起关键作用。钾离子通道的具体功能取决于其蛋白质成分及其在体内的位置，由 KCNQ3 蛋白组成的通道活跃在大脑的神经元中，它们将钾离子运输至细胞外，这些通道传递一种特殊类型的电信号，称为 m 电流，它可以阻止神经元继续向其他神经元发送信号。m 电流可确保神经元不会一直处于兴奋状态。1 个钾离子通道包含 4 个亚基，共同形成钾离子通过的孔隙；KCNQ3 基因的 4 个亚基可以形成 1 个通道；同时，KCNQ3α 亚基也可以与 KCNQ2 基因的 α 亚基相互作用，形成 1 个功能钾离子通道，这些通道可传递更强的 m 电流。研究表明，KCNQ2 和 KCNQ3 编码与六跨膜结构域钾离子通道基因超家族成员所编码的蛋白质具有同序性，第 4 个跨膜结构域（S4 螺旋）中包含 1 个高度保守区域，该区域富含带正电的精氨酸残基，该区域被认为可以用作电压传感器和 1 个孔结构域（P 环），带有共有序列 Thr-xx-Thr-x-Gly-Tyr-Gly。尽管 KCNQ2 和 KCNQ3 可以分别形成功能性的电压依赖性 K 离子通道，但有证据表明，这两个亚基共同组装形成异聚体。KCNQ2 和 KCNQ3 共定位在神经元的细胞体和树突。研究表明，KCNQ2 和 KCNQ3 蛋白形成的钾离子通道在预防新生儿神经元过度兴奋性方面起重要作用，在婴儿期有其他机制。

3. 变异导致的疾病（OMIM）　良性家族性新生儿惊厥 2 型。

4. 常见致病变异类型　KCNQ3 与 KCNQ2 基因类似，KCNQ3 基因的内含子 1 与 7 中发现微卫星结构 CA 重复序列，故推测 KCNQ3 中的微卫星结构与其变异具有内在联系。最早证实的 KCNQ3 变异是 KCNQ3 形成孔道的 P 环的变异 G311V。爪蟾卵母细胞的功能分析结果表明，携带变异 p.Gly310Val 和 p.Asp305Gly 的 KCNQ3 亚基可分别导致异源 KCNQ2/KCNQ3 通道的最大电流降低 20% 和 40%，而变异 p.Trp309Arg 可降低 HEK293 细胞中 KCNQ2/KCNQ3 异源通道电流达 60% 以上，表明具有显性负性作用。迄今为止，尚未报道癫痫性脑病患者中存在 *KCNQ3* 变异。部分携带 *KCNQ3* 变异的家系可能还会出现癫痫发作和智力障碍。位于 *KCNQ3* 的 C 端区域的非常罕见的单核苷酸多态性（c.1720C > T；p.Pro574Ser）与孤独症谱系障碍之间存在关联（图 4-12）。

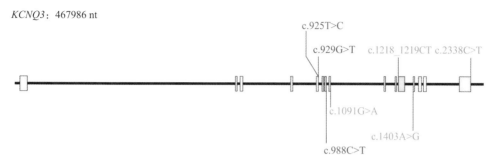

KCNQ3：467986 nt

c.925T>C
c.929G>T　　c.1218_1219CT　c.2338C>T
c.1091G>A
c.1403A>G
c.988C>T

红色：良性家族性新生儿惊厥 2 型（benign familial neonatal convulsions，2 BFNC）
橙色：良性家族性婴儿惊厥（Benign familial infantile epilepsy，BFIE）

图 4-12　部分致病变异位点及其对应临床表型

5. 致病机制　神经元 *KCNQ2/3* 通道的致病性变异定位于 C 端域，孔域和电压敏感域，神经元中最严重的 KCNQ 致病变异影响 S4 区域，这些变异使 S4 中来自 KCNQ 通道的第 2 个带正电的精氨酸残基 R2 产生严重的功能通道缺陷。精氨酸和赖氨酸通过氢键和（或）静电荷离子相互作用形成可电离的盐桥，与赖氨酸侧链上只能形成两个氢键的较小的氨基相比，由于存在较大的胍基，精氨酸可以与酸性残基协调多达 5 个氢键。因此，在变异 R230K 中，至少有 3 个氢键的丢失是由于鸟嘌呤基团的丢失或体积减小，从而导致了左移通道关闭。研究表明，R230C 对电压的作用是减弱的，S4 运动和通道打开的频率大于 −100 mV，从而将携带 R230C 变异的 *KCNQ3* 转化为生理电压范围内的电压无关通道，变异 KCNQ3-R230C 通道门控的这种显著变化可能是由于侧链的减少和位置正电荷的损失共同造成的。*KCNQ3* 通道功能受损导致 IKM 通道缺陷，进而导致通道出现神经元兴奋性相关表型，与此同时，膜的表面表达及细胞内 cAMP 作用对于钾离子通道电流也具有重大影响，当 *KCNQ2* 出现截短变异时会减少刺激 *KCNQ3* 进行膜表达，从而导致 M 电流减小，M 通道功能失调，最终引发惊厥。cAMP 发挥作用依赖于 *KCNQ2* 的 N 端完整的磷酸化酶位点，所以当 *KCNQ2/KCNQ3* 变异影响到膜的表面表达及细胞内 cAMP 时，M 电流降低就会导致 BFNC 的发生。

6. 遗传模式　常染色体显性遗传（AD）。外显率：BFNC 为 80% ～ 85%。

7. 发病率　暂无。

8. 起病年龄　出生后 2 ～ 8d 发作。

9. 临床症状　*KCNQ3* 变异可导致婴儿癫痫和（或）发育障碍，目前至少有 3 种基因变异与良性家族性新生儿惊厥（BFNC）有关，这些变异改变了 *KCNQ3* 蛋白中的单个氨基酸，从而导致 M 电流减少。研究表明，电流减少 25% 就足以导致 BFNS。因为电流减少会导致神经元过度兴奋，这是已知的引起癫痫的原因，但目前尚不清楚为什么癫痫发作在出生后 4 个月左右缓解。相关表型主要有两组，即良性家族性新生儿惊厥（BFNC）和良性家族性婴儿惊厥（BFIC）。此外，部分 *KCNQ3* 变异者具有非典型表型，表现为发育障碍。

（1）良性家族性新生儿惊厥2型（benign familial neonatal convulsion，2 BFNC）：BFNC是一种经典的自发性癫痫，为常染色体显性遗传神经系统疾病，目前已明确KCNQ2及KCNQ3这两种钾离子通道亚单位编码基因变异可导致BFNC的发生。Grinton等发现81.8%的BFNC家系为KCNQ2变异所致，说明KCNQ2是BFNC的主要致病基因，而在33个BFNC家系中仅发现1个家系为KCNQ3变异导致。最早证实的KCNQ3变异是孔道P环的错义变异和移码变异G310。在BFNC家系中携带相同KCNQ3变异的受累者表型存在异质性，部分可伴发育迟缓，表现为癫痫性脑病、癫痫伴发育迟缓或神经性损伤等，少数可仅表现为发育迟缓或神经性损伤而无癫痫发作。文献报道BFNC的显性遗传是由于单倍剂量不足而不是病理性功能获得或显性负效应引起的。良性家族性新生儿惊厥患儿通常无明显的神经系统缺陷，癫痫症状常在出生后2～8d于清醒或睡眠状态时发作，癫痫发作时间通常很短暂，每次持续1～2min；癫痫发作类型多样，包括强直或呼吸暂停发作、局灶性阵挛性活动和自主神经改变，1～3个月后可自发消失，无须治疗；运动活动可能局限于一个身体部位，再迁移到其他区域或泛化；多数患儿发育正常，10%～15%发展为癫痫；脑电图、脑成像和精神运动发育通常是正常的；临床表现为无热惊厥、局灶性阵挛发作、全面性强直-阵挛性发作，儿童期或成年期癫痫发作风险增加（11%～16%），精神运动发育正常。OMIM的临床描述：无热惊厥、局灶阵挛性发作、全身强直阵挛性发作、儿童或成人癫痫发作风险增加（11%～16%）、精神运动发育正常、出生后2～8d发作、多数2个月后缓解等。

（2）良性家族性婴儿惊厥（benign familial infantile convulsion，BFIC）：BFIC呈常染色体显性遗传，伴外显不全，外显率为70%～90%。分子遗传学研究发现BFIC具有明显的遗传异质性。文献报道良性家族性婴儿惊厥的主要致病基因是PRRT2，PRRT2基因位于16p11.2，属于突触前膜蛋白，由4个外显子组成，该基因产物编码340个氨基酸的富含脯氨酸的跨膜蛋白。1998年首次报道KCNQ3变异可导致BFNC，后又发现该基因也见于BFIC患者中。目前文献已报道的相关致病基因有PRRT2、KCNQ2、SCN2A、ATP1A2、KCNQ3。BFIC是一种常染色体显性遗传的自限性癫痫，常发生于婴儿期，发作的平均年龄约在出生后6个月，癫痫发作通常是短暂的，每次持续约2min，表现为每日重复的成簇出现的癫痫症状。癫痫发作类型通常是局灶性的，可伴泛化、孤立或反复发作，引起四肢抽搐，头部偏斜或意识障碍、发绀、运动停止。发作间歇正常，精神运动发育通常正常。儿童期可出现各种类型的运动障碍，包括发作性肌张力障碍（如自发性或由随意运动诱发的运动障碍等），且发作前都伴感觉异常，每次持续约数秒，没有意识障碍改变，卡马西平治疗效果良好，发作频率和严重程度通常随年龄增长而下降。脑电图显示发作期异常放电部位大多起源于顶、枕叶，也有部分病例脑电图放电起源于额叶、颞叶、顶叶等。大部分患者发作间期（包括发作前和发作后）脑电图正常，偶见枕、顶叶慢波或尖慢波。头颅MRI检查多无异常，多数患儿有阳性家族史。BFIC的各种发作类型几乎都能通过服用小剂量普通抗癫痫药物有效控制，如丙戊酸钠、卡马西平、托吡酯、苯巴比妥或镇静药等。良性家族性婴儿惊厥的预后良好。

（3）其他表型：KCNQ3相关的发育障碍疾病，少数个体表现为智力障碍，伴或不伴癫痫发作和（或）皮质视觉障碍。由于临床信息很少，因此对KCNQ3相关的发育障碍的临床研究及了解仍不清楚，相关临床表现仍有待确定。

10. 治疗　BFNC 发作一般由抗癫痫药物控制，包括苯巴比妥和苯妥英钠或卡马西平，这些药物通常在 3 ～ 6 个月时停用。BFIC 的发作通常通过应用适当剂量的苯巴比妥、卡马西平或丙戊酸钠得到完全控制。在癫痫复发的罕见病例中，抗癫痫药物的起始剂量通常较低，通常在 1 ～ 3 年后停药。与 *KCNQ3* 相关的发育性障碍需要通过针对个人需要的标准评估、治疗和教育支持来管理。

11. 预后　一般预后较为良好，癫痫发作通常在出生后 4 个月后消失。

12. 遗传咨询　*KCNQ3* 相关疾病以常染色体显性方式遗传，大多数被诊断为 *KCNQ3* 相关疾病的患儿都有患病的父母或父母婴儿期曾出现相关症状。相比之下，迄今为止报道的所有与 *KCNQ3* 相关的发育障碍的个体都患有该病，这是由于发生了 *KCNQ3* 新发致病性变异。患有 BFNC 或 BFIC 的个体的每个孩子都有 50% 的风险率遗传致病性变异。如果在受累家系成员中发现了 *KCNQ3* 致病变异，就有必要对高危妊娠进行产前检测。

如果其中一人为杂合变异，那么再生一胎患儿的风险率为 50%。

先证者同胞的发病风险依赖于先证者双亲的遗传情况：如果先证者的父母之一携带 *KCNQ3* 致病变异，那么先证者的同胞遗传致病变异并受累的风险率是 50%。先证者父母在临床表现上未受累，可能是由于外显不全或双亲之一体细胞／生殖细胞嵌合，那么先证者同胞 *KCNQ3* 相关疾病的患病风险增加，同胞的经验性复发风险率约为 1%。

先证者后代：其后代每个孩子均有 50% 的风险率遗传致病性变异。考虑到该病的罕见性，对家族间和家族内表型变异性知之甚少。

先证者的旁系亲戚：可能携带致病变异。

13. 未知领域　目前研究已明确 *KCNQ2* 及 *KCNQ3* 等基因变异与 BFNC 相关，其他与该疾病相关的基因尚未被发现。

14. 患者组织　GeneReviews 的 *KCNQ2* 相关疾病页面列出了几个有关 *KCNQ2* 相关疾病的患者组织，这些组织可以作为 *KCNQ3* 变异家庭的联系方式。

① Facebook：KCNQ3 Parent/Caregiver Support And Discussion Group

https：//www.facebook.com/groups/1325006497616524

② American Epilepsy Society（AES）

www.aesnet.org

③ Epilepsy Foundation

8301 Professional Place East

Suite 200

Landover MD 20785-7223

Phone：800-332-1000（toll-free）

Email：ContactUs@efa.org

www.epilepsy.com

④ The RIKEE Project（Rational Intervention for KCNQ2/3 Epileptic Encephalopathy）Patient Registry

Phone：713-798-3464

Fax：713-798-3455

www.rikee.org

15.总结　目前已报道的 *KCNQ3* 基因变异相关的临床表型主要为良性家族性婴儿惊厥（BFIC）、良性家族性新生儿惊厥2型（BFNC）2种，其他少见的表型包括发育障碍等。目前研究认为 *KCNQ3* 基因定位于C端域、孔域和电压敏感域，尤其是那些影响S4片段的区域。*KCNQ3* 基因与 *KCNQ2* 类似，两者共同表达形成 *KCNQ2/KCNQ3* 异寡聚体通道，即M型钾离子通道，具有电压依赖性、门控特性和对M受体拮抗剂的敏感性。变异使S4中KCNQ通道的第2个带正电的精氨酸残基R2产生严重的功能通道缺陷，从而导致了左移通道关闭，导致IKM通道缺陷及M电流减少，进而导致通道出现神经元兴奋性相关表型，由于神经元的过度兴奋而引起上述疾病的发生。该基因变异所致的癫痫预后良好，通常于1～2岁以后自然缓解，抗癫痫药物选择苯巴比妥、苯妥英钠、卡马西平等。

三、*KCNT1*

potassium sodoum-activated channel subfamily T member

OMIM*608167

·总结及摘要：

位置	9q34.3
基因功能	*KCNT1* 基因编码钠激活的钾通道，在神经系统中广泛表达
遗传模式	常染色体显性遗传（AD）
变异致基因功能改变	功能获得（GOF）
常见变异类型	错义突变
起病年龄	婴儿期
临床表型	婴儿恶性游走性部分性癫痫（MMPSI）、常染色体显性遗传夜间额叶癫痫（ADNFLE）
治疗建议	奎尼丁、氯硝西泮、唑尼沙胺、克霉唑、左乙拉西坦、丙戊酸等
预后	预后不良

1.位置　9q34.3。

2.基因功能　*KCNT1* 基因属于钾离子通道蛋白家族成员，该通道将K离子运入和运出细胞，在细胞产生和传输电信号中起关键作用。钾通道的特定功能取决于其蛋白质成分及其所处位置。*KCNT1* 编码 K Na 1.1，是1个Na离子激活的K离子通道亚单位，被称为Slack（序列类似于Ca离子激活的K离子通道，也被称为K Ca 4.1或Slo2.2），可能在离子传导和发育信号通路中起作用。K Na 1.1在脑、心、肾等组织中广泛表达，主要功能是将钾离子转运出细胞，K Na 1.1通道可能调节许多神经元类型的放电和兴奋性，产生的离子流参与产生电流激活（激发）神经元并在大脑中传导信号，目前功能尚未完全研究清楚。*KCNT1* 基因C-末端在细胞质结构域与蛋白质网络相互作用，包括脆性智力障碍蛋白（fragile X mental retardation protein，FMRP）（309550），表明可能有其他功能。尽管 *KCNT1* 在2012年才被发现与婴儿癫痫伴游走性局灶性发作有关，但是目前已经报道超过100例患者检出了该基因变异，该基因变异集中于C末端，为功能获得性变异（图4-13）。

3.变异导致的疾病（OMIM） 早期婴儿型癫痫性脑病14型常染色体显性遗传夜间发作性额叶癫痫5型。

4.常见致病变异类型 *KCNT1*基因变异可导致MMPSI或ADNFLE，以杂合错义变异为主，目前已报道有20多种不同的致病性杂合错义变异。*KCNT1*的几个变异热点和复发性变异，最常见的位于细胞内C端功能域，特别是RCK域和NAD＋结合域。然而，完全相同的变异可能会导致不同的表型，这表明该基因导致表型存在临床异质性。常见的变异热点有可导致MMPSI和ADNFLE两种疾病的错义变异，即p.Gly288Ser和p.Arg398Gln；导致MMPSI的变异，即p.Arg428Gln和p.Ala934Thr；导致ADNFLE的变异，即p.Arg928Cys。同一变异可导致不同的表型，在大田原综合征患者中已鉴定出1个变异（p.Ala966Thr），为纯合子，而此变异为杂合子的几位家系成员曾有童年特发性癫痫病史，且报道至少有1个个体无症状。这表明该变异导致表型存在外显不全，但纯合状态可导致更严重的表型（图4-14）。

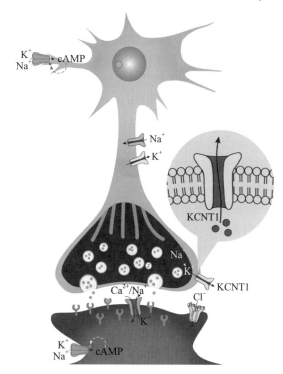

图4-13 *KCNT1*基因的功能及作用机制

5.致病机制 *KCNT1*和*KCNT2*基因编码钠激活型钾通道，该通道可响应钠离子使钾离子通过细胞膜。*KCNT1*和*KCNT2*基因在神经系统高度表达，并在重复性神经元放电后导致缓慢的超极化。*KCNT1*和*KCNT2*基因分别编码的离子通道也称为SLACK（*KCNT1*）和SLICK（*KCNT2*），这些通道在超极化的慢速部分起作用。需要钾通道的作用，以便神经元放电后使膜电位恢复到静息膜电位。*KCNT1*基因编码的离子通道的具体功能尚不清

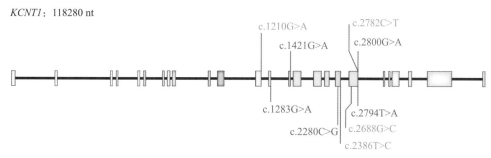

KCNT1：118280 nt

红色：婴儿癫痫伴游走性局灶性发作（Malignant Migrating Partial Seizures of Infancy，MMPSI）

橙色：常染色体显性遗传夜间额叶癫痫（Nocternal frontal lobe 5，ENFL5）

图4-14 部分致病变异位点及其对应临床表型

楚，*KCNT1*基因变异为功能获得性，增加了钾离子电流，但是钾离子电流增加如何转化为过度兴奋性难以解释，因增加的钾离子电流将驱动神经元膜电位超极化，从而降低兴奋性。*KCNT1*基因在神经元发育过程中高度表达，并且可能还具有其他功能。

6.遗传模式　常染色体显性遗传（AD），外显率100%。

7.发病率　暂无。

8.起病年龄　婴儿期。

9.临床症状　*KCNT1*基因相关表型主要有婴儿癫痫伴游走性局灶性发作（MMPSI）伴精神运动发育停滞，常伴有小头畸形；常染色体显性遗传夜间发作性额叶癫痫（ANDFLE），伴行为异常、精神疾病或智力障碍。目前报道发现*KCNT1*变异是MMPSI的最常见原因，几乎占该病患者的40%（Lim等，2016）。

（1）婴儿恶性游走性部分性癫痫（MMPSI）：该病是一种常染色体显性遗传癫痫脑病。MMPSI很少见，目前报道的仅100余名患者。MMPSI的特征是癫痫发作，通常是局灶性和异步发作，一般在出生后不久（6个月内）会出现局灶性发作或全身性强直发作，尽管癫痫发作在一开始发作频率少，但是在几个月内，发作频率快速增加，部分患者每天发作5～30次，在出生后6～9个月时发作频繁，逐渐变得几乎持续发作。发作中自主神经表现很常见（如口周发绀、心动过缓），且伴有相关的发育停滞或倒退，多种抗惊厥药对癫痫发作来说是无效的。癫痫性脑病的特征是广泛的局灶性癫痫发作和精神运动发育停滞或倒退。脑电图可见癫痫发作几乎随机地出现在大脑的各个区域，癫痫发作可能会从一个大脑区域迁移到另一个大脑区域或另一侧大脑半球。与临床发作有关的体征和症状根据导致癫痫发作的大脑哪个部分受到影响而有所不同。发病初期头部MRI可正常。尽管与MMPSI相关的癫痫发作最终随着年龄的增长，发作频率会减少，但这种疾病的长期后果可能包括严重的发育迟缓、小头畸形、智力障碍和寿命缩短（许多患者在婴儿或婴儿期后不能存活）。尽管尚未完全了解MMPSI的根本原因，但已在一些受累人群中发现了*KCNT1*基因新发变异，并认为与该病有关。即使确定了遗传原因，但是大多数MMPSI病例为新发变异，仅偶然发生在家族人群中。治疗通常集中在最大限度地减少反复发作，但是与*KCNT1*基因相关的MMPSI癫痫发作通常无法通过常规抗癫痫药物得到很好的控制。一些研究表明，奎尼丁作为*KCNT1*基因变异相关疾病治疗的精准药物在某些情况下可能有助于减轻癫痫发作的负担及有限的改善认知。该病在OMIM中的表型包括：眼神躲避（部分患者）、胼胝体发育不良、痉挛、肌张力减退、四肢瘫、大脑皮质萎缩、胶质细胞增生、小头畸形、阵挛、发育倒退、癫痫性脑病、癫痫持续状态、中枢神经系统神经元损失、进行性/渐进性疾病、面部抽搐、斜视、言语缺乏、运动发育缺乏、下肢痉挛、反射亢进；EEG可见多灶性放电、游走性局灶性放电；髓鞘化延迟、反应性胶质化、癫痫发作起病于出生后6个月内。

（2）常染色体显性遗传夜间额叶癫痫（autosomal dominant nocturnal frontal lobe epilepsy，ADNFLE）：该病伴有明显的精神病学特征，是家族性癫痫综合征，其特征是夜间额叶癫痫发作，表现为夜间觉醒、尖叫、腿部剧烈运动（双足自动症）、有时会感到窒息。这些发作通常很难与睡眠障碍（失眠）区分开。Heron等在1个有6个受累个体的澳大利亚家系，通过外显子测序确定了*KCNT1*基因致病变异。在另外3个较小的家系中也发现了*KCNT1*基因变异。与大多数具有烟碱受体基因致病变异的患者相比，大多

数 *KCNT1* 基因变异患者的癫痫发作更为严重，并且智力障碍和精神障碍（包括抑郁症、焦虑症和注意缺陷多动障碍）的发生频率更高。Moller 等介绍了 *KCNT1* 基因变异的其他家族。ADNFLE 的特征是夜间运动性癫痫发作，从简单的唤醒到具有强直性或肌张力异常的运动亢进事件不等。与 *KCNT1* 相关的 ADNFLE 患者比其他原因引起的 ADNFLE 患者更容易在年轻时发生癫痫发作，同时伴有认知并发症，并出现精神病和行为问题。该病在 OMIM 中的表型包括：局灶性癫痫发作、癫痫持续状态（部分患者）、夜间癫痫、智力障碍、行为障碍、人格障碍、抑郁症、攻击性行为等。

（3）其他表型：与 *KCNT1* 相关癫痫患者的发作表型包括婴儿痉挛症、大田原综合征、未分类的早期婴儿型癫痫性脑病、早期肌阵挛性脑病、白质脑病和脑白质营养不良、局灶性癫痫和多灶性癫痫。还已在临床诊断为其他早期发作的癫痫性脑病和局灶性癫痫的患者中检测到 *KCNT1* 基因杂合变异，包括婴儿痉挛症、伴严重癫痫的脑白质病、多灶性癫痫和脑白质髓鞘发育不良。此外，由于单亲二倍体，鉴定出了一位患有大田原综合征的患者为 *KCNT1* 基因纯合变异。*KCNT1* 基因变异相关表型的测定是复杂的，不仅受变异影响，还受到环境效应或修饰基因等的影响。*KCNT1* 可在心脏表达，最近的一些研究表明部分 *KCNT1* 变异可能与心律失常有关，还需要进一步的研究来证实这种关联的可能性。

10. 治疗　研究发现，已知的抗心律失常药物奎尼丁可抑制 *KCNT1* 基因编码的通道，抵消了变异引入的功能获得。2014 年，一份功能性研究和临床应用证明了奎尼丁可抑制因 *KCNT1* 变异激活钾离子通道而可用于 MMPSI 靶向治疗的可能性，从而提供了癫痫遗传学精准医学的成功实例，虽然仍在进行有关奎尼丁在 *KCNT1* 基因变异相关癫痫发作中作用的更大规模研究。有限的疗效可能还会因癫痫类型而缩小，因为有一项小型随机安慰剂对照的研究表明：与 *KCNT1* 相关的 ADNFLE 的交叉临床试验显示奎尼丁没有疗效。也有学者提出，4 岁以后服用奎尼丁可能效果不佳。此外，由于奎尼丁治疗导致心律失常的风险增加，一些人由于危及生命的心律失常的发展而无法获得足够的血清水平，从而限制了其实用性。药物奎尼丁已经上市很长时间，但是从来没有用于控制癫痫发作。奎尼丁不是治疗 MMPSI 明确有效的方法，目前计划要进一步研究以充分评估其在有此诊断的患者中的潜在用途。其他治疗：*KCNT1* 相关的癫痫发作用传统的抗惊厥药难以控制。替比妥特、苯二氮䓬类药物、左乙拉西坦和生酮饮食均耐受性良好，但对癫痫发作控制的疗效有限。有报道，*KCNT1* 基因变异患者在出现肺血管畸形导致出血的罕见情况下，建议给予栓塞治疗。精神运动发育落后的患者给予对症支持治疗。

11. 预后　预后不良。

12. 遗传咨询　*KCNT1* 基因相关疾病为常染色体显性遗传。多数受累个体代表着由新出现的 *KCNT1* 致病变异引起的单个病例（即家庭中的单发病例），发病概率与正常人群相同。新发致病变异引起的病例比例因表型而异。所有被诊断患有 *KCNT1* 相关性癫痫的 MMPSI 患者均患有该病，其原因为新发变异或未累及的父母可能存在生殖腺嵌合。一些被诊断为 *KCNT1* 相关常染色体显性遗传夜间发作性额叶癫痫（ADNFLE）患者的父母受累及。患有 *KCNT1* 相关性癫痫患者的孩子都有 50% 的风险率遗传致病性变异，并且已经报道了家族内临床变异性和外显率降低。如果已知家族中的致病变异，则可以对风险较高的孕妇进行产前诊断，并进行植入前遗传学诊断。

先证者的同胞：如果父母其中一人为杂合变异，那么先证者的同胞携带致病基因的风险率为50%，但外显不全和变异表达率的降低也会导致家族内表型变异。如果父母检测出未携带该基因的致病变异，则其携带致病基因的风险率约为1%，因为存在父母基因嵌合现象的可能性。

先证者的后代：其后代的患病风险率为50%。

先证者的旁系亲戚：可能携带致病变异。

13.未知领域　关于KCNT1基因变异相关表型，还有很多不明确的地方。首先，尽管有一些初步的证据证明，KCNT1的作用在很大程度上仍不清楚。目前还不清楚的是，KCNT1基因变异为功能获得性，增加了钾电流，但是钾电流增加如何转化为过度兴奋性还尚未可知。

14.患者组织　费城儿童医院的研究人员目前正在招募KCNT1基因变异患者注册表，该注册表由David Bearden博士指导，已经与许多护理KCNT1变异患者的中心取得了联系。

①KCNT1 Epilepsy Foundation

PO Box 465 Contoocook，NH 03229 US

Phone：（603）746-1330

https：//kcnt1epilepsy.org/

②American Epilepsy Society（AES）

www.aesnet.org

③Canadian Epilepsy Alliance

Canada

Phone：1-866-EPILEPSY（1-866-374-5377）

www.epilepsymatters.com

④Epilepsy Foundation

8301 Professional Place East

Suite 200

Landover MD 20785-7223

Phone：800-332-1000（toll-free）

Email：ContactUs@efa.org

www.epilepsy.com

⑤National Institute of Neurological Disorders and Stroke（NINDS）

PO Box 5801

Bethesda MD 20824

Phone：800-352-9424（toll-free）；301-496-5751；301-468-5981（TTY）

Epilepsy Information Page

15.总结　目前已报道的KCNT1基因变异可导致的临床表型主要为MMPSI和ANDFLE两种，其他少见的表型包括婴儿痉挛症、大田原综合征、早期肌阵挛性脑病、白细胞营养不良和（或）白质脑病、局灶性癫痫和多灶性癫痫，提示KCNT1基因变异有表型异质性。目前研究发现，KCNT1基因编码钠激活的钾通道亚基，该基因变异集中于C末端，为功能获得性基因。该基因变异所致癫痫预后差，通常多种抗癫痫药物治疗无效，部分患儿应用精准治疗奎尼丁可减少癫痫发作，在一定程度上可改善精神运动发育，但总体预后差。

（甘　靖　罗　蓉　陈　俊　罗淑文）

第五节　钠离子通道

一、SCN1A

sodium voltage-gated channel，alpha subunit 1

OMIM*182389

· 总结及摘要：

位置	2q24.3
基因功能	该基因编码电压门控钠通道（NaV 1.1）的α亚单位，控制钠内流。该通道将带正电荷的钠离子转移到细胞中，在细胞产生和传输电信号的过程中起关键作用
遗传模式	常染色体显性遗传（AD）
变异致基因功能改变	功能降低（LOF）
常见变异类型	缺失、插入、错义变异、无义变异或剪接变异
起病年龄	出生后6个月
临床表型	Dravet综合征、全面性癫痫伴热性惊厥附加症（GEFS＋）、家族性热性惊厥、家族性偏瘫型偏头痛、Lennox-Gastaut综合征（LGS）、婴儿痉挛症（IS）、婴儿游走性部分性癫痫（MMPSI）
治疗建议	苯二氮䓬类、丙戊酸（VPA）、妥泰（TPM）、左乙拉西坦（LEV）、氯巴占、生酮饮食（KD）
预后	临床表现不同，预后存在差异

1. 位置　2q24.3。

2. 基因功能　SCN1A基因编码电压门控钠通道（NaV 1.1）的α1亚单位，跨膜α亚单位形成通道的中央孔，这种离子通道对动作电位的产生和传播至关重要。该通道感应细胞膜两侧的电压差后形成孔道，允许钠离子通过细胞膜。钠的流入可产生动作电位，参与大脑内部的信号传递（图4-15）。

3. 变异导致的疾病（OMIM）　全面性癫痫伴热性惊厥附加症2型、早期婴儿型癫痫性脑病6型（Dravet综合征）、家族性热性惊厥3A型、家族性偏瘫型偏头痛3型。

4. 常见致病变异类型　在DS、GEFS＋和其他癫痫患者中已经描述了超过1580种SCN1A致病性变异（http://www.gzneurosci.com/scn1adatabase/scn1a_variant.php）。这些变异与功能丧失的错义变异、截短和剪接位点变异及以功能获得方式起作用的错义变异相关，另外有少数为外显子或整个基因重复和复杂重排。SCN1A基因的大多数致病性变异发生在C端，该基因的多数变异是单个患者或少数患者独有的。新的研究表

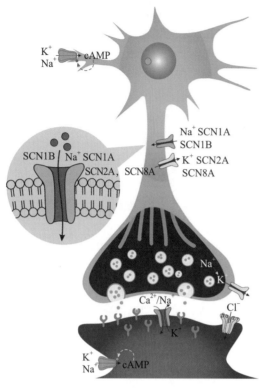

图4-15 *SCN1A*基因的功能及作用机制

明,一些内含子变异也可能影响*SCN1A*基因功能,导致蛋白质缺失。80%以上的Dravet综合征患者是由*SCN1A*基因的新发变异引起的,即使在*SCN1A*基因检测初次报告阴性的患者中,通过再次分析常能发现存在基因变异。通过新一代基因测序的多个研究发现,在既往*SCN1A*检查阴性的患者中发现了"隐藏的"*SCN1A*变异。这一观察结果表明,Dravet综合征的表型与*SCN1A*基因变异密切相关(图4-16)。

*SCN1A*基因的变异类型与表型之间存在一定的相关性,如导致蛋白质截短或完全缺失的基因变异在Dravet综合征患者中比在GEFS+患者中更常见,而错义变异在GEFS+患者中更为常见。此外,在具有更严重表型的患者中,如Dravet综合征,新发变异更为常见,而遗传性变异在GEFS+患者中更为常见。因为具有相同变异的患者可以具有不同的临床表型,因此基于特定变异或变异类型的表型预测仍然难以进行,*SCN1A*检测仍然是诊断性的,不是预测性的。

2018年12月6日在国际学术期刊*The American Journal of Human Genetics*上在线发表了美国西北大学芬伯格医学院与哈德逊阿尔法生物技术研究所等多家研究机构的关于SCN1A_20N剪接机制主题的研究工作。该项研究发现了*SCN1A*外显子区域之外的7

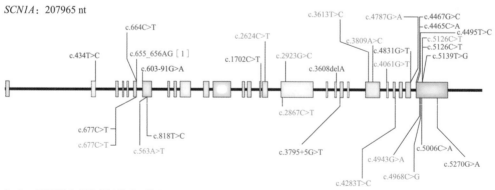

红色:早期婴儿型癫痫性脑病6型(Epileptic encephalopathy, early infantile, 6)
橙色:全身性癫痫伴热性惊厥附加症2型(Epilepsy, generalized, with febrile seizures plus, type 2)
蓝色:家族性高热惊厥3A型(Febrile seizures, familial, 3A)
绿色:家族性偏瘫型偏头痛3型(Migraine, familial hemiplegic, 3)

图4-16 部分致病变异位点及其对应临床表型

个可能的致病变异，其中的5个深度内含子区域的变异导致"有毒外显子"20N的产生，造成未成熟的截短蛋白质产生，导致疾病的发生。这种"有毒外显子"机制可能与人类疾病密切相关，已有的研究在其他钠离子通道基因和参与神经发育的基因中也发现了"有毒外显子"现象，对于神经元这种特异性剪接机制的深入研究将有助于研究人员将"有毒外显子"系统用于DS患者的RNA靶向治疗。

5.致病机制　　SCN1A基因变异导致癫痫的具体机制尚不完全清楚。大多数Dravet综合征是由SCN1A基因的新发变异引起的，这些变异常导致蛋白质功能丧失，并可能导致单倍剂量不足。单倍剂量不足是指一个基因只存在一个功能拷贝，而只有一个拷贝的基因产物不足以维持正常功能的情况。部分SCN1A基因变异似乎会导致功能的增加，导致GEFS＋的SCN1A基因变异存在于基因的多个不同位置，并可能导致蛋白质的各种功能效应，从而导致神经元的低或高兴奋性。

6.遗传模式　　常染色体显性遗传（AD）。外显率：GEFS＋，70%；家族性单纯性热性惊厥，90%。

7.发病率　　暂无。

8.起病年龄　　出生后6个月。

9.临床症状　　SCN1A基因相关癫痫是一组疾病，包括单纯性热性惊厥、全面性癫痫伴热性惊厥附加症、Dravet综合征、婴儿游走性部分性癫痫和伴全身性强直阵挛性发作的儿童难治性癫痫、部分Lennox-Gastaut综合征、婴儿痉挛症，以及与疫苗相关的脑病和癫痫发作病例。即使是同一个家系成员，症状也可能不同，可能包括与发热有关的癫痫发作、局灶性发作或不能通过药物控制的全面性抽搐。这些疾病均可由SCN1A基因变异引起，呈常染色体显性遗传，但多数病例并没有家族史（新发变异）。

（1）Dravet综合征：SCN1A基因致病性变异是Dravet综合征的主要病因。Dravet综合征是一种严重的儿童癫痫性脑病，于1岁内起病，癫痫发作后精神运动发育迟缓。常有明显的发热相关癫痫发作，可出现癫痫持续状态，随着疾病进展可以出现其他的癫痫类型（肌阵挛发作、部分性发作），并存在进行性的认知和行为障碍。EEG起初正常、后期可见全面性棘波或多棘波和多灶性棘波发放。发作期EEG可为游走局灶性或多灶性起源。可伴有小头畸形、皮质视觉障碍、脑萎缩。SCN1A基因变异引起的Dravet综合征发病率为1/22 000，与雷特综合征相当。Dravet综合征相比其他遗传病更不常见，但却是最常见的由单一基因引起的癫痫性脑病之一。OMIM的临床描述：获得性小头畸形（严重者）、视觉障碍（皮质性，严重情况下）、全身阵挛或强直阵挛发作、单侧阵挛性发作、失神发作、复杂部分性癫痫、肌阵挛发作、精神运动发育迟缓、第2年后精神运动迟缓、智能衰退、共济失调、癫痫持续状态；一开始脑电图可能正常，后来脑电图显示广义棘波或多棘波和局灶性棘波，脑电图可显示移行性局灶性或多灶性起源（严重者）；脑萎缩、显著表型差异、多数变异为新发、第1年发病、精神运动发育迟缓在癫痫发作时可能已经很明显了、发热或热水浴可能诱发、通常对药物治疗无效、可能为全面性癫痫伴热性惊厥附加症的极端表型。

（2）GEFS＋：该病是一种较轻的常染色体显性遗传性癫痫综合征。表型范围广泛，包括无症状携带者、单纯热性惊厥、热性惊厥附加症、癫痫性脑病。GEFS＋家族的核心表型是热性惊厥附加症，这种癫痫综合征是指持续超过6岁的热性惊厥（FS）发作或

FS与其他非发热性癫痫发作类型并存。单纯FS是GEFS＋家族中非常常见的表型，但整个家系通常包括热性惊厥附加症患者。GEFS＋家系中，*SCN1A*的同一个错义变异可以导致不同的临床表型，从无症状携带者到热性惊厥附加症，再到最严重的Dravet综合征。在同一个家族中发现的表型范围表明*SCN1A*基因变异并不是唯一的病因，还存在其他的影响因素，目前还不清楚这些影响因素是基因相关还是非基因相关。OMIM的临床描述：全面性癫痫发作、伴有发热、急性发热、全身强直阵挛性发作、失神发作、肌阵挛发作、偏侧阵挛发作、部分癫痫发作、患者精神运动发育正常、通常在6个月到6岁之间出现发热性癫痫发作、单纯性发热性发作通常在6岁时缓解、严重程度不同、某些患者有更严重的表型、在儿童期后有发热和无热性癫痫发作（GEFS＋）、33%的患者癫痫复发、2%～7%的儿童会发展成无热性癫痫。

（3）热性惊厥：除了家族性综合征外，*SCN1A*也是热性惊厥的易感基因。一项大型的研究发现，*SCN1A*的一些常见变异是患者易出现热性惊厥的原因。OMIM的临床描述：全面性癫痫发作、伴有发热、急性发热、全身强直阵挛性发作、失神发作、肌阵挛发作、偏侧阵挛发作、部分癫痫发作、患者精神运动发育正常、通常在6个月到6岁之间出现发热性癫痫发作、单纯性发热性发作通常在6岁时缓解、严重程度不同、某些患者有更严重的表型，在儿童期后有发热和无热性癫痫发作（GEFS＋）、33%的患者癫痫复发、2%～7%的儿童会发展成无热性癫痫。

（4）伴全身性强直阵挛性发作的儿童难治性癫痫（ICE-GTC）：该病表现为全面性癫痫发作，包括失神发作和在婴儿期或儿童期发病的全面性强直阵挛性发作。13%的患者出现部分性癫痫发作，可表现为交替的半身性或复杂的部分性癫痫发作。频繁全面性强直阵挛性发作的儿童常发生认知功能障碍。

（5）与疫苗相关的脑病和癫痫发作：该表型定义为疫苗接种后48h患者出现癫痫发作和脑病发作。据报道，14名被诊断患有疫苗后脑病的儿童中发现11名具有*SCN1A*基因致病性变异。另一项报道显示，70个具有*SCN1A*致病变异的Dravet表型的个体，其中19人在接种疫苗后有癫痫发作史。在家族性偏瘫型偏头痛伴或不伴癫痫的家系也发现了*SCN1A*基因变异。

（6）家族性偏瘫型偏头痛3型：患者表现为有先兆的偏头痛、畏光、失明、轻偏瘫、可伴有癫痫发作。由此值得注意的是，其他癫痫表型也可能存在*SCN1A*基因变异。OMIM的临床描述：畏光、引起重复性日盲（ERDB）、持续3～10s的暂时性失明（由光线、突然站立或直接压在眼睑上引起）、失明时瞳孔反射消失、发作期间视网膜和瞳孔反射正常、偏头痛、有先兆的偏头痛、轻偏瘫、偏瘫、癫痫发作（在婴儿期的一某些患者中）、出生后前20年发病（6～15年）、发作频率和持续时间可变、失明发作与FHM发作无关、遗传异质性、全面性癫痫伴癫痫发作附加症等位基因紊乱。

（7）其他表型：具有致病性*SCN1A*变异的患者通常会因环境刺激（如睡眠剥夺）诱发癫痫发作。此外，患者经常有行为问题，包括多动症、冲动和注意力不集中。更严重的癫痫患者可出现姿势异常和共济失调。两项相关研究表明，*SCN1A*的常见变异是特发性/遗传性全面性癫痫（idiopathic/genetic generalized epilepsies，IGE/GGE）和颞叶癫痫的致病原因。研究发现*SCN1A*基因的一个内含子变异与人类最常见的癫痫，即颞叶癫痫（TLE）有关。*SCN1A*的新发变异也在其他严重的儿童癫痫中被发现，包括肌阵

挛 - 站立不能癫痫（MAE）、Lennox-Gastaut 综合征和婴儿游走性部分性癫痫（migrating partial scizures of ear1y infancy，MMPSI），但这些病例非常罕见。

10.治疗　具有 *SCN1A* 致病性变异患者的癫痫发作对结合 GABA 受体的抗癫痫药物的反应最好。良好的癫痫控制非常重要，因为控制发作可以更好地保护认知功能，降低癫痫患者受伤和猝死的风险。这一点即使对表现出认知衰退和耐药性的患者也同样重要。研究表明，Dravet 综合征患者的脑病并非单纯由癫痫发作引起，至少部分与潜在的通道病有关。许多抗癫痫药物因副作用而被禁用，如卡马西平、拉莫三嗪和氨己烯酸可引起肌阵挛性发作，苯妥英钠可引起舞蹈症。此外，应避免诱发癫痫发作的因素，包括高温（温水浴、高温运动、未经治疗的发热）和闪光刺激。避免进行突然失去意识可能导致伤害或死亡的活动（如游泳、开车或在高处工作/玩耍）。抗癫痫药物（AEDs）可以选择苯二氮䓬类（地西泮和氯硝西泮）、司替戊醇、托吡酯和丙戊酸。氯巴占可用于治疗 Lennox-Gastaus 综合征的癫痫发作。苯巴比妥也有效，但由于它对认知的影响因而使用受到限制。使用生酮饮食来减少癫痫发作频率对于部分患者有效。

11.预后　临床表现不同，预后存在差异。

12.遗传咨询　*SCN1A* 基因变异可以是新发变异或者遗传获得。大多数 *SCN1A* 相关的 Dravet 综合征和伴全面性强直阵挛性发作的儿童难治性癫痫（ICE-GTC）由新发变异导致，而大于 95% 的 GEFS ＋患者的致病性变异遗传自父母。

先证者父母：如果父母一方携带致病性变异，那么再生一胎携带该致病变异的风险率为 50%。

先证者同胞：如果父母一方携带致病性变异，那么先证者同胞携带致病变异的风险率为 50%，但不完全外显率和表现度的差别会导致家族内表型差异。如果父母检测未携带该致病基因，则其携带致病基因的风险仍高于普通人群，因为存在父母生殖细胞嵌合的可能性。

先证者后代：先证者后代有 50% 的概率遗传到致病性变异。

先证者的旁系亲属：家系成员的风险决定于先证者父母的状态，若父母一方携带致病性变异，则其他家系成员的患病风险高于普通人群。

13.未知领域　有多个关于 *SCN1A* 修饰基因的研究，提示其他基因变异可能会改变 *SCN1A* 致病性变异引起的表型。简而言之，这些研究对于修饰基因的了解还不全面。随着患者数量的增加，足够的强有力的研究有望在不久的将来成为可能。

14.患者组织　相关患者组织如下。

①SCN1A related seizure disorder group

https：//www.facebook.com/groups/179426952543309/

②Dravet Syndrome Foundation

Phone：203-392-1950

Fax：203-907-1940

Email：info@dravetfoundation.org

www.dravetfoundation.org

③My46 Trait Profile

SCN1A-related seizure disorders

④American Epilepsy Society（AES）

www.aesnet.org

⑤Canadian Epilepsy Alliance

Canada

Phone：1-866-EPILEPSY（1-866-374-5377）

www.epilepsymatters.com

⑥Epilepsy Foundation

8301 Professional Place East

Suite 200

Landover MD 20785-7223

Phone：800-332-1000（toll-free）

Email：ContactUs@efa.org

www.epilepsy.com

⑦National Institute of Neurological Disorders and Stroke（NINDS）

PO Box 5801

Bethesda MD 20824

Phone：800-352-9424（toll-free）；301-496-5751；301-468-5981（TTY）

Febrile Seizures Fact Sheet

⑧National Institute of Neurological Disorders and Stroke（NINDS）

PO Box 5801

Bethesda MD 20824

Phone：800-352-9424（toll-free）；301-496-5751；301-468-5981（TTY）

Epilepsy Information Page

⑨The International Ion Channel Epilepsy Patient Registry（IICEPR）

IICEPR

15. 总结　*SCN1A* 基因编码电压门控钠通道NaV 1.1的α亚单位，该离子通道对神经元动作电位的产生和传播至关重要。*SCN1A* 的致病性变异将抑制钠通道的重要功能，导致癫痫发生。*SCN1A* 相关的癫痫病是一组疾病，包括单纯性热性惊厥、全面性癫痫伴热性惊厥附加症、Dravet综合征、伴全面性强直阵挛性发作的儿童难治性癫痫，以及部分Lennox-Gastaut综合征、婴儿痉挛症及与疫苗相关的脑病和癫痫发作。*SCN1A* 基因变异可以是新发变异或者是遗传性的。大多数 *SCN1A* 相关的Dravet综合征是由新发变异导致，而大多数的GEFS＋患者遗传自父母的致病性变异。治疗 *SCN1A* 相关疾病最重要的是控制癫痫发作，建议选择结合GABA受体的抗癫痫药物，如苯二氮䓬类（地西泮、氯硝西泮、氯巴占）、司替戊醇、托吡酯和丙戊酸，避免选择钠通道阻滞药，生酮饮食对于部分患者有效。

二、*SCN1B*

sodium voltage-gated channel beta subunit 1

OMIM*600235

·总结及摘要：

位置	19q13.11
基因功能	SCN1B基因编码电压门控钠通道的β1亚基。电压门控钠通道是在可兴奋细胞（包括神经元）中产生动作电位所必需的多聚体蛋白质复合物，由1个中央孔形成性α亚基和2个β亚基组成。钠通道β1亚基调节通道电压依赖性和门控、通道的细胞表面表达及细胞-细胞和细胞-基质的黏附
遗传模式	常染色体显性遗传病（AD）、常染色体隐性遗传病（AR）
变异致基因功能改变	功能丧失（LOF）
常见变异类型	错义变异
起病年龄	儿童、成人期均可起病
临床表型	GEFS＋1型、Brugada综合征5型、ATFB13、EIEE 52、Dravet综合征、颞叶癫痫
治疗建议	丙戊酸钠、苯二氮䓬类、置入埋藏式心脏复律除颤器等
预后	预后较差，癫痫通常药物难以控制。癫痫发作后，患者出现发育停滞和整体发育延迟。Brugada综合征和家族性心房颤动通常有明显的遗传倾向和高猝死风险

1.位置　19q13.11。

2.基因功能　SCN1B基因编码电压门控钠通道的β1亚基。电压门控钠通道是在可兴奋细胞（包括神经元）中产生动作电位所必需的多聚体蛋白质复合物，由1个中央孔形成性α亚基和2个β亚基组成。β亚基是多功能的，可调节通道门控，调节通道表达水平，并可能充当细胞黏附分子。这些蛋白质在大脑的多个区域中含量都很高，并且在兴奋性和抑制性神经元的轴突起始段和郎飞节富集。

3.变异导致的疾病（OMIM）　全面性癫痫伴热性惊厥附加症1型、早期婴儿型癫痫性脑病52型、非特异性心脏传导缺陷、Brugada综合征5型、家族性心房颤动13型。

4.常见致病变异类型　SCN1B相关疾病具有表型异质性和遗传异质性，且不完全外显。有学者分析SCN1B基因的结构，在约9.0 kb的基因组DNA中发现了一个完整的编码区，包含6个外显子，大小为72～749bp，以及4个内含子，大小为90～5.5kb。在480例心房颤动（AF）患者中检测了编码钠通道β亚基的4个基因：SCN1B、SCN2B、SCN3B和SCN4B，发现在SCN1B基因有杂合错义变异，即R85H和D153N。在402名多种癫痫综合征患者中检测SCN1B，检测到两个具有原始变异（C121W）的新家系和新变异（R85C和R85H）家系。动物模型研究发现，与SCN1B敲除小鼠相比，SCN1B变异（C121W）小鼠观察到更明显的热性惊厥表型，提示SCN1B（C121W）变异对癫痫的影响超出了可能与β1蛋白黏附作用有关的单倍剂量不足（单等位基因缺失）的影响，β1的多种生物学作用使其难以设计出最能针对SCN1B相关疾病的治疗策略（图4-17）。

5.致病机制　功能分析验证研究提示，与癫痫相关的SCN1B变异的致病机制归因于功能丧失。由于β1亚基不是孔形成的，因此对神经元功能的影响难以解释。与其他成孔性α亚基的共表达表明，当编码通道的基因突变导致β1亚基的通道蛋白结构和功能异常时，可造成β亚基功能丧失，使神经元存在持续性内向钠电流，神经元兴奋性异常升高，导致癫痫发生，包括减慢失活、超极化电势下信号通道的可用性增加以及高频

SCN1B：12739 nt

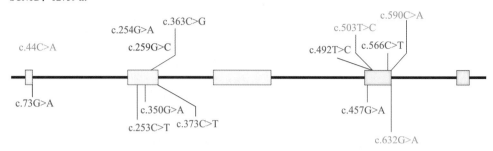

红色：家族性心房颤动13型（Atrial fibrillation, familial, 13）
橙色：Brugada综合征5型（Brugada syndrome 5）
蓝色：非特异性心脏传导缺陷（Cardiac conduction defect, nonspecific）
绿色：全身性癫痫伴热性惊厥附加症1型（Epilepsy, generalized, with febrile seizures plus, type 1）

图4-17　部分致病变异位点及其对应临床表型

激活过程中信号通道衰减的减少。蛋白质功能障碍不仅限于改变的通道动力学，细胞黏附试验表明，变异的β亚基介导蛋白质与蛋白质相互作用的能力也受到破坏。纯合子*SCN1B*变异与严重的癫痫表型有关，在动物模型中可见树突状分支显著减少，与β1介导的细胞间黏附性缺陷一致。树突状分支的收缩增加了海马神经元的电致密性，这导致由兴奋性突触输入引起的电压去极化增加，既增加了动作电位激发的可能性，也因此增加了网络兴奋性。Brugada综合征是一种离子通道疾病，由产生心脏动作电位的跨膜离子通道遗传学改变引起，其电生理机制和动作电位2相折返引起的触发电活动相关。构成孔形成亚基的心脏钠通道蛋白Nav1.5已被证明是心肌细胞不同膜区室中独特的多蛋白质复合物的一部分。在与Nav1.5直接相互作用的蛋白质中，显示至少有4个β亚基可调节钠通道的表达和功能。有学者在心脏传导障碍及Brugada综合征的家庭中发现了*SCN1B*基因的3个致病变异，该基因编码电压门控钠通道的β1亚基，与对照相比，所有3个变异均显示出可降低细胞表达系统中Nav1.5介导的电流，可增加INa电流来调节钠离子通道的功能。

6.遗传模式　常染色体显性遗传病（AD）、常染色体隐性遗传病（AR）。外显率为60% ～ 76%。

7.发病率　暂无。

8.起病年龄　儿童、成人期均可起病。

9.临床症状　已有报道在GEFS＋家系检测到*SCN1B*杂合变异。具有*SCN1B*变异的患者似乎更容易发生颞叶癫痫。*SCN1B*纯合变异可引起早期婴儿型癫痫性脑病，其特征与Dravet综合征非常相似。另外，*SCN1B*基因也是Brugada综合征5型的致病基因，家族性心房颤动患者也发现了*SCN1B*基因变异。

（1）全面性癫痫伴热性惊厥附加症1型（generalized epilepsy with febrile seizures plus type 1，GEFS＋）：GEFS＋是一种家族性癫痫综合征，是通过对有多个癫痫发作患者的大家系研究而认识该病，由Scheffer于1997年分析总结若干热性惊厥家系后，首次提出该病为常染色体显性遗传的全面性癫痫综合征，常于儿童时期起病，具有表型异质性和遗传异质性，不完全外显，与编码电压依赖性钠离子通道的基因变异有关。

10%～15%的常染色体显性遗传GEFS＋家系可检测到基因变异，其中包括*SCN1B*、*SCN1A*和*GABRG2*基因变异。*SCN1B*是第1个被发现与GEFS＋相关的基因，表型为GEFS＋1型，*SCN1B*基因变异使得β1亚基的调节功能丧失和细胞粘连丧失，对钠离子通道和脑细胞内的分布产生影响，导致神经元兴奋性增高，从而易于发生癫痫。临床表现包括热性惊厥（febrile seizures，FS）、热性惊厥附加症（febrile seizures plus，FS＋）；以及轻度全面性癫痫和严重的癫痫性脑病，包括肌阵挛-失张力癫痫（MAE）、严重的婴儿肌阵挛性癫痫（severe myoclonic epilepsy of infancy，SMEI），局灶性癫痫如颞叶癫痫和额叶癫痫比较少见。OMIM的临床描述：急性发热、无热性癫痫、全身强直阵挛性发作、失神发作、强直性癫痫、失张力性癫痫发作、高度变异表型、通常在6个月到6岁之间出现发热性癫痫发作、6岁以上持续性发热性癫痫发作、儿童后期无热性癫痫发作、外显不全。

（2）Brugada综合征5型和心脏传导缺陷（Brugada syndrome 5 and cardiac conduction defects）：Brugada综合征是一种有明显遗传倾向和高猝死风险而心脏结构正常的原发性心电疾病，遗传方式为常染色体显性遗传，且外显不全，是一种离子通道病。目前根据致病基因可分为8型，其中*SCN1B*基因变异可引起Brugada综合征5型。临床可导致猝死的心脏传导异常（心电图V_1～V_3导联ST段异常和室性心律失常高发风险）常以晕厥和猝死为首发表现，夜间更常见。发病率约为5/10 000，主要在成年期发病，男性发病率高于女性，首次发作平均年龄为40岁，婴儿期至老年期都可能诊断本病。临床表现还包括婴儿期猝死综合征和夜间猝死综合征。其他传导异常包括房室传导阻滞、心室内传导延迟、右束支传导阻滞和病态窦房结综合征等。

（3）家族性心房颤动13型（atrial fibrillation，familial，13，ATFB13）：心房颤动（AF）是持续性心律失常的最常见形式。30%～45%的心房颤动（房颤）患者，无法通过常规诊疗程序识别出根本原因，此类房颤被称为"特发性"或"孤独性"，其中至少15%的家族史为阳性，被分类为家族性AF。随着越来越多的证据表明，房颤患者的近亲中房颤的家族聚集性和对房颤的敏感性增加，表明遗传风险因素在部分房颤的发生中起关键作用。AF具有很大的遗传异质性，并且绝大多数患者的遗传基础仍不明确。电压门控钠离子通道的β亚基在人的心脏和传导系统中表达，心脏钠通道的α、β1、β2和β3亚基基因（*SCN5A*、*SCN1B*、*SCN2B*和*SCN3B*）变异与AF相关。*SCN1B*基因在心房和心内膜的表达最高，*SCN1B*变异与Nav 1.5产生的钠电流密度降低、钠电流失活的超极化电压依赖性和（或）失活恢复率的改变有关。有研究对480例房颤（AF）患者进行检测，编码钠通道β亚基的4个基因，即*SCN1B*、*SCN2B*、*SCN3B*和*SCN4B*，检测到*SCN1B*基因有杂合错义变异，即R85H和D153N，而638个对照个体未发现*SCN1B*基因变异。

（4）早期婴儿型癫痫性脑病52型（early infantile epileptic encephalopathy 52，EIEE 52）：EIEE52是一种常染色体隐性遗传癫痫，其特征在于婴儿期出现难治性癫痫发作，导致整体神经系统发育延迟，从而导致智力障碍和其他持续性神经系统异常。临床上可表现为多种形式的癫痫发作，如全身性或局灶继发全身性强直-阵挛发作、热性惊厥、肌阵挛或肌阵挛-强直性发作、非典型失神发作等，通常与癫痫持续状态有关，癫痫发作后，患者出现发育停滞和全面性发育迟缓，可出现四肢共济失调和轻度的锥体束征。脑电图可有多灶性癫痫样放电，MRI可见非特异性萎缩改变，癫痫发作难以治疗。

（5）Dravet综合征（Dravet syndrome，DS）：Dravet综合征是一种严重的儿童癫痫性脑病，于1岁内起病，癫痫发作后精神运动发育迟缓。该病患者一般对抗癫痫药物耐药，70%～80%的患者可检测到*SCN1A*基因变异，也可检测到*GABRG2*、*GABRB3*、*GABRA1*、*PCDH19*、*HCN1*和*STXBP1*基因变异，但比较罕见。有报道在未检测到*SCN1A*基因变异的DS患者中检测到*SCN1B*基因变异，该基因的纯合变异可导致DS，患者可在出生后3个月时出现全身性强直阵挛发作，在出生后4个月时出现肌阵挛发作，在出生后5个月时出现肌阵挛性癫痫持续状态，患者具有DS的非典型特征，婴儿DS相对要严重得多。

（6）颞叶癫痫（temporal lobe epilepsy，TLE）：有研究对4个具有*SCN1B*基因错义变异的家系进行了详细的电子临床表型分析，包括颞叶癫痫（TLE）患者的定量MRI成像，其中22例热性惊厥、5例TLE、其他3例GEFS＋、2例未分类和10例未受累。所有确诊为TLE的个体均具有变异（C121W），2例行颞叶切除术（1例伴海马硬化、1例不伴海马硬化）后均无癫痫发作，提示GEFS＋频谱可能仅包含TLE，*SCN1B*基因变异的TLE并非癫痫手术的禁忌证。

10.治疗　*SCN1B*相关癫痫一般药物难以控制，研究发现，用卡马西平治疗时，持续性钠离子电流呈反常增加，这表明应避免使用钠通道阻滞药。应该优先选择能增强GABA活性的药物，如丙戊酸钠、苯二氮䓬类。尽管*SCN1B*（C121W）小鼠模型纠正形态缺陷不可行，但添加钾离子通道激活药瑞替加滨能够逆转对电致密性的影响，从而提供了潜在的靶向疗法。因此，*SCN1B*纯合变异（C121W）的Dravet小鼠模型中，瑞替加滨在降低热性惊厥敏感性方面非常有效，但由于瑞替加滨的安全性问题，该药已于2017年下市。*SCN1A*基因变异是Dravet综合征最常见的致病原因，其中抑制性神经元缺陷是公认的疾病机制。相反，在*SCN1B*纯合子（C121W）小鼠模型中未观察到抑制性神经元缺陷，这表明两种不同的机制可以导致相同的癫痫综合征。这对于靶向治疗具有明显的含义，根据致病基因，同一综合征可能需要采取不同的策略。置入埋藏式心脏复律除颤器（ICDs）是目前已知在既往有晕厥或心搏骤停疾病史的Brugada综合征患者中唯一有效的治疗方法。异丙肾上腺素输注作为先于其他抗心律失常药物的一线治疗，对电风暴效果良好。奎尼丁已证实可使ST段抬高恢复，并降低心律失常的发生率。

11.预后　预后较差。癫痫通常药物难以控制，癫痫发作后，患者出现发育停滞和整体发育延迟，Brugada综合征和家族性心房颤动通常有明显的遗传倾向和高猝死风险。

12.遗传咨询　*SCN1B*基因变异导致的不同临床表现的遗传方式不同，EIEE52是一种常染色体隐性遗传病，通常为隐性纯合致病，先证者父母若不患病通常为杂合子，若先证者配偶为杂合子，则其后代患病率为25%，其同胞兄弟姐妹和其他亲属可能患病。Brugada综合征以常染色体显性方式遗传，患有Brugada综合征的先证者可能由新发变异导致患病，但比例非常低（＜1%）。对具有明确新发变异的先证者，对其家系的建议包括心电图分析，须关注猝死家族史及分子遗传检测。妊娠前是确定遗传风险和讨论是否进行产前诊断的最佳时机。应当向患病或有患病风险的年轻人提供遗传咨询（包括讨论后代的潜在患病风险和生殖方式选择）。以下主要针对Brugada综合征进行阐述。

　　先证者父母：大多数诊断为Brugada综合征的个体，其父母也患病。如果患者父母不能检测到致病变异，则可能是先证者为新发致病变异或父母为生殖系嵌合体。虽然大多数诊断为Brugada综合征的个体从父母遗传了致病变异，但其家族史可能阴性，因为该病存在外显不全，父母在症状发作之前已经死亡，或父母症状迟发。

　　先证者同胞：如果先证者的父母患病，或未患病但已知携带杂合致病变异，则其同胞兄弟姐妹遗传该致病变异的风险率为50%，但由于外显率降低，其患病风险可能<50%。

　　先证者后代：先证者后代的患病风险率为50%。

　　先证者的旁系亲属：先证者家系成员可能携带致病变异。

　　13.未知领域　尽管已经知道*SCN1B*基因变异与癫痫确切相关，但其发病机制及和不同癫痫发作类型的相关性研究尚未完全，针对可能的靶向治疗研究尚未明确。

　　14.患者组织　目前针对Brugada综合征相应的组织机构有以下几个，这些组织可以作为*SCN1B*基因变异家庭的联系方式。

①Facebook：SCN1B diagnosis

https：//www.facebook.com/groups/557303204788099

②Brugada Fundation

Barcelona

Spain

Phone：34872987087 extension 63

Email：fundacio@brugada.org

www.brugada.org

③My46 Trait Profile

Brugada syndrome

④National Library of Medicine Genetics Home Reference

Brugada syndrome

⑤Canadian SADS Foundation

9-6975 Meadowvale Town Centre Circle

Suite 314

Mississauga Ontario L5N 2V7

Canada

Phone：877-525-5995（toll-free）；905-826-6303

Fax：905-826-9068

Email：info@sads.ca

www.sads.ca

⑥SADS Australia

Victoria

Australia

www.sads.org.au

⑦Sudden Arrhythmia Death Syndromes（SADS）Foundation

508 East South Temple

Suite #202

Salt Lake City UT 84102

Phone：800-786-7723（toll-free）；801-531-0937

Email：sads@sads.org

www.sads.org

15.总结　*SCN1B*基因编码电压门控钠通道的β1亚基，可调节通道门控，调节通道表达水平，对细胞黏附有重要作用。*SCN1B*可通过常染色体显性或隐性遗传致病，常见的临床表型包括全面性癫痫伴热性惊厥附加症1型（GEFS＋1）、Brugada综合征5型和心脏传导缺陷、家族性心房颤动13型（ATFB13）、早期婴儿型癫痫性脑病52型（EIEE 52）、Dravet综合征和颞叶癫痫。*SCN1B*基因相关疾病具有表型异质性和遗传异质性，预后较差，不同临床表型可在不同年龄阶段发病，癫痫发作为药物难治性，随着疾病进展后患者出现发育迟缓、共济失调等。*SCN1B*相关癫痫一般药物难以控制，研究发现，用卡马西平治疗时，持续性钠离子电流呈反常增加，这表明应避免使用钠通道阻滞药。应该优先选择能增强GABA活性的药物，如丙戊酸钠、苯二氮䓬类。Brugada综合征和家族性心房颤动通常有明显的遗传倾向和高猝死风险。置入埋藏式心脏复律除颤器（ICDs）是目前已知在既往有晕厥或心搏骤停疾病史的Brugada综合征患者中唯一有效的治疗方法。异丙肾上腺素输注作为先于其他抗心律失常药物的一线治疗，对电风暴效果良好。奎尼丁已证实可使ST段抬高恢复，并降低心律失常的发生率。

三、*SCN2A*

sodium channel，voltage-gated，type Ⅱ，alpha subunit

OMIM *182390

· **总结及摘要：**

位置	2q24.3
基因功能	该基因编码电压门控钠通道（Nav1.2）的α亚单位。电压门控钠通道在神经元和肌肉动作电位的产生和传播中发挥作用
遗传模式	常染色体显性遗传（AD）
变异致基因功能改变	功能丧失（LOF）或功能获得（GOF）
常见变异类型	错义变异、无义变异、截短变异
起病年龄	新生儿期和婴儿期发病
临床表型	大田原综合征（OS）、早期婴儿型癫痫性脑病（EIEE）、良性家族性新生儿/婴儿惊厥（BFNIS）、婴儿痉挛症（IS）、Lennox-Gastaut综合征（LGS）、婴儿恶性游走性部分性发作（MMPSI）、孤独症（ASD）
治疗建议	根据年龄选择苯妥英钠、奥卡西平、唑尼沙胺、拉莫三嗪等抗癫痫药物。钠通道阻滞药能够明显改善早发性（出生后3个月内）癫痫患者的癫痫发作，但对晚发性癫痫患者的癫痫发作没有影响甚至恶化
预后	具有个体差异性

1.位置　2q24.3。

2.基因功能　该基因编码电压门控钠通道Nav1.2，在动作电位的启动和传导中起重要作用。在发育早期，*SCN2A*在有髓神经纤维的轴突起始节段和Ranvier节点表达，随后在无髓神经纤维中表达。电压门控钠通道是一种跨膜糖蛋白复合物，每个钠通道由1个大的成孔性的糖基化α亚基和2个较小的β亚基组成。α亚单位包含4个同源结构域，每个结构域包含6个跨膜区域。电压门控钠通道在神经元和肌肉动作电位的产生和传播中起着重要作用。

3.变异导致的疾病（OMIM）　早期婴儿型癫痫性脑病11型、发作性共济失调9型、良性家族性婴儿惊厥3型。

4.常见致病变异类型　包括错义变异、无义变异、截短变异。共报道*SCN2A*基因的90多种潜在的致病性变异，其中绝大多数是杂合错义变异，大多数与癫痫表型相关，并仅在单个患者或家族中有报道。在癫痫、智力障碍和（或）孤独症患者中也有无义变异的报道。在患者中也发现了少量的剪接变异和移码变异，以及大的外显子或全基因缺失/重复。在*SCN2A*整个基因均可出现变异。目前还没有公开可用的*SCN2A*基因数据库。不同的临床表型可能跟*SCN2A*变异型钠离子通道不同的电生理特性有关。迄今为止，还没有发现明确的*SCN2A*变异基因型与表型的相关性，多个变异只在1名患者或家系中被发现。然而，在相同表型的多名患者中已经发现了少量相同的变异，提示可能存在基因型与表型的相关性。新发的错义和截短变异通常与更严重的表型相关，而遗传性错义变异通常与较轻的表型相关，如BFNIS。对于癫痫以外的神经发育障碍疾病，变异可以使蛋白质遭到破坏。截短变异很少出现在癫痫表型的患者。癫痫性脑病中发现的一些变异反复出现，这表明单倍剂量不足或激活机制可能参与其中（图4-18）。

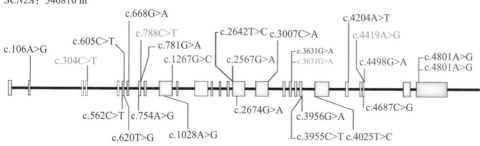

红色：大田原综合征（Otahara syndrome）

橙色：婴幼儿癫痫性脑病（Early infantile epilepsy encephalopathy）

蓝色：良性家族性新生儿或婴儿惊厥（Benign familial neonatal/infantile convulsions）

绿色：婴儿痉挛（Baby cramps）

图4-18　部分致病变异位点及其对应临床表型

5.致病机制　单倍剂量不足。SCN2A蛋白位于轴突起始段，轴突起始段是神经元的关键结构，决定着兴奋性和抑制性输入是否会导致动作电位的发生。因此，*SCN2A*对神经元的功能非常重要。虽然在一些孤独症和智力障碍患者中发现*SCN2A*变异可导致单倍剂量不足而发病，但有一些变异的功能影响尚不清楚。有研究者认为，癫痫性脑病患者中的错义变异是导致蛋白功能激活的主要原因，而一些BFNIS的变异降低了细胞表面蛋白质的表达，导致SCN2A功能的完全丧失。研究发现，Nav1.2通道在小鼠海马的皮质中主要神经元轴突起始段的发育早期表达，但在成熟过程中，其表达逐渐减弱并逐渐被Nav1.6（SCN8A）所取代。这一发现为Nav1.2通道功能增强型变异引起一过性癫痫发作提供了一个合理的解释。

6.遗传模式　常染色体显性遗传（AD）。

7.发病率　早期婴儿型癫痫性脑病的发病率约为1/100 000。

8.起病年龄　新生儿期、婴儿期、儿童后期发病。

9.临床症状

（1）早期婴儿型癫痫性脑病11型（EIEE11）：是一种神经系统疾病，其特征是在出生后的前几天、几周或几个月内发作。部分患者可能发病较晚。癫痫发作有多种类型，包括强直性、全身性和肌阵挛性，且往往为药物难治性。然而，部分出生后3个月前发作的癫痫患者可能对钠通道阻滞药，特别是苯妥英钠有反应。约有50%的患者在儿童时期无癫痫发作。受影响的个体整体发育迟缓，通常智力发育也严重受损，但也有一些可能不那么严重，表现为孤独症谱系障碍。其他常见的特征包括小头畸形、肌张力低下和运动异常，如肌张力障碍、运动障碍和舞蹈动作。脑成像可能显示白质缺陷。即使在有相同变异的患者中，其表型也是高度可变的。OMIM的临床描述：癫痫发作、强直阵挛、精神运动发育迟缓、可能发生发热性癫痫发作、癫痫持续状态、痉挛性四肢瘫、脑电图显示丰富的慢波和快尖峰活动、发作性突发性脑电活动抑制、婴儿期发病、难治性癫痫发作、严重程度不同。

（2）发作性共济失调9型（EA9）：是一种神经系统疾病，特征是在出生后的前几年出现共济失调。症状可能包括行走困难、头晕、口齿不清、头痛、呕吐和疼痛。共济失调发作的频率和持续时间各不相同，大多数情况下每隔几周或几个月发生1次，持续几分钟到几小时。在EA之前，大多数患者都有新生儿或婴儿期起病的强直性或广泛性强直性阵挛（GTC）癫痫发作，这些癫痫发作可能很严重，药物治疗很难控制，但在婴儿期或幼儿早期缓解，可以是自发的，也可以与药物治疗同时缓解。部分患者有轻度发育迟缓、言语迟缓和（或）孤独症特征，或轻度智力发育受损，然而其他人可表现出正常的精神运动发育。乙酰唑胺治疗共济失调发作对约50%的患者有效。OMIM的临床描述：①头颈部现表为眼球震颤；②呼吸道表现为屏息发作、过度通气；③神经病学表现为发作性共济失调、头晕、眩晕、步态不稳、疼痛、肌张力障碍姿势、震颤、头痛、肌张力减退、运动障碍、肌张力障碍、阵挛、肌肉阵挛性抽搐、发育落后（部分患者）、智力障碍（部分患者）、语言落后（部分患者）、婴儿早期癫痫发作（部分患者）、婴儿癫痫发作在婴儿期后期或幼儿期缓解、孤独症谱系障碍（部分患者）；④其他可表现为在生命的最初几年内共济失调发作、发作频率可变、发作持续几分钟到几小时、已报道发作持续时间可能更长、共济失调对乙酰唑胺的良好反应（约50%的患者）、表型差异性、新发变异（大部分患者）。

（3）良性家族性婴儿惊厥3型是：一种常染色体显性疾病，无神经系统后遗症，在出生后第1年有丛集发作。OMIM的临床描述：发作期呼吸暂停、发绀、癫痫发作、局灶、无热性、可能发生继发性全身强直阵挛性发作、癫痫发作成簇出现超过1d或几天、癫痫发作通常开始于头部和眼睛的偏斜、癫痫发作时的强直、癫痫发作期间的凝视发作、发作时脑电图显示局灶性发作、通常是大脑后部、正常精神运动发育、发作间期为正常脑电图、发病时间为2d到7个月（多数为2～3个月）、很容易被药物控制的癫痫发作、出生后12个月时自然消退，以后无复发。

到目前为止，由该基因变异引起的神经发育障碍的全面的疾病谱还没有被完全了解。根据目前的文献报道，可以将*SCN2A*表型分为4组，包括：①良性新生儿或婴儿惊厥；②神经发育/神经精神疾病，包括精神分裂症、孤独症和智力障碍；③婴儿痉挛症；④早发性癫痫性脑病，包括大田原综合征、Dravet综合征、严重新生儿癫痫性脑病。*SCN2A*疾病谱中的所有表型应注意评估3个方面，包括：①认知水平；②癫痫发作；③运动障碍。其中癫痫发作是*SCN2A*相关疾病最突出的特征。

10.治疗　根据年龄选择苯妥英钠、奥卡西平、唑尼沙胺、拉莫三嗪等抗癫痫药物。目前还没有针对*SCN2A*变异的特异性治疗。有研究表明，拉莫三嗪可能对跨膜变异患者有益，但还需要进一步的研究来证实这一观察结果。研究发现，钠通道阻滞药能够明显改善早发型（出生后3个月内）癫痫患者的癫痫发作，但对晚发性癫痫患者的癫痫发作没有影响甚至恶化。*SCN2A*基因型和表型的异质性很大，即使在具有相同变异的患者中，癫痫发作表型也具有差异，目前已经报道了多种AED治疗效应，且这些效应可能不一定与潜在的致病变异相关。鉴于已确诊的*SCN2A*患者数量不断增加，识别出基因或变异特异性药物反应是目前癫痫遗传学界的研究热点。

11.预后　具有个体差异性。

12.遗传咨询　*SCN2A*相关疾病的遗传方式为常染色体显性遗传，患有*SCN2A*相关疾病的患者，其每个孩子都有50%的概率遗传*SCN2A*致病变异。一旦在受累家庭成员中发现*SCN2A*致病变异，就应该对高危妊娠进行产前检测并进行胚胎植入前遗传诊断。

先证者的父母：如果其中一人为患者，那么再生一胎患儿的风险率为50%。

先证者的同胞：因系常染色体显性遗传，故携带致病基因的患者同胞发病，而表型正常的同胞将不会携带致病基因。

先证者的后代：其后代的患病风险率为50%。

先证者的旁系亲戚：携带致病基因的即为患者。

13.遗传性、外显度和患病率　*SCN2A*变异可以是新发变异，也可以是遗传性的。除了以常染色体显性遗传方式遗传的BFNIS外，大多数*SCN2A*变异属于散发性新发变异。*SCN2A*相关表型的外显度较高，表现度具有个体差异性，特别是在*SCN2A*所致癫痫类型和严重程度方面。*SCN2A*变异及其相关表型是属于罕见病，确切的患病率尚不清楚。

14.未知领域　研究发现*SCN2A*基因变异可导致蛋白质功能降低或功能增强，这似乎与年龄相关。出生后3个月内发生癫痫的患者（早发型）*SCN2A*基因变异可造成蛋白质功能增强，因此钠通道阻滞药治疗有效；相反，晚发型的患者则应避免使用钠通道阻滞药。具体机制还不为人知，需要更深一步的研究来阐明其病理生理机制，以期为*SCN2A*的精准治疗找到新的途径。

15.患者组织

①*SCN2A*患者组织

https://www.scn2a.org/

②Facebook：SCN2A：Simons Searchlight Community

https：//www.facebook.com/groups/SCN2A

③*SCN2A*基因知识

https：//www.ncbi.nlm.nih.gov/gene/6326

https：//www.epilepsydiagnosis.org/aetiology/gene-abnormalities-overview.html#SCN2A

④American Epilepsy Society

https：//www.aesnet.org

⑤Epilepsy Foundation

https：//www.epilepsy.com

⑥Epilepsy Action UK

https：//www.epilepsy.org.uk

⑦National Organization for Rare Disorders（NORD）CDG Care

https：//rarediseases.org/

16.**总结**　*SCN2A*编码电压门控钠通道 Nav 1.2 的α亚单位，该离子通道位于神经元轴突的起始段，在神经元动作电位的产生和传播中发挥着重要作用。*SCN2A*基因变异可导致蛋白质功能降低或功能增强，且具有年龄依赖性，是神经发育障碍性疾病最重要的候选基因之一。临床表型包括：良性家族性新生儿/婴儿惊厥、孤独症、智力障碍、精神分裂症、婴儿痉挛症和早发性癫痫性脑病。*SCN2A*变异可以是新发变异，或者以常染色体显性遗传方式遗传。BFNIS 是以常染色体显性遗传方式遗传的，其余大多数 *SCN2A* 变异属于散发性新发变异。*SCN2A* 相关表型的外显度较高，表现度具有个体差异性。目前还没有针对 *SCN2A* 变异的特异性治疗，拉莫三嗪和钠通道阻滞药可能对部分患者有效，但一般推荐用于出生后 3 个月内发生癫痫的患者（早发型）。

四、*SCN8A*

sodium voltage-gated channel，alpha subunit 8

OMIM*600702

·总结及摘要

位置	12q13.13
基因功能	*SCN8A*基因编码的是电压门控钠通道Nav1.6α亚单位基因家族成员。该通道对神经元动作电位的产生至关重要。该基因变异与认知功能障碍、全小脑萎缩和共济失调有关。该基因剪接不同导致该基因有多个转录本
遗传模式	常染色体显性遗传（AD）
变异致基因功能改变	功能获得（GOF）
常见变异类型	错义变异、截短变异、缺失
起病年龄	婴儿期（通常出生后4个月前）
临床表型	小脑性共济失调、早期婴儿型癫痫性脑病（EIEE）、良性家族性婴儿惊厥（BFIC）、猝死（SUDEP）、婴儿痉挛症（IS）
治疗建议	苯妥英钠（PHT）、奥卡西平（OXC）、卡马西平（CBZ）、丙戊酸（VPA）
预后	具有个体差异性

1.位置 12q13.13。

2.基因功能 SCN8A基因编码的是电压门控钠通道Nav1.6α亚单位。神经元电压门控钠通道通过控制钠离子在细胞膜上的流动来调节细胞兴奋性。Nav1.6在大脑的兴奋性和抑制性神经元表达，研究表明，Nav1.6在神经元轴突起始段和Ranvier神经节处高浓度分布，控制着动作电位的启动和传播。

3.变异导致的疾病（OMIM） 良性家族性婴儿惊厥5型、早期婴儿型癫痫性脑病13型、认知障碍伴或不伴小脑性共济失调、家族性肌阵挛2型（myoclonus, familial, 2）。

4.常见致病变异类型 在早期婴儿型癫痫性脑病患者中，已检测到超过50个SCN8A基因变异。与EIEE13、良性婴儿癫痫发作和阵发性运动障碍相关的大多数变异是错义变异，也有剪接变异和拷贝数缺失。SCN8A功能获得（GOF）变异可引起癫痫发作，而功能丧失（LOF）变异可引起智力障碍不伴癫痫发作。部分SCN8A功能丧失变异与癫痫发作有关。约30%的致病性变异可在多位患者中检测到。SCN8A基因的大多数致病性变异位于钠通道的跨膜结构域。第1872位的精氨酸是变异热点，反复报道的变异有p.Arg1872Trp、p.Arg1872Leu和p.Arg1872Gln（图4-19）。

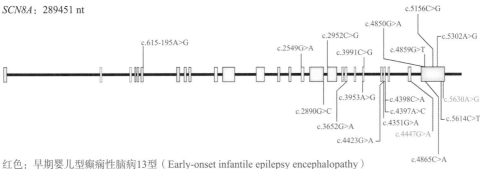

红色：早期婴儿型癫痫性脑病13型（Early-onset infantile epilepsy encephalopathy）
橙色：良性家族性婴儿惊厥5型（Seizures、benign familial infantile，5）
蓝色：家族性肌阵挛2型（Myoclonus，familial，2）
绿色：认知障碍伴或不伴小脑性共济失调（Cognitive impairment with or without cerebellar ataxia）
棕色：良性婴儿惊厥（Benign infantile seizures）

图4-19 部分致病变异位点及其对应临床表型

5.致病机制 已经对10个与早期婴儿型癫痫性脑病13型（EIEE13）相关的变异已经进行了功能测试，其中8个为功能获得（GOF）变异。GOF导致Nav1.6通道过度活跃，导致神经元放电增加。上述发现表明，GOF引起的神经元过度兴奋性是EIEE13的主要机制。

6.遗传模式 常染色体显性遗传（AD），完全外显。

7.发病率 暂无。

8.起病年龄 婴儿期（通常出生后4个月内）。

9.临床症状 在2012年首次发现SCN8A基因与癫痫有关。疾病谱包括良性婴儿惊厥、阵发性运动障碍、癫痫性脑病。SCN8A相关癫痫性脑病的特征是发育迟缓、在出生后18个月内癫痫发作及以多种发作类型（全身强直阵挛性发作、婴儿痉挛、失神发作、肌阵挛发作和局灶性发作）为特征的难治性癫痫。癫痫综合征包括Lennox-Gastaut

综合征、婴儿痉挛症和其他癫痫性脑病（如Dravet综合征），常见肌张力低下和运动障碍（包括肌张力障碍、共济失调、舞蹈症、手足徐动症）。精神运动发育从癫痫发作前的正常到发作后异常（癫痫发作后发育迟缓或倒退）不等。所有患者都有智力障碍，从轻度到重度不等。部分患者有孤独症表现、非惊厥性持续状态和新生儿癫痫持续状态。

（1）早期婴儿型癫痫性脑病13型（early infantile epileptic encephalopathy 13, EIEE13）：从出生到出生后18个月（平均为出生后4个月）之间起病，轻度到重度智力低下、发育迟缓可伴倒退、小头畸形。常有多种形式的癫痫发作，包括全身强直阵挛性发作、强直发作、失张力发作、肌阵挛发作、局灶性发作和失神发作。与Dravet综合征相比，EIEE13很少观察到热性惊厥发作。癫痫发作时，EIEE13患者的脑电图表现可能正常，但通常有中度至重度背景慢化，癫痫发作后出现局灶性或多灶性癫痫样放电，以颞-枕区放电为主。头部MRI显示大脑进行性萎缩。除了癫痫发作，常见的症状还包括共济失调、舞蹈手足徐动症、协调障碍、平衡障碍，约50%的患者出现肌张力减退、肌张力亢进和（或）肌张力障碍；部分患者不能独坐或行走；多数患者不会说话，部分患者在发病后逐渐失去眼神交流能力。据报道约10%的病例可发生癫痫猝死。治疗的目的是通过药物来控制癫痫发作，但控制往往非常困难，应由具有相关经验的儿童神经科医师来指导癫痫的治疗。研究显示钠通道阻滞药和苯二氮䓬类药物治疗有效，左乙拉西坦可能使癫痫发作恶化。有报道，EIEE13患儿可合并严重骨质疏松和多发性骨质，这些患者因骨吸收增多导致骨小梁和骨皮质丢失，双膦酸盐有抑制破骨细胞活性和抑制骨质吸收的作用，对这类患者使用双膦酸盐治疗可能有效。OMIM的临床描述：进行性小头畸形（部分患者）、肌张力减退、癫痫发作，难治性、癫痫性脑病、癫痫性痉挛、精神运动发育迟缓、智力障碍、协调能力受损、平衡障碍、语言倒退、脑电图可见广义尖波活动、多灶性尖波、尖慢波放电、脑萎缩（部分患者）、孤独症、2岁内癫痫发作。

（2）良性婴儿惊厥（benign infantile convulsion）和发作性运动障碍（paroxysmal dyskinesia）：来自3个家系的16名患者被发现携带的是同一个*SCN8A*杂合错义变异（p.E1483K）。所有患者在婴儿期都表现为良性家族性婴儿惊厥（BFIC）。发作间期脑电图、认知和运动发育在大多数病例中都是正常的。30%的患者在婴儿期后有1次无诱因的癫痫发作。1/3的患者在青春期发展为阵发性运动障碍/肌张力障碍，可由拉伸运动或情绪刺激诱发。良性家族性婴儿惊厥5型通常在出生后6～12个月起病，表现为无热惊厥、全身强直阵挛发作、局灶性癫痫发作伴意识障碍。钠通道阻滞药可以很好地控制癫痫，且癫痫发作倾向于在2岁内缓解、部分患者可能在儿童后期出现单次癫痫发作、预后良好。OMIM的临床描述：无热惊厥、全面性强直-阵挛发作、局灶性癫痫发作伴意识障碍、出生后6～12个月起病、钠通道阻滞药可以很好地控制癫痫发作、癫痫发作倾向于在2岁内缓解、部分患者可能在儿童后期出现单次癫痫发作、预后良好等。

（3）家族性肌阵挛2型（myoclonus, familial, 2）：10岁以内发病，为非进行性疾病。表现为肌阵挛发作（孤立性），可能为皮质下起源。不伴肌张力障碍和癫痫发作。乙醇可以缓解症状。

（4）其他表型：最新研究发现，*SCN8A*基因变异可以导致部分患者出现较轻的智力损害和癫痫发作，成为*SCN8A*相关癫痫中间型。这些患者智力正常或有轻、中度异常，所有患者均有癫痫发作，癫痫发病年龄为出生后1.5个月至7岁（平均为出生后13.6个月），2/3的患者使用单药治疗，约50%以上的患者治疗后癫痫发作消失。部分患者可存在共济失调和肌张力低下。这类患者中常见的变异有Ile763Val、Val891Met、Gly1475Arg、Gly1483Lys、Phe1588Leu、Arg1617Gln、Ala1650Val/Thr、Arg1872Gln、Asn1877Ser。另外，在没有癫痫疾病史的智力障碍患者中也检测到*SCN8A*基因变异。*SCN8A*基因变异也导致认知障碍伴或不伴小脑性共济失调。

10. 治疗　EIEE13与Dravet综合征的不同之处是GOF机制不同于Dravet综合征的发病机制，超过85%的Dravet综合征病例由*SCN1A*的致病性变异引起。Dravet综合征的大多数*SCN1A*变异可导致钠通道Nav1.1功能丧失，因此，降低钠通道活性的药物（如卡马西平、奥卡西平、拉莫三嗪）对*SCN1A*变异导致的Dravet综合征禁用，然而在EIEE13中，这些药物可以减少或预防部分患者的癫痫发作，因为它们可能抑制*SCN8A*变异引起的钠通道激活，且钠通道抑制药的有效性与基因变异的位置无相关性。

11. 预后　具有个体差异性。

12. 遗传咨询　到目前为止，所有已确定与EIEE13相关的*SCN8A*致病性变异均为新发变异，且这类患者通常不会生育。由于存在生殖细胞嵌合的可能，使得患有EIEE13后代的家庭的复发风险高于一般人群。如果担心嵌合情况，可以进行产前基因检查或植入前遗传学诊断。

先证者的父母：如果其中一人携带杂合变异，那么再生一胎患儿的风险率为50%。

先证者的同胞：如果父母其中一人携带杂合变异，那么其携带致病变异的风险率为50%。

先证者的后代：其后代的患病风险率为50%。

先证者的旁系亲戚：可能携带致病变异。

13. 未知领域　到目前为止，所有已确定与EIEE13相关的*SCN8A*致病性变异均为新发变异或散发的。需注意，左乙拉西坦可能使*SCN8A*相关癫痫的发作恶化，但具体机制有待进一步研究。

14. 患者组织

① The cute syndrome foundation

https：//www.thecutesyndrome.com/

② *SCN8A*患者组织

https：//www.scn8a.net/

③ *SCN8A*研究进展

www.wishesforelliott.org

④ American Epilepsy Society

https：//www.aesnet.org

⑤ Epilepsy Foundation

https：//www.epilepsy.com

⑥Epilepsy Action UK

https：//www.epilepsy.org.uk

⑦National Organization for Rare Disorders（NORD）CDG Care

https：//rarediseases.org/

15.总结　*SCN8A*编码的是电压门控钠通道Nav1.6α亚单位，Nav1.6在大脑的兴奋性和抑制性神经元表达，控制着动作电位的启动和传播。*SCN8A*基因变异相关临床表型包括良性婴儿惊厥、阵发性运动障碍、癫痫性脑病、智力障碍等。*SCN8A*相关癫痫性脑病的特征是发育迟缓、在出生后18个月内癫痫发作及难治性癫痫发作。导致EIEE13的*SCN8A*变异以新发变异为主，而良性婴儿惊厥和阵发性运动障碍相关的*SCN8A*变异以常染色体显性遗传方式遗传。治疗方面，丙戊酸及钠通道阻滞药苯妥英钠、奥卡西平、卡马西平对于*SCN8A*变异导致的EIEE13有效，左乙拉西坦可能使癫痫发作加重。

（甘　靖　邓　瑶　蔡浅云　陶秋吉　陈小璐）

第六节　特殊离子通道

HCN1

hyperpolarization activated cyclic nucleotide gated potassium channel 1

OMIM*138253

·总结及摘要：

位置	5p12
基因功能	*HCN1*基因编码超极化激活的环核苷酸门控通道（HCN通道）
遗传模式	常染色体显性遗传（AD）
变异致基因功能改变	功能丧失（LOF）或功能获得（GOF）
常见变异类型	错义、截短、缺失。
起病年龄	婴儿期-儿童期起病
临床表型	全身性癫痫伴热性惊厥附加症10型（GEFS＋10）、早期婴儿型癫痫性脑病24型（EIEE24）
治疗建议	*HCN1*基因相关癫痫属于难治性癫痫，抗癫痫药物可选择卡马西平、奥卡西平、拉莫三嗪、苯妥英钠、左乙拉西坦等。此外，因为*HCN1*致病性变异主要作用于HCN通道，故靶向HCN通道抑制剂可能对此类癫痫有治疗效果
预后	*HCN1*基因相关性癫痫中，不同患者对抗癫痫药物反应不同，大多数重症患者预后较差，需长期服用抗癫痫药物控制癫痫发作

1.位置　5p12。

2.基因功能　*HCN1*基因是一种新型的癫痫性脑病致病基因，在大脑皮质、海马、小脑皮质和脑干表达，编码超极化激活的环核苷酸门控通道（HCN通道），可促进心脏和神经元的天然起搏电流。*HCN1*基因所编码的蛋白质可与其他成孔亚基同源二聚或异源二聚形成钾通道，该通道可以充当酸味的受体。在神经元中，*HCN1*通道主要定位于树突，HCN亚基具有6个跨膜结构域，功能通道由4个亚基组成。HCN通道最初在心脏和神经元中发现，是一类具有特殊生理特性的离子通道，与其他许多在去极化阶段激活的通道相反，HCN通道在超极化阶段才能激活，并引发阳离子内流；HCN通道具有普通离子通道不具备的一些特殊的特性，包括复杂的双门控调节、混合离子通透性、微弱的单通道电导等，而其产生的Ih电流呈电压依赖性，被普遍认为是起搏活动必需的"起搏电流"，该通道还具有稳定细胞膜电位、参与可兴奋细胞自律性调节、调节神经递质释放及参与各种感觉、视觉、听觉信号整合等基础生理功能。HCN通道在静止时部分打开，有助于许多细胞中膜电位的形成。HCN通道还具有固有的负反馈特性，可以抵消膜的超极化和去极化。当膜被超极化时，HCN通道被激活并产生向内的去极化电流。当膜被去膜化时，HCN通道失活，从而促进了超极化。因此，HCN通道可以主动抑制到达细胞膜的抑制性和兴奋性刺激，从而稳定细胞膜电位，在很大程度上参与控制细胞的兴奋性和电反应性，这在控制癫痫发作中具有关键作用。大量证据表明，Ih电流在癫痫中失调，最显著的是在发热性癫痫的小鼠模型中，与*CHD2*、*GABRA1*和*STXBP1*类似，*HCN1*基因变异可能是*SCN1A*基因检测阴性的Dravet综合征的致病原因（图4-20）。

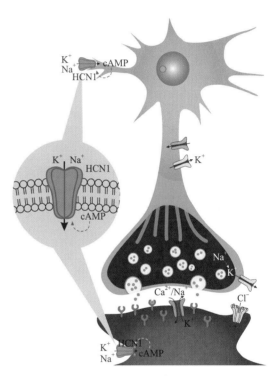

图4-20 *HCN1*基因的功能及作用机制

3.变异导致的疾病（OMIM）全面性癫痫伴热性惊厥附加症10型（generalized epilepsy with febrile seizures plus type 10）、早期婴儿型癫痫性脑病24型（early infantile epileptic encephalopathy type 24）。

4.常见变异类型 包括错义变异、截短变异、缺失。*HCN1*基因最常见的变异是错义变异。目前已报道的变异主要是新发变异，尤其表型严重的患者，变异聚集在S4、S5和S6跨膜域内或附近片段，这些片段形成通道的电压传感器和孔隙形成区域。*HCN1*基因敲除大鼠模型中，大鼠皮质和海马锥体神经元超极化激活电流明显减少，静息膜电位明显超极化移位，输入阻抗增加，并表现出自发的SWDs，伴有行为停止，这提示敲除*HCN1*的大鼠*HCN1*通道功能丧失。虽然散发性患者的表型极不一致，但具有相同变异的个体之间存在一定的临床一致性，如具有变异p.Gly391Asp的2例患者均有癫痫性脑病、难治性癫痫和严重的认知障碍，具有变异p.Gly391Ser的患者有FS＋和轻度智力障碍，偶尔发作。这些报道表明，表型可能与潜在的遗传变异有关。4个GEFS＋小家系检出了与表型共分离的*HCN1*基因错义变异。这些家系中所有受累个体都有符合GEFS＋的癫痫表型，包括FS＋和其他认知功能正常的广泛性癫痫。另外，携带家族性*HCN1*变异的6人无癫痫发展，这表明*HCN1*变异相关表型可能存在不完全外显，需要更多的研究来了解遗传*HCN1*变异导致的表型（图4-21）。

HCN1：573519 nt

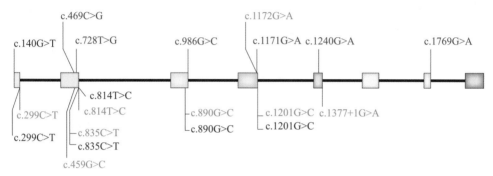

红色：全身性癫痫伴热性惊厥附加症10型（Generalized epilepsy with febrile seizures plus，type 10，GEFS+10）
橙色：早期婴儿型癫痫性脑病24型（Epileptic encephalopathy，early infantile，24）
蓝色：Dravet综合征（Dravet syndrome，DS）

图4-21　部分致病变异位点及其对应临床表型

动物模型数据显示，*HCN1*基因缺失增加了皮质神经元的树突状输入阻力，导致更大的突触整合和激活，从而诱发超兴奋性，但不会导致自发性癫痫发作（Huang等，2009；Santoro等，2010）。此外，癫痫药理学动物模型显示，在诱发癫痫持续状态后，HCN通道发生重构，从而导致持久的自发性癫痫发作倾向（Jung等，2007；Powell等，2008；Jung等，2011）。

5.致病机制　*HCN1*基因编码超极化激活的环核苷酸门控通道（HCNS）。在神经元中，该通道主要定位于树突。HCN亚基具有6个跨膜结构域，功能通道由4个亚基组成，这些通道可渗透钠离子和钾离子，并被膜超极化激活。在中枢神经系统中，HCN1、HCN2和HCN4亚型分布广泛，有助于产生神经元活动，而HCN3的作用则不确定。神经元的HCN通道负责几个重要的细胞功能，包括大脑中的细胞兴奋性和可塑性现象。在大脑中，它们传导Ih电流，Ih电流可抵消原本稳定的负膜电位，导致去极化。当膜电位随后转移到更大的正值时，Ih电流减弱，这种往复运动可能导致一种振荡，这种振荡被认为是心肌细胞和某些神经元的起搏器功能的基础，有助于自发性节律活动和稳定针对兴奋性或抑制性输入的神经元膜电位。此外，Ih电流可能具有一定的稳定和滤波性能，有助于兴奋性突触后电位（EPSP）的保真度，这些电位随后被整合到动作电位中。大量证据表明，Ih电流在癫痫中失调，最显著的是在发热性癫痫的小鼠模型中，与*CHD2*、*GABRA1*和*STXBP1*类似，*HCN1*变异可能是*SCN1A*检测阴性的Dravet综合征的致病原因。*HCN1*缺失动物模型实验的数据显示，*HCN1*缺失增加了皮质神经元的树突状输入阻力，导致更大的突触整合和激活，从而诱发超兴奋性，但不会导致自发性癫痫发作。此外，癫痫的药理学动物模型显示，在诱发癫痫持续状态后，HCN通道发生重构，从而导致持久的自发性癫痫发作倾向。

6.遗传模式 常染色体显性遗传（AD）。

7.发病率 暂无。

8.起病年龄 婴儿期至儿童期起病。

9.临床症状 *HCN1* 基因变异可导致各种类型的癫痫发作、智力障碍、共济失调、孤独症谱系障碍等表现。研究表明，轻度表型患者中鉴定出的致病性变异位于 *HCN1* 的跨膜结构域之外，位于N或C端区域。与位于细胞外环或 *N/C-* 末端结构域中的变异相比，位于形成孔结构所需的跨膜区段或结构域中的变异通常与更严重的表型相关，其相关临床表型主要有全面性癫痫伴热性惊厥附加症10型（GEFS＋10）、早期婴幼儿型癫痫性脑病24型（EIEE24）、Dravet综合征（DS）、共济失调、孤独症谱系障碍等。

（1）全面性癫痫伴热性惊厥附加症10型（generalized epilepsy with febrile seizures plus type 10，GEFS＋10）：GEFS＋是一种多基因遗传病，遗传机制复杂，目前已确定的致病基因有 *SCN1A*、*SCN2A*、*SCN1B*、*SCN9A*、*GABRG2*、*GABRD*、*STX1B* 和 *HCN2*，只是在部分家系中报道，没有明确热点变异基因，其中相对常见的 *SCN1A* 基因变异率低于20%。GEFS＋10是GEFS＋中由 *HCN1* 变异引起的以各种类型的惊厥为特征的癫痫发作，属于常染色体显性遗传。Marili等（2018）报道了11例均有新发杂合变异的无亲缘关系的全面性癫痫患者及4个存在遗传杂合变异的家系。该病常于婴幼儿期起病，癫痫发作形式多样，且随疾病进展而变化。GEFS＋谱中癫痫类型包括了较轻的癫痫及广泛的癫痫发作，如全身性强直-阵挛性发作、阵挛性发作、失张力发作、强直性发作、失神发作、肌阵挛发作和局灶性发作。超过60%的确诊患者有发热症状。智力发育异常的表现形式多样，包括了从严重的智力障碍到认知正常。近40%的新发 *HCN1* 变异个体最终发展为严重的癫痫和认知障碍，与发育和癫痫性脑病相一致。然而，另外40%的确诊患者（包括散发性和家族性的）仅表现为较轻的热敏性全身性癫痫，以及较轻的智力障碍或正常认知能力。这意味着致病性 *HCN1* 变异的后果是高度可变和具有变异特异性的，包括功能获得或失活。研究发现，一般情况下，与较温和表型相关的HCN1变异位于跨膜域外。该病在OMIM中的表型包括：失神发作、强直阵挛性发作、热性惊厥、婴儿期起发、智力发育轻度或中度受损、孤独症、胼胝体薄、癫痫发作往往随着年龄的增长而减轻、脑电图示棘波发放。

（2）早期婴儿型癫痫性脑病24型（early infantile epileptic encephalopathy type 24，EIEE24）：EIEE通常由新发变异导致，以常染色体显性遗传为主，也有常染色体隐性和X连锁遗传，目前已识别至少86个基因与EIEE相关。EIEE24是由5号染色体上 *HCN1* 基因变异导致的疾病，多为散发性，最常见变异类型是新发杂合错义变异，但新发变异在所有患者中所占比例尚不清楚。相比于 *HCN1* 变异引起的其他疾病，EIEE24症状表现更为严重，其变异往往聚集在跨膜域或其附近，其特征是癫痫往往在新生儿期或婴儿期频繁发作、癫痫发作形式多样、难以控制，并伴有EEG抑制与高电压的暴发交替出现，因此在疾病早期就会对婴儿脑部造成损伤，导致认知和运动发育受损，但是颅脑MRI大多正常。该病在OMIM中的表型包括：行为异常、癫痫性脑病、热性惊厥、共济失调（部分患者）、智力残疾、难治性癫痫、孤独症、通常1岁内起病、癫痫发作往往会随着年龄的增长而发作频繁。目前对EIEE婴儿患者常用的治疗手段包括抗癫痫药物治疗、激素治疗、生酮饮食及手术治疗，但大多疗效不佳，患儿的致死率、致残率高，预后不良。

（3）其他表型：一些共济失调和类似Dravet综合征（DS）症状的患者及*HCN1*基因外显子缺失已在无癫痫的孤独症谱系障碍中报道，然而在儿童患者中典型的共济失调症状及体征少见，且与癫痫相关的*HCN1*致病性变异十分罕见，目前尚不能全面准确地评估该基因变异是否是其真正的致病基因。*HCN1*新发变异患者的表型与Dravet综合征相似，尽管存在非典型缺失、智力障碍和孤独症特征，虽然最初的表型与Dravet综合征相似，但疾病的进展不同。Dravet综合征的致病基因*SCN1A*可确诊70%～80%的患者，部分女性患者出现*SCN1A*阴性而*PCDH19*（X染色体上编码原钙黏蛋白19的基因）变异，为Dravet综合征变体。通常在出生后第1年内发病，最初症状表现为发热或无发热阵挛性和强直阵挛性、泛发性和单侧性癫痫发作（通常是延长的），后来出现多种癫痫发作类型，主要是肌阵挛发作、局灶性发作，以及神经发育落后、认知功能下降及行为障碍的出现。所有癫痫的发作类型均具有药敏性，但通常在5岁以后观察到癫痫和认知障碍程度较轻的趋势。2014年研究报道了3名类似Dravet综合征女性患者，全外显子组测序结果中并未发现*SCN1A*和*PCDH19*变异，而*HCN1*编码区域检测到未见报道的非同义变异（c.140 G＞T，p.Gly47Val；c.814 T＞C，p.Ser272Pro和c.890G＞C，p.Arg297Thr）。在由*HCN1*变异导致的类似Dravet综合征患者中，所有受累个体从出生后4～13个月大时都有类似的癫痫发作特征，并伴有高热和发热性多态性癫痫发作，包括局灶性癫痫发作和全身性癫痫发作，这些特征最初提示Dravet综合征，但随着时间的推移显示出不同的进展。在年龄较大的受试者中，不典型失神发作（伴有或不伴有肌阵挛性抽搐）和局灶性发作居多。所有受累患者都有轻度至重度的智力障碍和主要的行为障碍，包括孤独症。Nava等研究表明，HCN通道的初级改变可以导致人类严重的癫痫，这表明在癫痫中观察到的Ih电流的改变实际上可能是致病性的，而不仅是代偿性的。过去，将Ih电流与癫痫联系起来的机制一直困扰着科学家，尽管已经有学者提供了基因证据，但确切的机制仍不明确。此外，在对照个体中发现了一些*HCN1*基因部分缺失的结构基因组变体，这提示单倍剂量不足还不足以解释其致病作用。总之，与Dravet综合征相关的*HCN1*变异的功能效应是显著的，但也存在分歧。关于Ih电流改变如何导致癫痫发作目前尚不清楚。

10.治疗　*HCN1*基因相关癫痫属于难治性癫痫，抗癫痫药物可选择卡马西平、奥卡西平、拉莫三嗪、苯妥英钠、左乙拉西坦等。研究发现，HCN通道孔隙腔内有由C358、Y386和A387残基排列的疏水凹槽，该凹槽似乎可在构象上限制配体，从而影响药物分子与通道的结合。因此靶向抑制HCN通道具有很强的治疗潜力，以HCN通道为靶点进行药物干预，已成为癫痫治疗领域的研究热点。有研究表明，拉莫三嗪可通过增加Ih电流降低树突中的动作电位，调节钠通道或HCN通道，影响Ih电流抑制失神发作及脑电图棘慢波放电，为其抗癫痫作用提供了一种可能的机制。总之，目前尚无针对*HCN1*变异导致癫痫的特效药物，HCN通道可以作为新的药物治疗癫痫的靶点，对研制新的抗癫痫药物具有广阔的临床应用前景。

11.预后　*HCN1*变异相关性癫痫中，不同患者对抗癫痫药物反应不同，大多数重症患者预后较差，需长期服用抗癫痫药物控制癫痫发作。具有*HCN1*新发变异的个体中近40%会出现严重的癫痫和认知障碍，与发育性和癫痫性脑病一致。但是，另外40%的已确诊患者（散发和家族性患者）表现为轻度发热敏感性全面性癫痫和轻度智力障碍或具有正常认知，颅脑影像学检查基本正常。因此，*HCN1* 的致病变异也可在GEFS＋谱范围内引起表型，临床谱非常广泛，可能与潜在的遗传变异有关。文献报道了1例 *HCN1* 新发变异的EIEE患者，具有严重的表型特征，属于药物依赖性癫痫，短期内预后不良。

12. 遗传咨询　　*HCN1* 致病变异是以常染色体显性遗传方式进行的，致病变异可以遗传自父母，也可以是新发变异。目前仅报道有1例严重EIEE，检测到复合杂合变异（p.Lys261Glu、c.1377＋1G＞A），该儿童可能与隐性遗传有关。*HCN1* 变异患者的每个孩子都有50%的风险率遗传该 *HCN1* 致病变异。一旦在受累家庭成员中发现 *HCN1* 致病变异，就应该对高危妊娠进行产前检测并进行胚胎植入前遗传诊断。

先证者的父母：如果其中一人为杂合变异，那么再生一胎患儿的风险率为50%。

先证者的同胞：如果父母其中一人为杂合变异，那么其携带致病变异的风险率为50%，但不完全外显率和变异表达率的改变也会导致家族内表型变异。

先证者的后代：其后代的携带致病变异风险率为50%。

先证者的旁系亲戚：可能携带致病变异。

13. 未知领域　　与癫痫表型相关的 *HCN1* 变异的临床证据仍然较少，还不足以得出HCN特性与癫痫之间的一般模式。关于 *HCN1* 在癫痫中的作用的证据相对较少。有文献报道GEFS＋家族中出现了与表型共分离的 *HCN1* 错义变异。在携带 *HCN1* 变异的家族性6名个体中却没有癫痫发作表现，表明家族性 *HCN1* 变异关联表型可能不是完全外显的，需要更多的研究来探究遗传 *HCN1* 变异导致的临床表型。

14. 患者组织

①HCN1 Epilepsy Warriors

https：//www.facebook.com/groups/1058280790972990

②Epilepsy Foundation

8301 Professional Place East

Suite 230

Landover，MD 20785

Toll-free：800-332-1000（24/7 Helpline）

Telephone：＋1-301-459-3700

Fax：＋1-301-577-2684

E-mail：contactus@efa.org

www.epilepsy.com/

③American Epilepsy Society

https：//www.aesnet.org

④Epilepsy Foundation

https：//www.epilepsy.com

⑤National Organization for Rare Disorders（NORD）CDG Care

https：//rarediseases.org/

15.总结　*HCN1*基因变异可导致的临床表型主要为GEFS＋10、EIEE24，其他少见的表型包括共济失调、Dravet综合征（DS）、孤独症谱系障碍，提示*HCN1*基因变异有表型异质性。目前研究认为，*HCN1*基因定位在树突，编码超极化激活的环核苷酸门控通道，并与I h电流相关，影响细胞膜钠、钾离子内/外流引发的膜电位去极化过程，从而影响细胞膜的稳定性。*HCN1*基因变异可能导致树突状输入阻力增加，I h电流增加或降低和神经元兴奋性的改变，从而引起上述疾病的发生。该基因变异所致的癫痫多数治疗困难、预后不良，通常需长期服用抗癫痫药物控制癫痫的发作，目前尚无针对EIEE、GEFS＋的特异性治疗，抗癫痫药物可选择卡马西平、奥卡西平、拉莫三嗪、苯妥英钠、左乙拉西坦等。抗癫痫新药的出现可为控制癫痫性脑病提供更多的治疗选择。

（甘　靖　罗　蓉　罗淑文）

第七节　非离子通道

一、*ALDH7A1*

aldehyde dehydrogenase 7 family，member A1
OMIM *107323

· 总结及摘要：

位置	5q23.2
基因功能	*ALDH7A1*基因是乙醛脱氢酶（ALDH）基因家族的成员
遗传模式	常染体隐性遗传（AR）
变异致基因功能改变	功能缺失（LOF）
常见变异类型	错义、无义、剪接、缺失
起病年龄	产前或新生儿起病
临床表型	在出生后不久，甚至在产前即有长时间的癫痫发作和（或）癫痫持续状态。呈反复的自限性发作，如部分、全身性或失张力性癫痫发作，以及肌阵挛和婴儿痉挛
治疗建议	终身吡哆醇（维生素B$_6$）治疗
预后	较差，临床发作越早，认知功能预后越差

1.位置　5q23.2。

2.基因功能　*ALDH7A1*基因是乙醛脱氢酶（ALDH）基因家族的成员，该基因编码的蛋白质是醛脱氢酶基因家族中亚家族7的成员，该家族基因在分子醛基化后为生成酶提供指令。*ALDH7A1*基因为生成α-AASA脱氢酶提供指令，也称为遗蛋白质（antiquitin），在细胞内，其存在于胞质和细胞核中，这种酶参与分解大脑中的蛋白质组成部分赖氨酸。在赖氨酸分解为其他分子的一个步骤中，该酶将α-氨基己二酸半醛转换为α-氨基己二酸。赖氨酸在大脑中的分解对产生能量和其他必需分子是必不可少的（图4-22）。

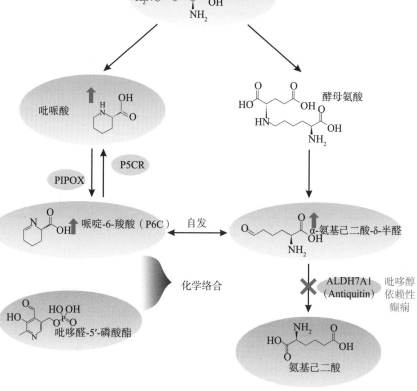

图 4-22 *ALDH7A1* 基因的功能及作用机制

3. 变异导致的疾病（OMIM）吡哆醇依赖性癫痫（pyridoxine-dependent epilepsy，PDE）。

4. 常见致病变异类型 错义、无义、剪接、缺失。现已报道，*ALDH7A1* 基因有100多种不同的致病变异，大多数的变异为纯合或复合杂合的错义变异，但剪接和无义变异，以及小的插入/缺失也有报道。整个基因中都有致病变异的报道，一些致病性 *ALDH7A1* 变异只存在于单个患者或家庭，但也有多个复发性变异的报道。位于第14号外显子的错义变异 p.Glu399Gln 尤为常见，据 Scharer 等报道，可在多达30%的患者中检出。Xue 等报道了8例 *ALDH7A1* 变异的病例，男性6例，女性2例，癫痫发作的年龄为1～100d，75%的患者在新生儿期出现癫痫。所有患者均表现出不同程度的发育迟缓，脑电图显示局灶性或多局灶性放电，或正常。共检出10个 *ALDH7A1* 变异，包括2个剪接变异，5例为 IVS11＋1G＞A 位点变异，6例为错义变异，1例为无义变异，1例为9 bp 缺失。该研究显示，在分子水平上，剪接位点变异 IVS11＋1G＞A 是中国 PDE 患者中携带率较高的变异位点，频率为31.25%（16个等位基因中的5个）。Zahraa Haidar 等报道了1例 *ALDH7A1* 错义变异病例，患者（男孩）起病年龄为出生后18个月，表现为发育迟缓、面部畸形、难以控制的癫痫发作，通过全外显子组测序（WES）检测到 *ALDH7A1* 基因发生纯合错义变异（NM_001182：c.239T＞G，p.V80G）。到目前为止，

*ALDH7A1*相关的癫痫还没有明确的基因型-表型相关性,在新生儿和晚发性癫痫患者中也发现了相同的变异。有残余酶活性的变异,如错义变异,已被认为可以有更好的预后,但在一些智力功能相对正常的患者中检测到的变异,没有发现已知的残余酶活性。*ALDH7A1*相关癫痫是一种常染色体隐性遗传病,双等位基因(纯合或复合杂合)变异通常遗传自患者未受累的父母双方,他们都是*ALDH7A1*单致病变异携带者。与*ALDH7A1*相关的癫痫是完全外显的,因此所有具有双等位基因致病变异的个体如果不治疗都是有症状的。即使是相同的变异,也可能出现表达差异,特别是在发病年龄、发作类型和发育问题方面(图4-23)。

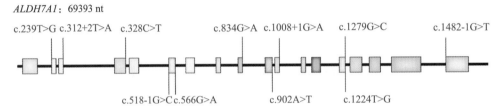

红色:吡哆醇依赖性癫痫(Epilepsy,pyridoxine-dependent)

图4-23 部分致病变异位点及其对应临床表型

5.致病机制 *ALDH7A1*编码的遗蛋白质是赖氨酸分解代谢六氢吡啶羧酸通路上的α-AASA脱氢酶。遗蛋白质不足可导致delta1-piperideine-6-carboxylate dehydrogenase(P6C)累积,然后其与5′磷酸吡哆醛(PLP)形成复合物,导致PLP失活。PLP对正常的神经递质代谢至关重要,可影响谷氨酸脱羧酶引起GABA合成降低,导致神经兴奋性增高。六氢吡啶羧酸通路的异常可导致脑脊液、血浆、尿液中的α-AASA水平升高,同时脑脊液和血浆中六氢吡啶羧酸的水平也升高。*ALDH7A1*相关的癫痫小鼠或斑马鱼模型有助于进一步阐明疾病的潜在机制。Izabella A.Pena等报道了吡哆醇依赖性癫痫的第1个动物模型:*ALDH7A1*被敲除的斑马鱼模型,该模型显示,基因敲除后的斑马鱼赖氨酸代谢不足,在幼体期(受精后10d)可出现自发和反复的癫痫发作。在基因被敲除的斑马鱼中观察到癫痫样电活动,在斑马鱼顶盖记录到大量爆发样放电。PDE患者的癫痫发作对吡哆醇敏感。赖氨酸的补充加重了病情,诱发早期发作和死亡。通过质谱技术,该研究进一步探索了*ALDH7A1*被敲除后的代谢,*ALDH7A1*被敲除的斑马鱼幼体中赖氨酸的分解途径受损,并存在PDE生物标志物积累、维生素B_6缺乏和低氨基丁酸水平,这可能在癫痫发作和PDE发病机制中起着重要作用。这一新的模型为PDE的病理生理学研究提供了有价值的见解;进一步的研究可能为药物发现提供了新的机会,以便控制癫痫发作活动和改善PDE的神经发育结果。*ALDH7A1*基因被敲除的斑马鱼还会出现眼睛和骨骼系统的异常。

6.遗传模式 常染色体隐性遗传。

7.发病率 *ALDH7A1*相关的癫痫在世界范围内的确切发病率尚不清楚。几个欧洲国家的研究表明,依赖吡哆醛的癫痫发病率为1/70万~1/2万,在荷兰的发病率为1/276 000。

8.起病年龄 产前或新生儿起病。

9.临床症状　吡哆醇依赖性癫痫的特征为各种癫痫发作类型的组合，通常在生命的最初几小时发生，并且对标准抗惊厥药无反应，仅对立即使用盐酸吡哆醇有反应。依赖性是永久性的，中断补充吡哆醇将导致癫痫复发，部分患者表现出发育迟缓。长时间的癫痫发作和（或）癫痫持续状态出现在出生后不久，甚至在产前出现，表现为反复的自限性发作，如部分、全身性或失张力发作，以及肌阵挛和婴儿痉挛。OMIM的临床描述：新生儿呼吸窘迫综合征、癫痫发作、全身强直阵挛发作、肌阵挛发作、癫痫持续状态、张力减退、精神运动发育迟缓（轻到重）、语言延迟、智力障碍、胎儿窘迫、异常宫内运动，血清和脑脊液中哌啶酸水平升高，血清、脑脊液和尿液中α-氨基己二酸半醛水平增高，产前或新生儿发病，癫痫发作时对吡哆醇治疗有反应。

（1）经典的吡哆醇依赖性癫痫：该病通常在出生后不久或产前即出现长时间的癫痫发作和（或）反复发作的癫痫持续状态。表现为反复的自限性发作，如部分、全身性或失张力性发作，以及肌阵挛和婴儿痉挛。临床上癫痫发作前可出现癫痫性脑病发作，表现为易激惹、哭闹、情绪波动和（或）进食不良，部分患者癫痫发作时还可出现面部扭曲、眼球运动异常，以及呕吐、腹胀等胃肠道症状。尽管部分患者可保持正常的认知功能，但仍有许多患者存在不同程度的发育迟缓和智力障碍，包括语言表达迟缓或异常。

（2）非典型吡哆醇依赖性癫痫：大多数患者表现为顽固的新生儿癫痫发作，且对抗惊厥药无效。部分患者癫痫发作的起病年龄更晚，表现为婴儿期或儿童早期起病（≤3岁）。部分患者最开始对抗癫痫药物有效，但后期发展为难治性癫痫；还有一部分患者最初对吡哆醇治疗无效，但在几个月后有效；部分停止吡哆醇治疗的患者可以长时间不发作。此外，还发现ALDH7A1变异也可以出现在新生儿癫痫和其他表型，如新生儿败血症的患者。Mills等发表的一篇文章中，部分病例在最初没有发现ALDH7A1变异，还描述了1位非典型ALDH7A1变异的患者，其表型表现类似于Dravet综合征。

（3）叶酸敏感癫痫：过去，对叶酸治疗有效的难治性癫痫被诊断为叶酸敏感的癫痫，但后来的研究发现，这些患者具有双等位ALDH7A1基因变异，他们对吡哆醇亦敏感。临床表型常分为3组：①经吡哆醇治疗后癫痫完全控制且发育正常；②经吡哆醇治疗后癫痫完全控制但发育迟缓；③经吡哆醇治疗后癫痫不完全控制且发育迟缓。

10.治疗　终身吡哆醇治疗。PDE患者一般终身服用吡哆醇。确切的剂量建议还没有形成统一标准，剂量需要在不同的患者之间可能会有所不同。儿童患者目前推荐的是 $10 \sim 50mg/（kg \cdot d）$，初期可用大剂量负荷治疗，起效后可逐渐减量至 $5 \sim 10mg/（kg \cdot d）$ 维持续治疗。长期口服治疗相对安全，但仍需要警惕高剂量维生素 B_6 所导致的感觉或运动神经病变。突发性癫痫可发生在发热性疾病期间，可能需要暂时增加吡哆醇的剂量。虽然吡哆醇可以很好地控制大多数患者的发作，但绝大多数患者仍然有长期的问题，特别是在神经发育方面。对于那些吡哆醇不能完全控制癫痫发作的患者，有时需要同时使用抗癫痫药物进行治疗。最近的研究正在调查替代疗法或同时疗法的作用，如磷酸吡哆醛、叶酸或赖氨酸限制饮食。Saadet Mercimek-Mahmutoglu 等的研究显示，精氨酸补充治疗对ALDH7A1变异导致的吡哆醇依赖性癫痫耐受性良好，且无副作用。患者脑脊液中的a-AASA在治疗12个月时下降了57%，且神经心理学评估显示，在第12个月的治疗中，一般能力指数从108提高到116，语言和运动功能也得到了改善。Muhammad Mahajnah MD等的研究显示，精氨酸补充和赖氨酸限制饮食对*ALDH7A1*变异导致的吡哆醇依赖性癫痫有效，该研究显示这种治疗耐受性良好，患者脑脊液中有轻度的5-羟色胺缺乏，但是患者没有5-羟色胺缺乏导致的临床表现。该研究还发现，尽管有良好的依从性和严格的治疗方案，脑脊液中的α-氨基己二酸半醛水平并没有恢复正常。一些研究表明，产前治疗受影响或有风险的妊娠可以通过消除产前癫痫和改善发育结果而获益，然而一些接受产前治疗的患者仍然出现认知发育障碍，这表明产前治疗并不能完全消除所有症状。此外，一些在出生后立即接受吡哆醇治疗的高危婴儿也可出现癫痫发作，一旦排除PDE，则在去除吡哆醇后癫痫发作有所改善。这表明应该严格把握吡哆醇治疗的指征，如果能排除PDE，则应尽快停止吡哆醇治疗。

11.预后　较差，临床发作越早，认知功能预后越差。

12.遗传咨询　先证者父母：先证者父母是杂合子，即致病性变异的携带者，杂合子是无症状的，没有发生吡哆醇依赖性癫痫的风险。

先证者同胞：从概念上来讲，先证者的每1位兄弟姐妹都有25%的概率受累，50%的概率成为无症状携带者，25%的概率为无症状的非携带者，其中携带者无症状，没有发生吡哆醇依赖性癫痫的风险。该病在家族内的表现存在差异，因此，先证者中观察到的表型与受累的兄弟姐妹表型可能不一致，或者具体情况不能进行预测。

其他家族成员：先证者未受累父母的每个兄弟姐妹都有50%的风险是*ALDH7A1*致病变异的携带者。

13.未知领域　遗蛋白质缺乏是吡哆醇依赖性癫痫最常见的形式。AASA和P6C在酶附近聚集，P6C与PLP形成复合物，P6C是吡哆醇的关键维生素，从而降低了PLP的生物利用度，导致癫痫发生。尿液中的AASA是一种遗蛋白质缺乏的生物标志物。经过吡哆醇的治疗，尽管癫痫发作得到了控制，但只有25%的患者表现出正常的神经发育。建议一些AASA降低的患者应用低赖氨酸饮食和补充精氨酸，但对神经发育的影响尚不清楚。

14.患者组织　目前没有成立专门的*ALDH7A1*相关疾病的患者组织，仅罗列了以下几个相关组织。

①American Epilepsy Society（AES）

www.aesnet.org

②Epilepsy Foundation

8301 Professional Place East

Suite 200

Landover MD 20785-7223

Phone：800-332-1000（toll-free）

Email：ContactUs@efa.org

www.epilepsy.com

③International Pyridoxine Dependent Epilepsy Registry PDE Consortium

Email：pde@cw.bc.ca

www.pdeonline.org

15.总结 目前已报道的*ALDH7A1*基因变异可导致的临床表型主要包括：经典的吡哆醇依赖性癫痫、非典型吡哆醇依赖性癫痫、叶酸敏感癫痫。*ALDH7A1*编码的遗蛋白质，是赖氨酸分解代谢六氢吡啶羧酸通路上的α-AASA脱氢酶。遗蛋白质不足导致 Δ1-piperideine-6-carboxylate dehydrogenase（P6C）累积，然后其与5′磷酸吡哆醛（PLP）形成复合物导致PLP失活。PLP对正常的神经递质代谢至关重要。六氢吡啶羧酸通路的异常导致脑脊液、血浆、尿液中a-AASA水平的升高，同时脑脊液和血浆中六氢吡啶羧酸的水平也升高。*ALDH7A1*变异引起癫痫的发病机制尚不明确。PDE患者一般终身服用吡哆醇。确切的剂量建议还没有形成统一标准，剂量需要在不同的患者之间可能有所不同。对于那些吡哆醇不能完全控制癫痫发作的患者，有时需要同时使用抗癫痫药物进行治疗。最近的研究正在调查替代疗法或同时疗法的作用，如磷酸吡哆醛、叶酸或赖氨酸限制饮食。

二、*ALG13*

asparagine-linked glycosylation 13
OMIM *300776

· **总结及摘要：**

位置	Xq23
基因功能	*ALG13*基因与*ALG14*基因共同编码的蛋白质形成尿苷二磷酸-*N*-乙酰氨基葡萄糖（UPD-GlcNAc）转移酶，催化内质网上蛋白质*N*-糖基化的关键过程。该基因发生变异会降低UPD-GlcNAc转移酶的活性，导致内质网上蛋白质*N*-糖基化过程受到破坏，造成先天性糖蛋白糖基化障碍（CDG），从而导致严重的神经、认知功能障碍
遗传模式	X连锁显性遗传（XLD）
变异致基因功能改变	功能丧失（LOF）
常见变异类型	错义变异
起病年龄	婴儿期起病
临床表型	EIEE 36，非综合征型ID，CDG-1
治疗建议	尚无特效治疗，以对症治疗为主
预后	患儿可出现早发性癫痫发作和严重的精神运动发育迟缓，从而遗留神经系统后遗症

1.位置 X q23。

2.基因功能 *ALG13*基因与*ALG14*基因共同编码的蛋白质形成尿苷二磷酸-*N*-乙酰氨基葡萄糖（UPD-GlcNAc）转移酶，催化内质网上蛋白质*N*-糖基化的关键过程。*ALG13*基因编码UDP-*N*-乙酰氨基葡萄糖转移酶的1个亚基，该酶是催化内质网中*N*-连接糖基化发生的关键步骤。该基因发生变异会降低UPD-GlcNAc转移酶的活性，导致内质网上蛋白质*N*-糖基化过程受到破坏，造成先天性糖蛋白糖基化缺陷（CDG），从而导致严重的神经、认知功能障碍（图4-24）。

3.变异导致的疾病（OMIM） 早期婴儿型癫痫性脑病36型或先天性糖蛋白糖基化障碍 I s型。

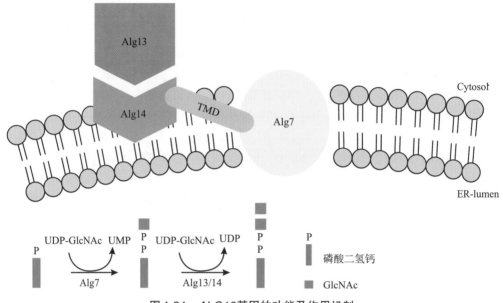

图4-24　ALG13基因的功能及作用机制

4.常见致病变异类型　错义变异。*ALG13*基因变异会导致*ALG13*-相关癫痫（EIEE 36）、非综合征型智力障碍、CDG-1，不同的变异位点会产生不同的临床表型。根据国外学者的研究结果，目前已有3个基因变异位点的报道（图4-24）：c.320A＞G（p.N107S）、c.280A＞G（p.K94E）及c.3221A＞G（p.Y1074C），特别是常见的致病性变异c.320A＞G，被认为在女性癫痫性脑病中起作用。这些患者都有严重的早期症状、发作性癫痫和智力障碍，部分患者还表现为肌张力减退、运动障碍、进食困难、发育倒退和视觉障碍（图4-25）。

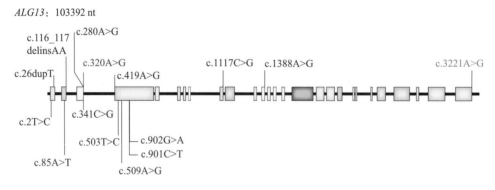

红色：ALG13-相关癫痫（ALG 13-related epilepsy）
橙色：非综合征型智力障碍（nonsyndromic intellectual disability，ID）
蓝色：先天性糖蛋白糖基化障碍Ⅰ型（congenital disorders of glycosylation typle Ⅰ，CDG-Ⅰ）

图4-25　部分致病变异位点及其对应临床表型

5.致病机制　*ALG13*基因位于Xq23。*ALG13*基因编码的蛋白质与*ALG14*在天冬酰胺*N*-糖基化过程中形成糖基转移酶复合物，该复合物参与*N*-连接多糖的合成，*N*-连接多糖始于内质网（ER），由含有14种糖的脂链寡糖（LLO）组装而成。Alg14通过其C-末端之间的相互作用，将含有催化结构域的胞质Alg13募集到内质网膜。$ALG13/ALG14$复合物将N-乙酰葡萄糖胺（GlcNAc）转移到多糖基连接的N-乙酰葡萄糖胺GlcNAc-PP-Dol，在LLO组装的第2步中生成GlcNAc2PPDol。$ALG13$基因发生变异会导致糖基转移酶复合物活性降低，使内质网上蛋白质N-糖基化过程受到破坏，从而出现相应的临床表现。

6.遗传模式　X连锁显性遗传（XLD）。

7.发病率　暂无。

8.起病年龄　婴儿期起病。

9.临床症状　$ALG13$基因变异可导致婴儿精神运动发育迟缓、癫痫发作，其相关表型主要有3组，$ALG13$-相关癫痫（EIEE 36）、非综合征型智力障碍、先天性糖蛋白糖基化障碍Ⅰ型。

（1）$ALG13$-相关癫痫：又称早期婴儿型癫痫性脑病36型（early infantile epileptic encephalopathy type 36，EIEE 36），是一种遗传性早期婴儿型癫痫性脑病，以婴儿期起病的癫痫发作伴精神运动发育迟缓为特征，部分患者可能存在面部畸形。迄今少见报道。癫痫发作可在新生儿出生后4～7d发生，通常是单侧发作，也可两侧交替发作，癫痫发作可在数小时至几天内反复发生，部分患儿可在出生后4～6个月前缓解。其他临床特征还可能包括肌张力减退、视力障碍、不自主运动、行为异常、发育倒退、脊柱侧凸和关节挛缩等发育畸形。脑电图（EEG）可以表现为高度失律。部分婴儿可出现与Lennox-Gastant综合征或婴儿痉挛症相同的临床表现。OMIM的临床描述：小头畸形、畸形面部特征、低位耳、眼距过宽、眼神躲避、视神经萎缩、眼球震颤、眼睑肿胀、朝天鼻、肝大、关节挛缩、手部肿胀、足部肿胀、难治性癫痫发作、精神运动发育迟缓、癫痫发作后发育倒退、严重智力障碍、EEG可见高度失律、EEG可见多灶性放电、肌张力减退、脑积水、大脑萎缩、髓鞘化延迟、锥体外系功能障碍、APPT延长、凝血功能障碍、反复感染、血清运铁蛋白N-糖基化缺陷与Ⅰ型CDG一致、ALG13活性下降、婴儿期起病、所有女性患者都携带相同的杂合错义变异（N107S）、新发变异、已报道有1名男婴患者（该患者1岁死亡）等。

（2）非综合征型智力障碍（nonsyndromic intellectual disability，ID）：智力障碍（ID）是中枢神经系统的一种临床表现，不伴有脑实质损伤，可出现学习能力、记忆和认知功能障碍。ID的基本特征是IQ＜70，发病年龄在18岁之前，且至少有两种适应能力受损。临床分为综合征型ID（伴有其他异常表现）和非综合征型ID（仅伴有认知功能障碍）。非综合征型智力障碍是以认知功能障碍为唯一临床表现，其原因有外部因素（如出生史异常、营养不良、传染源、药物副作用）和遗传因素（如染色体异常、单基因变异等），后者至少占50%以上。

（3）先天性糖蛋白糖基化障碍Ⅰ型（congenital disorders of glycosylation type Ⅰ，CDG-Ⅰ）：是一组由于聚糖合成及糖蛋白、糖脂形成过程障碍而引起的先天性糖代谢异常疾病。迄今已报道超过60余种不同基因变异与CDG发病相关，这些变异主要集中在参与聚糖合成及糖脂、糖蛋白形成的一系列酶蛋白相关基因，是一组罕见的先天性代谢疾病。根据酶缺陷的种类可产生不同的CDG类型，其中脂联寡糖前体合成及转移到新生多肽途径的缺陷被定为Ⅰ型，目前已发现有6种类型，分别为Ⅰa～Ⅰf。CDG-Ⅰ型中最常见的是PMM2-CDG，即CDG-Ⅰa型。CDG临床表现无特异性，可累及任何器官、系统，其中最常见的是神经系统，表现为不明原因的多器官损害，特别是合并智力、运动发育落后及斜视、小脑萎缩和凝血功能障碍时应考虑到该病。

10.治疗　尚无特效治疗，以对症治疗为主。*ALG13*-相关癫痫尚无具体的治疗建议。对CDG目前仍缺乏有效的治疗措施，除了CDG-Ib患者口服*D*-甘露糖效果良好外，其余多数CDG患者尚无特殊有效的治疗方法。CDG是慢性进行性遗传病，可累及多个器官，需要综合细致的管理。对于智力、运动障碍的患儿应给予物理治疗、语言训练；对于合并有畸形的患儿可进行矫形；定期随访，了解疾病的进展情况，以便及时实施适当的治疗。

11.预后　患儿可出现早发性癫痫发作和严重的精神运动发育迟缓，从而遗留神经系统后遗症。

12.遗传咨询　*ALG13*位于X染色体上，因此，*ALG13*-相关疾病是以X连锁方式遗传的。到目前为止，报道的女性患者均为Asn107Ser变异，且均为新发变异，在男性患者中发现的一些变异遗传自无症状母亲，这表明这些变异在女性携带者中没有外显。迄今为止，尚不清楚男性患者是否能生育下一代。

13.未知领域　已有证据表明，该基因变异可导致严重的临床症状，然而不同变异的作用机制目前尚未明确。

14.患者组织　有许多国外团体/网站为患有*ALG13*相关疾病的个人和家庭提供相关的信息和支持，包括下列组织。

①American Epilepsy Society

https：//www.aesnet.org

②Facebook：ALG13 mutation

https：//www.facebook.com/groups/383712448474253

③Epilepsy Foundation

https：//www.epilepsy.com

④Epilepsy Action UK

https：//www.epilepsy.org.uk

⑤CLIMB：Children Living with Inherited Metabolic Diseases

http：//www.climb.org.uk

⑥National Organization for Rare Disorders（NORD）CDG Care

https：//rarediseases.org/

15.总结　目前已报道的*ALG13*基因变异可导致的临床表现主要为EIEE 36、非综合征型ID、CDG-1，*ALG13*基因与*ALG14*基因共同编码的蛋白质形成糖基转移酶复合物，*ALG13*基因变异导致该酶活性下降，从而导致严重的神经认障碍。目前尚无针对*ALG13*基因变异的特效药，其治疗主要为对症治疗。

三、*ARX*

aristaless-related homeobox，X-linked
OMIM *300382

·总结及摘要：

位置	Xp21.3～p22.1
基因功能	*ARX*基因为人类同源盒基因之一，是一对同源配对基因，含4个丙氨酸重复序列，在神经元前体细胞及抑制中间神经元中选择性表达，其编码的转录因子在神经元的增殖、移行及分化中起着至关重要的作用
遗传模式	X连锁隐性遗传（XLR）
变异致基因功能改变	功能缺失
常见变异类型	重复、缺失、同义、错义、移码、无义等，其中重复变异是最常见的类型
起病年龄	婴儿期
临床表型	早期婴儿型癫痫性脑病1型（early infantile epileptic encephalopathy, type 1）、积水性无脑畸形伴生殖器异常（hydranencephaly with abnormal genitalia）、X连锁无脑回畸形2型（lissencephaly, X-linked 2）、X连锁智力障碍29型和其他（mental retardation, X-linked 29 and others）、Partington综合征（partington syndrome）、Proud综合征（Proud syndrome）
治疗建议	目前还没有针对*ARX*相关癫痫提出具体的治疗建议，*ARX*相关疾病的治疗主要集中在对症治疗和康复训练
预后	不同的临床表型预后不同，X连锁婴儿痉挛症、X连锁无脑回畸形合并两性畸形、早期婴儿肌阵挛脑病伴脑电图爆发-抑制等临床症状严重，可能出现早期死亡，或遗留严重的神经系统后遗症

1.位置　Xp21.3 ～ p22.1。

2.基因功能　*ARX*基因为人类同源盒基因之一，同源盒基因被认为是胚胎发生过程中重要事件的重要调节因子，该基因是一对同源配对基因，含4个丙氨酸重复序列，其特殊的结构包括高度保守的辛肽、同源盒、C端结构域、4个"PolyA"片段。该蛋白质在神经元前体细胞及抑制中间神经元中选择性表达，其编码的转录因子在神经元的增殖、移行及分化中起着至关重要的作用（图4-26）。

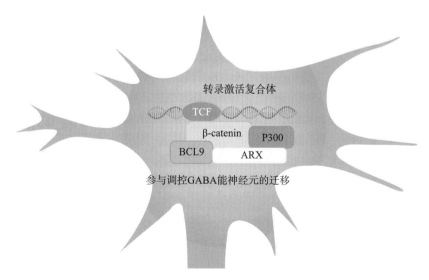

图4-26　*ARX*基因的功能及作用机制

3.变异导致的疾病（OMIM） 早期婴儿型癫痫性脑病1型、积水性无脑畸形伴生殖器异常、X连锁无脑回畸形2型、X连锁智力障碍29型和其他、Partington综合征、Proud综合征。

4.常见致病变异类型 目前有不到100种*ARX*变异报道，变异主要包括错义、缺失、重复和复杂的重新排列等，其中以错义变异最为常见。致病变异分布于整个基因中。一些致病的*ARX*变异只发生在单个患者或家系中，最常见的复发性致病变异是c.428～451dup（24bp），目前已经在超过50位患者中发现（图4-27）。

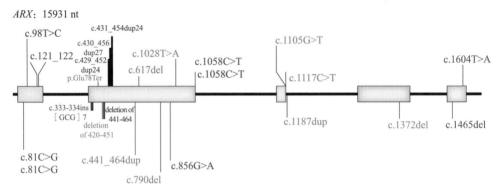

红色：X-连锁婴儿痉挛症（X-linked infantile syndrome，ISSX）
橙色：积水性无脑畸形伴生殖器异常（Hydranencephaly with abnormal genitalia）
黑色：Proud综合征（Proud syndrome）
绿色：X连锁智力障碍29型和其他（Mental retardation，X-linked 29 and others）
蓝色：Partington综合征（Partington syndrome，PRTS）

图4-27 部分致病变异位点及其对应临床表型

5.致病机制 *ARX*基因是由5个外显子组成的同源盒基因，这类同源盒基因被认为是胚胎发生过程中重要事件的重要调节因子，其特殊的结构包括高度保守的辛肽、同源盒、C端结构域、4个"PolyA"片段。*ARX*基因编码ARX蛋白，ARX蛋白有助于调节细胞分化和迁移的过程，特别是中间神经元。ARX蛋白在胎儿大脑、胰腺、睾丸和成年人的大脑、心脏、骨骼肌、肝中表达，但在胎儿大脑中的表达多于成年人。在胎儿大脑中，*ARX*基因主要在生发基质和脑室区、皮质层、尾状核、壳核、黑质、扣带回和海马的神经元前体中表达。近年来的研究表明，ARX蛋白可参与调控GABA能神经元的迁移，包括神经节尾部的切线迁移和新皮质室下区的放射状迁移。

6.遗传模式 X连锁隐性遗传（XLR）。

7.发病率 暂无。

8.起病年龄 婴儿期。

9.临床症状

（1）早期婴儿型癫痫性脑病伴脑电图爆发-抑制模式（early infantile epileptic encephalopathy with suppression-burst pattern，EIEE或Ohtahara syndrome）：是一种遗传性早期婴儿癫痫性脑病，迄今报道少见，该病在婴儿期起病，以发育迟缓、智力障碍、癫痫发作为主要表型。癫痫发作可在新生儿出生后4～7d发生，通常是单侧发作，也可两侧交替发作，癫痫发作可在数小时至几天内反复发生，部分患儿可在出生后4～6个月前缓解。其他临床特征可能包括低张力、视力障碍、不自主运动、行为异常、发育倒退、脊柱侧弯和关节挛缩等发育畸形。脑电图可以表现为高度失律。部分患儿可出现与Lennox-Gastaut综合征或婴儿痉挛症相同的临床表现。目前，*ARX*基因是第1个被发现与原发性EIEE有关的基因。EIEE比ISSX中发现的"PolyA"片段延展更长，临床表现也更早发生、更严重。OMIM的临床描述：头围减小、呼吸困难、吞咽困难、顽固性癫痫发作、肌阵挛发作、高度失律、癫痫发作后精神运动发育停滞、智力障碍、肌张力障碍、风湿性舞蹈症、四肢运动障碍、轴向肌张力减退、肌张力增高、反射亢进、痉挛状态、脑室扩大，MRI示基底核T_2权重信号，出生后最初几个月（通常4～7个月）即有癫痫发作，运动障碍发生在癫痫发作后（6～12个月），通常男性患者更严重。

（2）X连锁婴儿痉挛症（X-1inked infantile syndrome，ISSX）：是一种严重的早期婴儿型癫痫性脑病，其典型特征是在婴儿期开始频繁的强直发作或痉挛发作，脑电图可见爆发－抑制模式。约75%的该病患者可进展到婴儿痉挛症，其特点是丛集性痉挛、精神运动发育停滞、脑电图高度失律。该病是一种预后非常差的癫痫综合征，通常在出生后第1年内，多以出生后3～8个月起病，该病家族大多数携带*ARX*基因变异，其核心治疗是以激素及氨己烯酸治疗为主。远期预后主要决定于病因分类，但尽早开始治疗对于患儿的远期预后可以产生正面影响，且越来越多的国内外学者认为早期规范化处理对于其预后的影响更为突出。

（3）积水性无脑畸形伴生殖器异常（hydranencephaly with abnormal genitalia）：是由*ARX*基因的功能丧失变异导致的，变异主要涉及该基因的前4个外显子，包括大片段缺失、移码、无义和剪接位点变异，变异导致转录提前终止。在同源域和靠近OAR区域的非保守的错义变异也可导致该病。该病有两大特征：无脑回畸形和两性畸形。主要临床表现为出生后24～48h出现难治性癫痫发作、喂养困难、体温不稳定、体重增加极缓、重度肌无力伴肌痉挛和反射亢进、重度发育迟缓、慢性腹泻、核型为46，XY的两性畸形等。该病患者大部分在婴幼儿早期死亡，少数患者可生存1年以上。OMIM的临床描述：大前囟门、高额头、小下颌畸形、长人中、低位耳、薄视神经、Duane综合征、宽鼻梁、鼻根突出、薄上唇、长上唇、高弓腭、喂养不良、慢性腹泻、外阴性别不明、小睾丸、阴囊皱褶发育不全、小阴茎、严重的精神运动迟缓、无发育、新生儿顽固性癫痫发作、肌张力减退、远端痉挛、反射亢进、受累女性学习困难、从后脑到前脑的无脑回畸形、上厚眼睑和下厚眼睑、皮质中度增厚、脑室扩大、基底节发育不良、胼胝体发育不全、神经元迁移缺陷、白质胶质增生、下丘脑功能障碍、温度调节障碍，男性早期死亡，部分女性携带者受累较轻微。

（4）X连锁智力障碍29型和其他（mental retardation，X-linked 29 and others）：是由该基因缺失导致的精神运动发育迟缓。依据患者是否具有明显的体征改变或代谢异常可将其划分为特异性X连锁精神发育迟缓（XLMR）和非特异性X连锁精神发育迟缓（NS-XLMR），在男性中的发病率约为1.8/1000，携带者女性约为2.4/1000。伴有先天畸形、神经体征等改变的可归为特异的XLMR，而没有特异性或特征（如先天畸形，神经体征，代谢改变等）的可以归类为NS-XLMR。约有2/3的XLMR为非特异型。与XLMR相关的最常见的*ARX*基因变异是c.428～45ldup。OMIM的临床描述：眶周充盈（部分患者）、睑裂宽（部分患者）、轻度至重度智力障碍（已报道患者，IQ 为 21 ～ 67）、癫痫发作（部分患者）。

（5）Partington 综合征（partington syndrome，PRTS）：是一种罕见的神经系统疾病，其主要特征是轻度到中度的智力障碍和手部肌张力障碍，其他症状和体征包括构音障碍、行为异常、反复发作和（或）步态异常。男性患者的主要临床特征为轻到中度的精神发育迟缓、手部肌张力障碍性动作、构音障碍、笨拙步态，而女性携带者则无影响。以个体化治疗为主。OMIM 的临床描述：长三角形脸、关节挛缩、智力障碍、局灶性肌张力障碍（通常指手部）、构音障碍、语音延迟、癫痫发作、脑电图异常、下肢痉挛、下肢肌张力障碍。

（6）Proud 综合征（proud syndrome）：是一种罕见的神经系统疾病，其主要特征是严重的智力障碍、胼胝体发育不全、癫痫和痉挛发作，症状在男性患者中常见，女性患者症状常轻微。治疗以个体化治疗为主。OMIM 的临床描述：身材矮小、小头畸形、眶上嵴突出、面部粗糙、耳朵突出、听觉障碍、大眼睛、一字眉、视神经萎缩、视觉障碍、眼球震颤、斜视、高弓腭、隐睾、尿道下裂、小肾、挛缩、脊柱侧弯、锥形指、趾交叠、指甲凸、前发际线低、女性多毛症、重度智力障碍、严重发育迟缓、新生儿肌张力减退、胼胝体发育不全、进行性痉挛性四肢瘫痪、婴儿癫痫发作，部分女性受累。

10. 治疗　目前还没有针对 ARX 相关癫痫提出具体的治疗建议。ARX 相关疾病的治疗主要集中在对症治疗和康复训练。与 ARX 相关的癫痫患者可能会出现难治性癫痫发作。

11. 预后　不同的临床表型预后也不同，X 连锁婴儿痉挛症、积水性无脑畸形伴生殖器异常、早期婴儿肌阵挛脑病伴脑电图爆发 - 抑制等临床症状严重者可能出现早期死亡，或遗留严重的神经系统后遗症。

12. 遗传咨询　ARX 相关疾病是以 X 连锁隐性方式遗传的。女性携带者一般无症状，或可能症状较轻，取决于遗传变异和环境。由 ARX 基因变异引起的最常见的疾病是婴儿痉挛症和 X 连锁智力障碍，婴儿痉挛症的患病率为十万分之一，ARX 相关疾病的确切发病率尚不清楚。ARX 变异可以为新发变异，也可以遗传自父母，女性致病变异携带者的每个孩子都有 1/2 的概率遗传致病变异，所有携带致病变异的男性患者的女儿均会遗传该变异。X 染色体有失活的可能性，所以对看似表型正常的先证者母亲进行致病变异检测是有必要的，如果母亲未发现 ARX 致病变异，则将来生育 ARX 相关遗传病患儿的概率低。已报道，ARX 变异的胚系有嵌合现象，有过 1 例 ARX 变异患者的家系，其复发风险高于一般人群。

13. 未知领域　国外已有关于 ARX 变异的基因型 - 表现型的关联研究。目前，国内在这方面的研究较少，尚无关于 ARX 基因变异的系统研究，相关疾病的报道亦较少。

14. 患者组织　目前暂时没有关于 ARX 相关疾病的组织。

① American Epilepsy Society

https：//www.aesnet.org

② Epilepsy Foundation

https：//www.epilepsy.com

③ Epilepsy Action UK

https：//www.epilepsy.org.uk

④CLIMB：Children Living with Inherited Metabolic Diseases

http：//www.climb.org.uk

⑤National Organization for Rare Disorders（NORD）CDG Care

https：//rarediseases.org/

15.总结 目前已报道的*ARX*基因变异可导致的临床表型主要有ISSX、XLAG、PRTS、NS-XLMR、EIEE、Proud综合征等，提示*ARX*基因变异有临床表型异质性。*ARX*基因是一对同源配对基因，含5个外显子及4个丙氨酸重复序列，在神经元前体细胞及抑制中间神经元中选择性表达，其编码的转录因子在神经元的增殖、移行及分化中起着至关重要的作用。目前还没有针对*ARX*相关癫痫提出具体的治疗建议。治疗*ARX*相关疾病的重点是对症治疗和康复训练。

四、*CDKL5*

cyclin-dependent kinase-like 5

OMIM *300203

· 总结及摘要：

位置	Xp22.13
基因功能	*CDKL5*的N-端编码具有激酶活性的磷酸化蛋白，C-端对*CDKL5*表达主要起调节作用。*CDKL5*编码的蛋白质在大脑中广泛分布，包括大脑皮质、小脑、海马区和脑干等，参与神经突触形成与神经元的形成、生长和运动（迁移）及细胞分裂，还在神经元之间的连接（突触）的化学信号传导中起作用
遗传模式	X连锁显性遗传（XLD）
突变致基因功能改变	可能导致功能降低或丧失（LOF）
常见突变类型	错义突变、无义突变、截短突变及微缺失
起病年龄	新生儿期及婴儿期起病
临床表型	Lennox-Gastaut综合征（LGS）、X连锁婴儿痉挛症（XLIS）、大田原综合征（OS）、雷特综合征（RTT）、类Angelman综合征及孤独症谱系障碍（autism spectrum disorder, ASD）
治疗建议	选择广谱抗癫痫药物，如氨己烯酸、氯巴占、丙戊酸、拉莫三嗪和左乙拉西坦等及类固醇。难治性病例还可以选择生酮饮食、迷走神经刺激术及胼胝体切开术
预后	预后不佳，治疗困难，发作难以控制，具有较高的死亡率和致残率

1.位置 Xp22.13。

2.基因功能 该基因是Ser/Thr蛋白激酶家族成员，编码具有蛋白激酶活性的磷酸化蛋白。该基因突变与X连锁婴儿痉挛综合征（ISSX）（也称为X连锁WEST综合征）和雷特综合征相关。*CDKL5*基因编码的蛋白质在大脑中表达最活跃，对于大脑的正常发育和功能至关重要。研究表明，CDKL5蛋白与神经元的形成、生长和运动（迁移）及细胞分裂有关，也在突触的化学信号传递中起作用。CDKL5蛋白是一种通过在特定位置添加一簇氧和磷原子（磷酸基团）来改变其他蛋白质活性的酶。由*MECP2*基因产生的MeCP2蛋白可能是CDKL5蛋白靶向的蛋白质之一，MeCP2蛋白在维持神经元和其他神经细胞的正常功能及维持突触结构中起重要作用。目前尚未确定CDKL5蛋白还有哪些其他的靶蛋白。在小鼠大脑中，CDKL5蛋白在大脑皮质、海马、丘脑、纹状体和嗅球中表达水平最高（Lein等，2007；Rusconi等，2008；Wang等，2012），在这些区域中，前额叶皮质和海马区对于高级认知功能和工作记忆至关重要，纹状体主要促进自主运动，这些区域的功能破坏与*CDKL5*基因突变患者所表现的症状高度相关。此外，*CDKL5*是唯一一个在小鼠大脑中具有mRNA表达的CDKL家族成员（Lein等，2007）。啮齿动物大脑中*CDKL5*的表达受发育调节，在胚胎脑中含量很低，出生后不久，表达显著上调，在生命的最初几周达到峰值，然后在成年大脑中保持较高水平。*CDKL5*主要在神经元中表达，其在神经胶质细胞中的表达极低。*CDKL5*缺乏症是一种遗传病，可引起癫痫发作、发育迟缓和严重的智力障碍。癫痫发作通常出现于出生后的几个月内，很难用药物控制，大多数患儿每天都有1～5次的癫痫发作；其他症状包括睡眠障碍、进食困难和磨牙；胃肠道症状也很常见，包括便秘、胃食管反流等，每5名患儿中就有1名使用鼻饲管。*CDKL5*缺乏症在女性中比男性更常见，但男性患儿常具有更严重的症状，其相关疾病是由*CDKL5*基因的致病突变引起的，这种变异通常不由任何一个双亲遗传而来。它是X连锁显性遗传。*CDKL5*缺乏症曾被认为是雷特综合征的一种变异，但现在认为是一种单独的疾病（图4-28）。

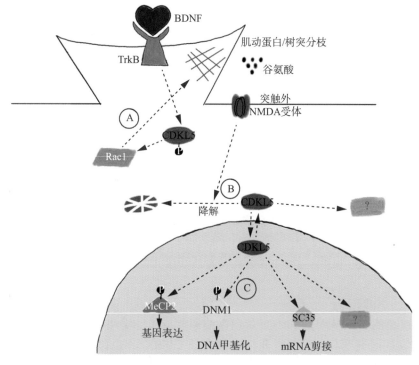

图4-28　*CDKL5*基因的功能及作用机制

3.突变导致的疾病（OMIM）　早期婴儿型癫痫性脑病2型（early infantile epileptic encephalopathy type 2）。

4.常见致病突变类型　包括错义突变、无义突变、截短突变及微缺失。*CDKL5*相关脑病是由于该基因拷贝数不足所致，早期的文献报道，该蛋白质也称为丝氨酸/苏氨酸蛋白激酶9（STK9），该基因位于Xp22.13。在*CDKL5*脑病患者中，报道的各种突变包括缺失、截短和错义突变，这些通常是新发突变。最初，该基因是通过鉴定2名患有X连锁婴儿痉挛症的女孩而被发现的。截至2015年，已报道了数百例*CDKL5*脑病患者。截至2020年11月，在ClinVar中收录了616个致病突变和175个临床意义不明的变异。由于是X连锁遗传，男性癫痫性脑病患者中*CDKL5*的突变更为多见，相较女性，男性的症状更为严重。基因型-表型的分析没有观察到一致的联系。*CDKL5*脑病同卵双胞胎姐妹在临床表型上的不一致，提示了表观遗传或环境因素在该病发生中的作用。C末端的突变（外显子19～21；密码子＞938）被认为意义不大或没有意义，该区域的突变被认为与致病关系不大（图4-29）。

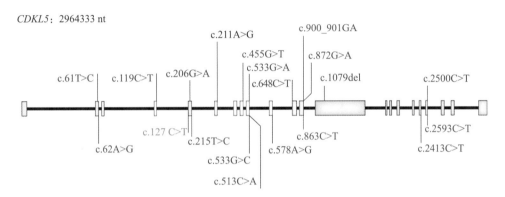

红色：X-连锁婴儿痉挛症（X-linked Infantile Spasm）
蓝色：早发惊厥型Rett综合征（Hanefeld Rett syndrome）
橙色：Lennox-Gastaut综合征（Lennox-Gastaut syndrome）
绿色：大田原综合征（Ohtahara syndrome）

图4-29　部分致病变异位点及其对应临床表型

5.致病机制　CDKL5蛋白激酶的作用是通过在特定位置添加一簇氧和磷原子（磷酸基团）来改变其他蛋白质活性。由*MECP2*基因产生的MeCP2蛋白可能是CDKL5蛋白作用的靶蛋白之一。MeCP2蛋白在神经元和其他脑细胞的功能及神经元突触的维持中起重要作用。*CDKL5*参与树突极化、轴突生长、脊柱形成，是大脑发育的必需蛋白，此功能是通过与Rac1相互作用介导的。在细胞核中，*CDKL5*能够与*MECP2*和*DNMT1*相互作用并使其磷酸化，从而影响基因表达和DNA甲基化。目前尚未确定CDKL5蛋白还有其他哪些靶蛋白。

6.遗传模式　X连锁显性遗传（XLD）。

7.发病率　暂无。

8.起病年龄　新生儿期及婴儿期起病。

9.临床症状　2003年Kalscheuer等首次报道了2例*CDKL5*基因突变导致的婴儿痉挛综合征，随后在早发癫痫变异型雷特综合征（Rett综合征）、Lennox-Gastaut综合征、类Angelman综合征和孤独症等患者中也有*CDKL5*基因突变的报道。越来越多的学者倾向于将*CDKL5*基因突变所致的一系列临床表现统称为CDKL5综合征。目前认为*CDKL5*突变可导致婴儿早发型癫痫和（或）运动障碍，其相关表型主要有X连锁婴儿痉挛症、早发惊厥型雷特综合征、大田原综合征和Lennox-Gastaut综合征。该基因突变导致的疾病多累及女性，可能与*CDKL5*突变后对男性胚胎致命相关，但男女患儿在临床表现严重程度上无明显差异。此外，一般认为突变区域与临床症状的严重程度无相关性。

（1）X连锁婴儿痉挛症（X-linked Infantile Spasm）：*CDKL5*突变是导致婴儿痉挛症常见的致病因素，所致的癫痫平均发病年龄为出生后1.8个月，早期多数表现为局灶性发作，多数会演变成婴儿痉挛症。发作初期表现为局灶性阵挛发作，后发展为痉挛样发作，发作频率1～20次／天，且运动及语言功能与癫痫发作频率相关。除癫痫发作外，*CDKL5*突变还可表现为发育迟缓和视觉发育障碍、肌张力障碍、运动功能障碍及抗癫痫药物治疗反应欠佳。运动功能障碍可作为*CDKL5*突变导致的表型特点，尤其是手部刻板样动作、舞蹈样动作。此外，*CDKL5*通常伴有精神运动发育迟缓，但不会出现发育倒退。癫痫控制欠佳的患儿可采用生酮治疗，不仅能有效地控制癫痫发作，且可改善发育情况。另外，抗癫痫药如妥泰、氨己烯酸、丙戊酸、左乙拉西坦、托吡酯均可在不同程度上减少癫痫的发作。总的来说，发病年龄在出生后2个月左右，女婴多见，以手部刻板样动作为主的运动功能障碍、阶段式临床表现及有效抗癫痫药物治疗后的缓解期可作为*CDKL5*突变所致IS的重要线索。对于*CDKL5*基因突变的患儿，ACTH应慎用，因为研究发现*CDKL5*基因突变的患儿使用ACTH后痉挛发作可能会出现增多。OMIM的临床描述：婴儿期起病、全面发育迟缓、肌张力减退、厚下唇、渐进性小头畸形、宽前额、刻板行为、眼深陷、鼻孔前翻、锥形指、眼神躲避、短足、肌阵挛、全身性肌阵挛发作、极重度智力障碍、脑电图高度失律、胃食管反流、便秘、发育倒退、行走不能、前额突出、癫痫性脑病、短掌、过度通气、婴儿痉挛、小手、脊柱侧弯、婴儿期癫痫发作、多灶性癫痫发作、强直-阵挛发作、精神运动发育迟缓、语言发育缺乏、运动障碍、EEG异常、睡眠障碍、孤独症倾向、难治性癫痫等，患者多为女性，男性患者更严重，有轻微的面部畸形。

（2）大田原综合征（Ohtahara syndrome）：大田原综合征是一种早期婴儿型癫痫性脑病，脑电图改变伴抑制-爆发波型，癫痫发作通常在出生后10d内出现。癫痫发作类型多样，清醒期和睡眠期均可见发作，通常出现强直性痉挛，表现为突然四肢僵硬，持续数秒钟；还会出现局部（部分）运动性癫痫发作，表现为一侧肢体或身体一侧发生抽搐，持续数秒至数分钟；后期可能出现全身性大发作；几个月后，癫痫发作可能会转变为婴儿痉挛症（West综合征）。治疗困难，发作常难以控制。多数患儿有严重的先天性或围生期脑损伤及代谢异常，神经影像学常能发现比较大的结构性异常，如先天性脑发育异常、Acardi综合征、脑穿通畸形、Leigh综合征等。

（3）早发惊厥型雷特综合征（Hanefeld Rett syndrome）：Hanefeld型雷特综合征除了有早发惊厥、目光对视差、严重的肌张力低下等早发型癫痫性脑病的特征外，还具有头围增长缓慢、手部刻板样动作（如绞手、拍手、搓手、手失用）、孤独症行为等雷特综合征的某些特征。除外代谢、围生期脑损伤因素外，*CDKL5*基因突变是导致该病的重要病因。

（4）Lennox-Gastaut综合征（Lennox-Gastaut syndrome，LGS）：LGS是年龄依赖性癫痫性脑病的一种，特点为幼儿期起病、发作形式多样、智力发育受影响、治疗困难。LGS由不同的病因引起，约60%属于症状性LGS；约30%以上病因不明。继发性病例中，可有各种脑损伤病史，如围生期缺氧缺血性脑病、颅内出血、脑炎、宫内感染、脑梗死、心血管疾病、低血糖、颅脑外伤等。很多遗传病，尤其是遗传性发育障碍、代谢异常、遗传综合征等，可以表现为LGS，20%～30%的LGS由婴儿痉挛症演变而来。

（5）类Angelman综合征（Angelman-like syndrome）：有报道发现，类Angelman综合征患者中存在*CDKL5*基因突变。Angelman综合征（AS）的特征是特殊面容、发育迟缓、语言障碍、共济失调、癫痫发作及异常发笑，发病率为1/20 000～1/12 000。AS的诊断取决于临床标准及分子和（或）细胞遗传学检测，AS是由于15q11～13区域的异常或*UBE3A*基因在大脑中表达缺乏所致，但是，AS的临床表现具有高度异质性。约10%的临床诊断为AS的个体没有可识别的分子缺陷，这些个体中的大多数可能为类AS综合征，这些类AS综合征可大致分为染色体微缺失和微重复缺陷和单基因疾病。现在，可通过染色体微阵列分析识别微缺失与微重复，包括Phelan-McDermid综合征（染色体22q13.3缺失）、MBD5单倍体不足综合征（染色体2q23.1缺失）和KANSL1单倍体不足综合征（染色体17q21.31缺失）。单基因疾病包括Pitt-Hopkins综合征（*TCF4*）、Christianson综合征（*SLC9A6*）、Mowat-Wilson综合征（*ZEB2*）、Kleefstra综合征（*EHMT1*）和雷特（*MECP2*）综合征、还包括由于*HERC2*、腺苷琥珀酸酶裂解酶（ADSL）、*CDKL5*、*FOXG1*、*MECP2*（重复）、*MEF2C*和*ATRX*突变引起的疾病。因此对于表现类似AS的患者，如果15q11～13区域或*UBE3A*基因未检测到异常，需要警惕染色体微缺失和微重复和其他单基因疾病，如*CDKL5*突变。

10.治疗　选择广谱抗癫痫药物，如氨己烯酸、氯巴占、丙戊酸、拉莫三嗪和左乙拉西坦等及类固醇。难治性病例还可以选择生酮饮食、迷走神经刺激术及胼胝体切开术进行治疗。目前对于*CDKL5*相关癫痫性脑病无特异的精准治疗，首选仍是抗癫痫药物控制发作。

11.预后　预后不佳，治疗困难，发作难以控制，具有较高的死亡率和致残率。

12.遗传咨询　*CDKL5*相关癫痫性脑病为X连锁显性遗传，其中大部分的致病变异是新发突变（de novo）。*CDKL5*相关癫痫性脑病患者的每个孩子都有50%的风险率遗传*CDKL5*致病变异。一旦在受累家系成员中发现*CDKL5*致病变异，就应该对高危妊娠进行产前检测并进行胚胎植入前遗传诊断。

先证者的父母：父母不携带致病突变，再生育一胎的患病风险非常低。

先证者的同胞：因系X连锁显性遗传，故携带致病基因的患者同胞会发病，可以推断表型正常的同胞不携带致病变异。

先证者的后代：其后代的患病风险率为50%。

13.未知领域　关于*CDKL5*基因突变的表型异质性，还有很多不确定的地方，并且*CDKL5*在大脑中的功能仍远未得到充分理解。未来的研究需要弄清*CDKL5*的功能及其相关信号通路的机制。在分子水平上，尽管已鉴定出*CDKL5*的几种底物，但鉴定其他直接底物以获得*CDKL5*相关信号通路的完整路径仍十分重要。另外，*CDKL5*突变导致癫痫性脑病的机制仍知之甚少。此外，临床表现的严重程度与基因突变区域不相关的原因也需要进一步的阐明。

14.患者组织　与许多其他罕见的癫痫性脑病相反，*CDKL5*脑病的患者资源很多，如*CDKL5*社区建立了*CDKL5*-Disorder国际注册数据库，该数据库当前包括100多名患者。

①International Foundation for *CDKL5* Research

https：//www.cdkl5.com

②Loulou Foundation

https：//www.louloufoundation.org/

③ *CDKL5* Disorder International Registry Database

https：//www.cdkl5.com/help-our-researchers/

④ American Epilepsy Society

https：//www.aesnet.org

⑤ Epilepsy Foundation

https：//www.epilepsy.com

⑥ Epilepsy Action UK

https：//www.epilepsy.org.uk

15.总结　目前已报道的*CDKL5*基因突变可导致的临床表型主要为X连锁婴儿痉挛综合征（ISSX），其他少见的表型包括LGS和雷特综合征、类Angelman综合征、早发性肌阵挛脑病，临床表型的严重程度与基因突变区域无关，提示基因突变有表型异质性。*CDKL5*基因编码的蛋白质在大脑中表达最活跃，对于大脑的正常发育和功能至关重要。CDKL5蛋白与神经元的形成、生长和运动（迁移）及细胞分裂有关，还在突触的化学信号传递中起作用。该基因突变所致的癫痫预后不佳，首选广谱抗癫痫药，如氨己烯酸、氯巴占、丙戊酸和左乙拉西坦等。难治的病例可考虑生酮饮食、迷走神经刺激及胼胝体切开术。

五、*CHD2*

homo sapiens chromodomain helicase DNA binding protein 2

OMIM *602119

·总结及摘要：

位置	15q26.1
基因功能	*CHD2*具有3种功能结构域, 包括染色质调节域、Sucrose-nonfermenting相关解旋酶/ATP酶结构域及DNA结合域, 具有重塑染色质功能
遗传模式	常染色体显性遗传（AD）
变异致基因功能改变	功能丧失（LOF）
常见变异类型	错义、移码、无义、剪接
起病年龄	出生后6个月至4岁
临床表型	发作表现为早期以单一发作类型为主, 后期可逐渐演变为多种类型。目前最常报道的*CHD2*表型包括Dravet综合征（发病较早, 部分具有热性惊厥、肌阵挛性癫痫发作的特点）、Lennox-Gastaut综合征（包括强直性惊厥发作的多种癫痫发作类型）、肌阵挛-失张力癫痫（Doose）综合征（光敏性、肌阵挛性癫痫发作）及部分不能分类的癫痫性脑病。同时*CHD2*基因变异还可引起其他神经系统发育性疾病, 包括孤独症谱系障碍、发育迟缓、智力发育落后, 还可引起脊柱侧弯、先天性无脑回畸形及神经管发育畸形等发育异常
治疗建议	迄今为止, 尚无针对*CHD2*变异患者的特别推荐治疗方案。有文献提到丙戊酸和左乙拉西坦可能比其他抗癫痫药物更有效, 但这一点仅基于有限的临床经验, 并没有具体量化的治疗方案
预后	具有异质性, 预后存在差异

1.位置 15q26.1。

2.基因功能 *CHD2*基因编码染色质解旋酶结合蛋白2，具有典型的3种功能结构域，包括染色质调节域、Sucrose-nonfermenting相关解旋酶及DNA结合域，主要参与染色质结构重塑、影响组蛋白的乙酰化及调控基因转录，在细胞发育和细胞分化等方面同样发挥着重要作用。有研究表明，*CHD2*通过与细胞特异性转录因子相互作用及H3.3的整合介导了细胞分化过程中发育的二价或活性基因的表达，通过这种方式，*CHD2*将染色质进行重塑，从而在分化时表达出调控发育的基因。在人类神经发育过程中，在神经元分化之前，*CHD2*可能通过与NKX2-1和其他尚未确定的转录因子相互作用，对染色质重塑起重要作用。除了调控基因表达以外，*CHD2*在DNA损伤反应中同样起着作用，在体外，*CHD2*与转录因子NKX2-1相互作用，可以控制GABA来抑制神经元的发育，抑制神经元发育和迁移的缺陷是癫痫发病病因中日益受重视的病理生理机制，如转录因子ARX功能变体的丧失与X染色体连接的癫痫相关。*CHD2*基因变异相关癫痫在2009年被首次报道，在此之后，Thomas等研究发现*CHD2*基因变异和多种神经发育性疾病相关（图4-30）。

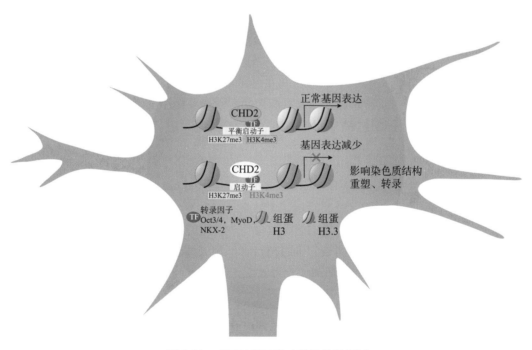

图4-30 *CHD2*基因的功能及作用机制

3.变异导致的疾病（OMIM） 儿童期发病型癫痫性脑病（childhood-onset epileptic encephalopathy）。

4.常见致病变异类型 目前常见的变异包括错义变异、移码变异、无义变异、剪接变异。到目前为止，大多数明确的致病变异为移码变异或无义变异，微缺失（包括*CHD2*和周围的基因）及错义和剪接位点变异也已有报道。许多已鉴定的错义和剪接位点变异的致病性尚未得到明确证明，因为大多数这些变异的遗传和功能数据尚有限。目前已报道了整个*CHD2*基因缺失，并且不限于单个结构域或外显子（图4-31）。

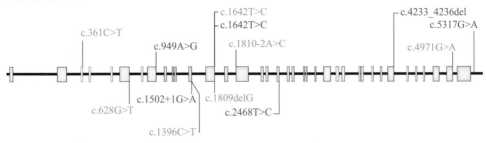

CHD2：167638 nt

红色：癫痫（Epilespy）
橙色：儿童期发病型癫痫性脑病（Epileptic encephalopathy，childhood-onset）
绿色：发育迟缓及自闭症（Developmental delay and autism）

图4-31　部分致病变异位点及其对应临床表型

5.致病机制

（1）单倍剂量不足：目前在已描述的致病变异中，大多数是杂合的截短变异或整个基因的缺失，这表明单倍体不足是该病的致病机制，但目前错义变异的发病机制尚不清楚。

（2）染色体重塑：*CHD2*编码染色体结构域解旋酶结合蛋白2，*CHD2*和该蛋白质家族的其他成员负责染色质的重塑，从而控制基因组和基因表达的三维结构。*CHD2*普遍存在，尚不清楚为什么变异会导致癫痫和发育异常。*CHD2*的单倍体不足可能导致下游基因表达的改变，这对于正常的大脑发育和功能起着重要作用。

6.遗传模式　常染色体显性遗传（AD），外显率100%。

7.发病率　暂无。

8.起病年龄　出生后6个月至4岁。

9.临床症状　*CHD2*基因变异常与儿童期发病型癫痫性脑病相关，该病是一种非常严重的癫痫形式，其特征为在儿童期发病、多种癫痫发作类型、预后不良等，受累个体具有认知衰退和智力障碍。目前确诊的患者数量较少，眼睑肌阵挛或常见的光敏性癫痫通常是错义变异所致，其余尚无明确的基因型与表型相关性报道，临床表型常有癫痫、发育迟缓及孤独症等。**OMIM**的临床描述：光敏性（部分患者）、癫痫性脑病、精神运动发育迟缓、癫痫发作、肌阵挛发作、失张力性癫痫发作、急性发热、失神发作、强直-阵挛发作、癫痫持续状态、心理运动退化、智力障碍、脑电图异常、孤独症谱系障碍（罕见）、发病年龄为1～3岁、患者可能有多种癫痫类型、所有报道的病例都是新发变异。

（1）癫痫（epilespy）：对于*CHD2*变异患者，大部分在出生后6个月至4岁起病，可出现多种癫痫发作类型，包括GTCS、肌阵挛发作、肌阵挛-失张力性癫痫发作、不典型发作及局灶性发作等，其中以肌阵挛发作和失神发作为主，其他癫痫发作类型包括跌倒发作和脑电图上广义的尖波相关的多种癫痫发作类型。癫痫发作可能具有热敏性，在几例患者中观察到的癫痫发作类型被称为"失张力-肌阵挛-失神发作"，其特征是突然点头和失张力，随后是肌阵挛、失神阶段，并发展为"棘齿状"双上肢强直性外展。在一项研究中，12位患者中有9位患者出现了由光刺激（如闪烁的灯光或电视）引起的癫痫发作，这可能是此类早发型癫痫的一个明显特征。*CHD2*变异也见于与光敏性相关的常见癫痫病中，在36例光敏感的癫痫综合征患者中，有3例患者不存在眼睑肌阵挛。

CHD2 基因变异相关癫痫患者多数表现为癫痫性脑病的症状较重，少数可以表型较轻，预后良好。

（2）发育迟缓及孤独症（developmental delay and autism）：具有 *CHD2* 变异的患者通常在癫痫发作前即出现发育迟缓，迄今为止报道的所有癫痫性脑病患者均具有轻到重度的智力障碍，并且部分患者表现出孤独症特征或其他攻击性行为。有学者对3486名ASD患者及未受累的兄弟姐妹进行ASD相关基因变异的筛查，总共包括64个基因，其中发现6例患者携带 *CHD2* 基因变异，且均为新发变异，*CHD2* 变异的患者可出现发育迟缓，但并不总是伴有光敏性癫痫。

（3）其他特征（other features）：*CHD2* 变异和附近基因微缺失的患者还可能具有其他特征，包括躯干性肥胖、脊柱侧弯、新生儿肌张力低下和面部畸形（面颊饱满、人中短、低鼻梁、球形鼻尖、高腭弓、后发际线低、手指纤细），但是尚不清楚这些发现是否也与 *CHD2* 序列变异相关。

10.治疗　丙戊酸可以起到抑制组蛋白脱乙酰酶活性及改变染色质结构的作用，是治疗全面性癫痫和肌阵挛发作的有效抗癫痫药物之一。有文献报道，丙戊酸和左乙拉西坦可能比其他抗癫痫药物更有效，但这一点仅基于临床经验，并没有具体量化的治疗方案。若要在罕见的遗传性癫痫病的精确治疗方面取得进展，则应该做出更大的努力，以准确量化其对药物治疗的反应，理想情况下是通过预期使用癫痫日记和应用程序来获取资料，更重要的是如何对这些患者使用药物后出现任何认知和行为的影响进行测量和量化。

11.预后　具有异质性，预后存在差异。

12.遗传咨询

先证者父母：该病为常染色体显性遗传，大部分该病患者是由于 *CHD2* 新发致病变异导致的，该基因致病变异由患病的母亲传给子女的病例报道极少。如果在父母的外周血中没有检测到致病变异，先证者极可能是发生了新发变异或者父母存在生殖细胞嵌合体。

先证者同胞：先证者的兄弟姐妹的患病风险取决于父母的临床/遗传水平。在极罕见的情况下，如果在患病的父母一方或者在先证者中检测出 *CHD2* 致病变异，则先证者兄弟姐妹的患病风险率是50%。如果在父母中均未检测到先证者中存在 *CHD2* 致病变异，其兄弟姐妹的患病风险率为1%。

先证者后代：先证者的每个后代均有50%继承到SRCAP致病变异的患病风险率。

13.未知领域　目前该基因的错义变异的发病机制尚不清楚，也不清楚为什么变异会导致癫痫和发育异常。

14.患者组织　*CHD2* 变异患者社区保持着活跃的Facebook页面，研究人员和家庭都可以加入。目前没有成立专门的 *CHD2* 相关疾病的患者组织。以下罗列了几个组织，这些组织可以作为 *CHD2* 相关疾病家庭的联系方式。

①Facebook：CHD2：Simons Searchlight Community

https：//www.facebook.com/groups/searchlight.chd2

②Simons searchlight

https：//www.simonssearchlight.org/research/what-we-study/chd2/?fbclid＝

IwAR3eJm9hHGx-jGDgsW790-3mRNY_ehfrwHiTazJzA0NZZbJqOVA-vOFDZm4

③Genetics Home Reference

https：//ghr.nlm.nih.gov/condition/familial-focal-epilepsy-with-variable-foci

④Genetic and Rare Diseases Information Center

https：//rarediseases.info.nih.gov/guides/pages/120/support-for-patients-and-families

⑤Brain Foundation（Australia）

https：//brainfoundation.org.au/

⑥CURE：Citizens United for Research in Epilepsy

https：//www.cureepilepsy.org/for-patients/

⑦Medical Home Portal：Seizures/Epilepsy

https：//www.medicalhomeportal.org/living-with-child

15.总结　*CHD2*是一种蛋白质编码基因，其相关途径包括染色质调节/乙酰化，具有染色质重塑功能。与*CHD2*相关的疾病起病相对较早，主要包括癫痫性脑病、儿童期发作和肌阵挛性癫痫病，同时还有可引起其他神经系统发育障碍的疾病，如孤独症谱系障碍、发育迟缓、智力发育落后，还可引起脊柱侧弯、先天性无脑回畸形及神经管发育畸形等发育异常。尽管*CHD2*单倍体剂量不足是遗传性癫痫的罕见病因，但在神经元发育过程中，致病机制可能与其他遗传性癫痫重叠。迄今为止，尚无针对*CHD2*变异患者的特别推荐治疗方案，有学者在文献中提出，对于抗癫痫药物而言，丙戊酸和左乙拉西坦可能比其他抗癫痫药物更有效。但这一点仅基于临床经验，若想进一步制订规范化的治疗方案，还需进一步通过癫痫日记和应用程序来获取资料，并对这些患者使用药物后出现的任何认知和行为的影响进行测量和量化，从而制订规范且有效的治疗方案。

六、*DEPDC5*

dep domain containing 5
OMIM *614191

·总结及摘要：

位置	22q12.2～q12.3
基因功能	该基因编码的蛋白质为八聚体复合物GATOR的一部分, GATOR是mTOR通路中的负调控因子, 由2个亚复合体GATOR1和GATOR2组成。DEPDC5蛋白是GATOR1亚复合体的一部分
遗传模式	常染色体显性遗传（AD）
变异致基因功能改变	功能丧失（LOF）
常见变异类型	无义、剪接、缺失等
发病年龄	婴儿期至成年期均可起病
临床表型	该病的主要特征是在不同的家庭成员中，癫痫发作起源于不同的皮质区域, 从婴儿期到成年期间均可起病。在癫痫发作期间，许多患者有先兆期，并表现出自动症，而另一些患者可能是夜间发作。通常会有次级泛化。部分患者发作间期的EEG异常, 部分患者有智力残疾或孤独症。通常在第一个十年或第二个十年起病, 后期发作也有报道，并且家族内表型多变。临床表型差异大, 外显率可低于60%

续表

治疗建议	*DEPDC5*相关癫痫的难治愈率高达52.46%，抗癫痫药物可选择奥卡西平、拉莫三嗪、左乙拉西坦及丙戊酸。此外，由于*DEPDC5*变异导致mTOR通路过度活化是*DEPDC*相关癫痫的发病机制，所以mTOR通路抑制药雷帕霉素及其类似物可能对这种癫痫有较好的治疗作用，另外，难治病例也可考虑手术治疗。由于生酮饮食能降低mTORC1的活性，因此对*DEPDC5*相关癫痫的治疗可能也有较好的效果
预后	*DEPDC5*变异导致的局灶性癫痫中，不同的患者对抗癫痫药物（AEDs）的反应不同，总的来说，药物难治性比例较高。在病灶多变的家族性局灶性癫痫的各种表现形式中，额叶癫痫最为常见。在同一家系中，不同受累成员脑电图的部分性发作起源于额叶、颞叶、中央、顶或枕叶等不同的区域，夜间发作较为常见。因此，同一家系中的不同受累成员临床表现可各不相同，部分受累者可仅有EEG部分性放电而无临床症状，并且神经影像学检查阴性，这类受累个体通常对抗癫痫药物反应良好。合并局部脑皮质发育异常的患者通常表现出药物难治性癫痫，应早期评估手术的可能

1.染色体位置　22q12.2～q12.3。

2.基因功能　该基因编码的蛋白质为八聚体复合物GATOR的一部分，GATOR是mTOR通路中的负调控因子，由2个亚复合体GATOR1和GATOR2组成。*DEPDC5*蛋白是GATOR1亚复合体的一部分。哺乳动物雷帕霉素靶蛋白（mTORs）是一种高度保守的丝氨酸/苏氨酸蛋白激酶。mTOR1信号通路是调节细胞内蛋白质合成和降解、调控细胞生长和增殖的重要信号通路之一，对来自氨基酸的信号非常敏感。mTOR1蛋白激酶是调节亮氨酸功能的关键调控分子，通过控制蛋白质、脂质合成及自噬等过程调控细胞发育。*DEPDC5*基因编码的蛋白对mTOR1信号通路中的氨基酸感应起抑制作用。Tsai MH等的研究结果提示，*DEPDC5*不仅是家族性局灶性癫痫最常见的致病基因，而且可能是散发性局灶性癫痫的重要致病基因（图4-32）。

3.变异导致的疾病（OMIM）　家族性局灶性癫痫伴可变灶1型（familial focal epilepsy with variable foci type 1, FFEVF）。

4.常见致病变异类型　为功能丧失性（LOF）变异。家族性局灶性癫痫伴可变灶被称为癫痫综合征已有10多年，但致病基因长期以来成谜。1999年发现致病基因定位于22q染色体。外显子组测序的发展和对澳大利亚一个家族中所有患者的评估为该致病基因的发现铺平了道

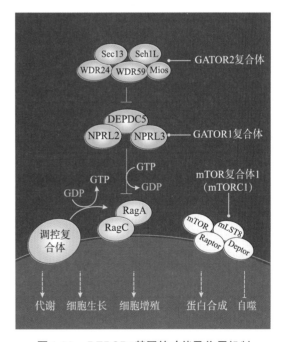

图4-32　*DEPCD5*基因的功能及作用机制

路。随后，在常染色体显性遗传夜间额叶癫痫和家族性颞叶内侧癫痫患者中也发现了

DEPDC5 的变异，进一步证实了 *DEPDC5* 变异可导致不同的局灶性癫痫。由于 *DEPDC5* 的大多数致病变异会导致蛋白质翻译过早被终止，因此单倍体剂量不足被认为是该类疾病的发病机制。Martin 等在 79 名患有局灶性癫痫的法裔加拿大先证者中发现，有 4 名（5%）患者的 *DEPDC5* 基因中有 2 个不同的杂合变异（R843X，614191.0010 和 T864M，614191.0011），单倍型分析表明 R843X 是基础变异。Dibbens 等在法裔加拿大患者中也发现存在 R843X 变异。Baulac 等发现 1 名家系患者的 *DEPDC5* 基因（614191.0006）存在胚系 R239X 变异，并且其 *DEPDC5* 中还存在体细胞杂合性截短变异（R422X），该变异是在患者进行癫痫手术后获取的脑标本中检测到的，该脑组织样本的组织学质量较差，显示存在 I 级局部脑皮质发育不良伴有皮质结构紊乱。Baulac 等发现，*DEPDC5* 基因的第 2 个变异可导致该组织中的双等位基因失活，这点与二次打击学说相符。但是，一位非亲缘关系的 FFEVF 患者脑组织检查提示具有杂合胚系 *DEPDC5* 变异和相似病理学表现，却未有体细胞 *DEPDC5* 变异。*DEPDC5* 变异在较小的局灶性癫痫家族中占 5% ～ 12%，此外，在散发的局灶性癫痫患者中存在 *DEPDC5* 新生变异的可能。由于存在不完全外显，*DEPDC5* 相关疾病的外显率为 0.5 ～ 0.8，即具有 *DEPDC5* 致病变异的个体发生局灶性癫痫的可能性为 50% ～ 80%（图 4-33）。

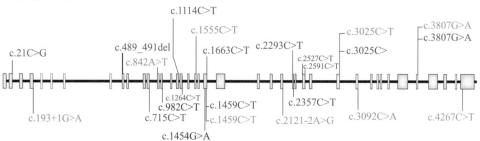

图 4-33   部分致病变异位点及其对应临床表型

5. 致病机制   mTOR（雷帕霉素靶蛋白）是一种丝氨酸/苏氨酸激酶，mTOR 信号通路可调节细胞的生长和增殖。*DEPDC5* 蛋白是 GATOR1 复合物的一部分，该复合物根据氨基酸的可获得性调节 mTOR 通路的活性。*DEPDC5* 的单倍体剂量不足将导致对 mTOR 的抑制作用降低，最终导致脑内不同位置的皮质发育异常，在某些具有 *DEPDC5* 变异的患者中观察到存在皮质发育异常支持了该理论。部分 *DEPDC5* 变异的个体具有正常的高分辨率头颅 MRI 结果，目前尚不清楚这些患者是否因为脑内的皮质发育异常面积太小，以至于无法在 MRI 上显示，或者 *DEPDC5* 变异可能存在其他的机制引起局灶性癫痫。有学者提出，可能与其他 mTOR 相关疾病类似，"双命中模型"也许能解释 *DEPDC5* 变异引起的皮质发育异常，该假定认为除 *DEPDC5* 变异外，mTOR 途径相关疾病还存在基因变异可引发体细胞发生变化，但是，这一假设尚未得到证实。最近有一组研究人员确定了2个mTOR调节剂（*NPRL2*和*NPRL3*基因）中的变异家族，这表明编码构成GATOR1复合物蛋白质的所有3个基因中的致病变异都可能导致局灶性癫痫的风险，这个结论还需要进一步的研究确认。

6.遗传模式　常染色体显性遗传（AD），外显率为50%～80%。

7.发病率　由*DEPDC5*基因突变导致的几种癫痫都非常罕见，见于文献报道的患者是有限的。

8.起病年龄　婴儿期至成年期均可起病。

9.临床症状　与*DEPDC5*相关的疾病包括一系列癫痫综合征，几乎所有这些癫痫综合征都以局灶性癫痫发作为特征，发作起源在大脑的离散区域。尽管大多数患有*DEPDC5*相关性癫痫患者的脑部MRI正常，但部分患者会伴有脑皮质发育畸形，通常是局灶性皮质发育不良。*DEPDC5*相关的癫痫综合征包括家族性可变灶局灶性癫痫（FFEVF）、常染色体显性遗传夜间额叶癫痫（ADNFLE）、家族性颞叶内侧癫痫（FMTLE）、伴听觉特征的常染色体显性遗传部分性癫痫（ADEAF，也称作常染色体显性遗传颞叶外侧癫痫ADLTE）和婴儿痉挛症。尽管患者的精神运动发育通常是正常的，但仍有报道部分患者存在智力障碍或孤独症谱系障碍。

病灶多变的家族性局灶性癫痫1型的主要特征是在不同的家庭成员中，癫痫发作起源于不同的皮质区域，从婴儿期到成年期间均可起病。在癫痫发作期间，许多患者有先兆期，并表现出自动症，而另一些患者可能是夜间发作。通常伴有次级泛化。部分患者发作间期的EEG异常，部分患者有智力障碍或孤独症。通常在第一个十年或第二个十年起病，后期发作也有报道，并且家族内表型多变。临床表型差异大，外显率可低于60%。OMIM的临床描述：①神经病学。中枢神经系统表现为局灶性或多灶性癫痫发作、颞叶癫痫、顶叶癫痫、额叶癫痫、次级泛化、夜间发作（部分患者）、自动症、智力障碍（部分患者）、发作间期脑电图异常（部分患者）、局灶性皮质发育不良（部分患者）、沟底皮质增厚（部分患者）；行为神经系统表现为孤独症谱系障碍（部分患者）。②其他。发病年龄可变（婴儿期至成年期）、通常在第一个十年或第二个十年发病、表型异质性、外显不全。

10.治疗　*DEPDC5*相关癫痫的难治性高达52.46%，抗癫痫药物可选择奥卡西平、拉莫三嗪、左乙拉西坦及丙戊酸。此外，由于*DEPDC5*变异导致mTOR通路过度活化是*DEPDC5*相关癫痫的发病机制，所以mTOR通路抑制药雷帕霉素及其类似物可能对这种癫痫有较好的治疗作用，另外，难治病例也可考虑癫痫手术治疗。由于生酮饮食能降低mTORC1的活性，因此对*DEPDC5*相关癫痫的治疗可能也有较好的效果。

11.预后　*DEPDC5*变异导致的局灶性癫痫中，不同的患者对AEDs反应不同，总的来说，药物难治性比例较高。在病灶多变的家族性局灶性癫痫的各种表现形式中，额叶癫痫最为常见。在同一家系中，不同受累成员脑电图的部分性发作起源于额叶、颞叶、中央、顶或枕叶等不同的区域，夜间发作较为常见，因此，同一家系中的不同受累成员临床表现可各不相同。部分受累者可仅有EEG部分性放电而无临床症状，并且神经影像学检查阴性，这类受累个体通常对抗癫痫药物反应良好，但合并局部脑皮质发育异常的患者通常表现出药物难治性癫痫，应早期评估癫痫手术的可能。

12.遗传咨询　*DEPDC5*相关疾病的遗传方式为常染色体显性遗传，尽管有报道指出部分患儿的致病变异属于新生变异，但新生变异在所有患者中所占的比例目前并不清楚。

先证者的父母：在确认先证者的变异为新生变异的情况下，再次妊娠，胚胎患病的风险较小。由于胚系嵌合的风险不能排除，因此，产前诊断也是可以考虑的。

先证者的同胞：因系常染色体显性遗传，且外显不全，故携带致病基因的患者同胞可能发病，而表型正常的同胞可能会携带致病基因。

先证者的后代：患有 *DEPDC5* 相关疾病的患者，其每个孩子都有50%的风险率遗传 *DEPDC5* 致病变异。因此，如果 *DEPDC5* 患者有生育愿望，建议进行胚胎植入前诊断，筛选没有致病变异的胚胎进行胚胎植入。

先证者的旁系亲戚：携带致病基因的可能为患者。

13.未知领域　关于 *DEPDC5* 变异引发局灶性癫痫，是否可能存在其他的机制，需要进一步的研究。*DEPDC5* 相关疾病不完全外显的问题，"双命中模型"只是一种可能的机制，还有很多不确定的地方，并且 *DEPDC5* 蛋白在大脑中的功能仍需要进一步阐释。未来的研究需要弄清 *DEPDC5* 功能及其整个相关信号通路的机制。另外，包括 *DEPDC5* 在内，编码构成GATOR1复合物蛋白质的所有3个基因中的致病变异都可能导致局灶性癫痫风险，这个结论还需要进一步的研究以确认。

14.患者组织　以下几个组织可以作为 *DEPDC5* 相关疾病家庭的联系方式。

①Facebook：DEPDC5 Support Group

https：//www.facebook.com/Depdc5-Support-Group-234073317323379

②American Epilepsy Society（AES）

www.aesnet.org

③Canadian Epilepsy Alliance

Canada

Phone：1-866-EPILEPSY（1-866-374-5377）

www.canadianepilepsyalliance.org

④Epilepsy Foundation

8301 Professional Place East

Suite 200

Landover MD 20785-7223

Phone：800-332-1000（toll-free）

Email：ContactUs@efa.org

www.epilepsy.com

⑤National Institute of Neurological Disorders and Stroke（NINDS）

PO Box 5801

Bethesda MD 20824

Phone：800-352-9424（toll-free）；301-496-5751；301-468-5981（TTY）

Epilepsy Information Page

15.总结　目前已报道的 *DEPDC5* 基因变异可导致的临床表型主要包括：家族性局灶性癫痫伴可变灶（FFEVF）、常染色体显性遗传夜间额叶癫痫（ADNFLE）、家族性颞叶内侧癫痫（FMTLE）、伴听觉特征的常染色体显性遗传部分性癫痫（ADEAF，也称作常染色体显性遗传颞叶外侧癫痫ADLTE）和婴儿痉挛症。尽管患者的精神运动发育通常是正常的，但仍有报道部分患者存在智力障碍或孤独症谱系障碍。*DEPDC5*编码的蛋白是GATOR1复合物的一部分，该复合物根据氨基酸的可获得性调节mTOR通路的活性。mTOR1蛋白激酶是调节亮氨酸功能的关键调控分子，可通过控制蛋白质、脂质合成、自噬等过程调控细胞发育。DEPDC5的单倍剂量不足将导致对mTOR的抑制作用降低，最终导致脑内不同位置的皮质发育异常而引起癫痫发作。该基因变异相关癫痫的难治愈率高达52.46%，抗癫痫药物可选择奥卡西平、拉莫三嗪、左乙拉西坦及丙戊酸。此外，mTOR通路抑制药雷帕霉素及其类似物可能对这种癫痫有较好的治疗作用，难治病例也可考虑癫痫手术治疗和生酮饮食。

七、*DNM1*

DYNAMIN 1

OMIM *602377

· **总结和摘要：**

位置	9q34.11
基因功能	该基因编码GTP结合蛋白动力蛋白亚家族的一个成员。DNM1蛋白是一种GTP酶，在神经递质释放到突触间隙后从质膜上切断囊泡起重要作用
遗传模式	常染色体显性遗传（AD）
变异致基因功能改变	功能降低（GOF）
常见变异类型	点变异（新发变异）、错义变异、无义变异等
发病年龄	婴儿期
临床表型	癫痫发作、全面发育落后、婴儿痉挛症、Lennox-Gastaut综合征、发热性感染相关癫痫综合征（FIRES）
治疗建议	氯巴占、生酮饮食
预后	病程长，预后差

1. 位置　9q34.11。

2. 基因功能　*DNM1*基因编码发动蛋白-1（dynamin-1）。*DNM1*属于GTP酶家族，在胞吞作用、囊泡裂变、膜再循环、细胞器分裂、胞质分裂和抗病毒活性中起作用。在哺乳动物中，有3个动力蛋白基因（*DNM1*、*DNM2*和*DNM3*），每个基因都经过复杂的可变剪接，产生了25种以上的发动蛋白亚型。*DNM2*在所有组织中表达，*DNM3*在大脑（与突触后区相关联）和睾丸中表达，而*DNM1*仅在大脑中表达，位于突触前末端。*DNM1*是癫痫遗传耐药型基因，编码的蛋白质与GTP结合成DNM蛋白，该蛋白质在膜的剪接过程中具有独特的机械、化学作用，并参与网格蛋白介导的突触囊泡的胞吞过程及其他囊泡转运过程；该蛋白质亦可与肌动蛋白和其他细胞骨架蛋白结合，也可以自我组装，从而刺激GTP酶活性。*DNM1*基因可编码不同亚型的剪接转录体，依赖GTP水解产生的动力，起分子剪刀的作用。*DNM1*主要在神经元中表达，定位于突触前末端并介导突触小泡的摄取，编码的蛋白质参与活性依赖性突触小泡胞吞和膜回收，在高水平的神经元活动中至关重要。*DNM1*的表达在出生后的大脑发育过程中被上调，在神经突起和突触形成过程中达到顶峰（图4-34）。

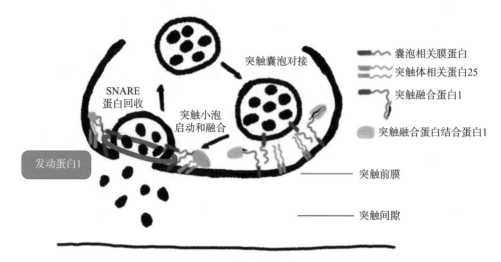

图4-34　*DNM1*基因的功能及作用机制

3.变异导致的疾病（OMIM）　早期婴儿型癫痫性脑病31型（early infantile epileptic encephalopathy type 31）。

4.常见致病变异类型　包括错义变异、无义变异等，通常为新发变异。*DNM1*变异的癫痫性脑病患者可能存在GTP酶活性受损，从而影响突触传导。在PH域中的特定错义变异可表现为无癫痫发作，并表现出轻度至中度的智力障碍和孤独症谱系障碍。数据显示，携带GTP酶或中间域变异的患者可出现癫痫性脑病和严重的神经发育症状，与GTP酶或中间结构域中的变异相比，PH域中的这种变异引起的功能损害更少，导致的表型也较轻。在患者中看到的*DNM1*变异通常会影响GTP结合域并导致显性负作用。迄今为止，在*DNM1*基因变异患者中发现的所有致病变异大多数为新发错义变异。*DNM1*相关脑病的变异谱受到相对限制，多达1/3的患者携带单个复发变异。对不明原因癫痫性脑病的研究显示，至少12%的病例是由新发变异引起的，其中75%的变异参与调节突触传递，提示突触调节异常在癫痫性脑病的发病机制中有重要作用（图4-35）。

DNM1：67463 nt

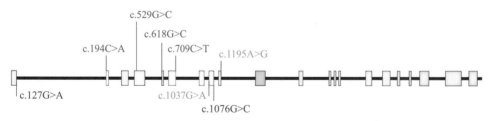

红色：癫痫脑病（Epileptic encephalopathy）
蓝色：Lennox-Gastaut综合征（Lennox-Gastaut syndrome）
橙色：婴儿痉挛（infantile spasms，IS）

图4-35　部分致病变异位点及其对应临床表型

5.致病机制 *DNM1*蛋白在质膜的胞吞性囊泡裂变中具有明确作用，其在出生后的大脑发育中表达上调，并伴有突触形成。在原代神经元培养中，随着时间的推移，*DNM1*的表达和蛋白质水平随着神经突触的形成而稳定增加，并随着突触形成而达到峰值，当突触释放神经递质时，依赖于复杂的机制来启动并完成突触囊泡的融合，神经发育障碍的许多新基因包括*STXBP1*、*SNAP25*、*STX1B*和*CPLX1*，其编码的蛋白质参与该机制。一旦囊泡融合完成，神经元就会遇到基本的生物物理问题，对于每个融合的突触小泡，突触前的表面略有增加，因此，需要一种机制来回收突触小泡，这就是DMN1蛋白发挥作用之处，DNM1分子在囊泡底部形成一个套索，该套索被拉得越来越紧，直到囊泡弹出，这种机制称为囊泡裂变。这不应与囊泡融合相混淆，囊泡融合描述了将囊泡与突触前融合的步骤。

在受体介导的胞吞作用过程中，DNM1分子组装成四聚体并在发芽囊泡的颈部形成螺旋聚合物。在GTP水解后，DNM1螺旋发生构象变化，从而导致膜从膜上收缩和切开囊泡。有缺陷的膜再循环可导致含GABA的突触小泡耗尽，从而导致小鼠抑制性神经传递减少。突触囊在释放神经递质的过程，依赖于一个复杂的机械过程，从而来启动和完成突触囊泡的融合。发动蛋白家族在囊泡出芽周期中与网格蛋白相互作用，并参与细胞膜与囊壁之间的分裂，脂质膜内陷后，发动蛋白结合GTP，其α螺旋缠绕并夹住发芽囊泡，然后DNM1利用GTP水解产生的能量切断膜小管并完成囊泡裂变。这个过程对于突触小泡循环至关重要。

体外研究表明，某些GTP酶变异体的表达是通过其在突触囊泡胞吞过程中干扰囊泡裂变，从而降低胞吞活性，使中间结构域变异，破坏了高阶DNM1寡聚化。实验表明，当DNM1的GTP域中的第44位残基发生变异时，该蛋白质与GTP结合的亲和力降低，裂变活性降低，DNM1显示出低聚化停滞，胞吞作用受损，并与野生型DNM1结合，从而发挥显性负效应。由于DNM1的丢失会优先影响抑制性突触，停滞的胞吞作用可能导致突触小泡的回收效率低下，抑制性突触的能力减弱，进而导致癫痫发作。与许多其他遗传性癫痫相比，脑病的发病机制是由于单倍体不足，而*DNM1*脑病是由于变异时DNM蛋白的功能改变，从而导致*DNM1*功能障碍。

6.遗传模式 常染色体显性遗传（AD）。

7.发病率 暂无。

8.起病年龄 婴儿期。

9.临床症状 *DNM1*基因编码发动蛋白1，主要在中枢神经系统表达，*DNM1*致病性变异可影响大脑的发育和功能，并引起与整体发育迟缓相关的癫痫性脑病。相较于其他遗传病，癫痫在*DNM1*患儿中普遍存在，是最为常见的表型。*DNM1*脑病是一种遗传性癫痫综合征，以出生后5～6个月的婴儿痉挛为首发的难治性癫痫为特征，*DNM1*脑病随着时间的推移会进展为耐药型癫痫，这使得该疾病成为罕见病药物开发的候选疾病。*DNM1*脑病患儿的临床表现与其他许多导致神经发育障碍的疾病类似，临床表型较多样化。部分*DNM1*脑病患儿可无抽搐发作，仅表现为发育落后，但一部分患儿表现为难治性癫痫性脑病。*DNM1*变异的患者具有以智力障碍、肌张力低下和难治性癫痫为特征的症状，典型表现为婴儿痉挛。*DNM1*基因的杂合变异与早期婴儿型癫痫性脑病有关，表现为严重智力障碍、语言障碍、肌张力低下和行走不能。*DNM1*基因新发变异患者会发展为婴儿痉挛症和Lennox-Gastaut综合征，其他还可表现为发热性感染相关的癫痫综合征、发育衰退、孤独症谱系障碍、听力及视觉障碍、共济失调、行为问题和大头畸形。早期婴儿型癫痫性脑病31型具有相对同质的表型，包括重度到极重度的智力障碍、肌张力低下和癫痫，癫痫通常最初表现为婴儿痉挛症，后演变成Lennox-Gastaut综合征。OMIM的临床描述：视觉固定不良或缺乏、肌张力减退、癫痫性脑病、发育迟缓（部分患者）、发育倒退、癫痫发作，难治性、重度至极重度智力障碍、语言缺乏、行走不能、行走困难及脑电图上的高度失律、多灶性放电、尖峰波放电、背景变慢，以及脑萎缩（部分患者）、自伤行为（部分患者）、出生后头几个月发病，某些患者在癫痫发作前可能表现出正常的早期发育、新发变异。

（1）婴儿痉挛症（infantile spasms，IS）：是发生于婴幼儿期特定年龄的癫痫性脑病，大多数婴儿痉挛症患者在出生后3～7个月起病，18个月后起病罕见。表现为中轴肌或四肢肌的屈肌或伸肌对称性挛缩，痉挛的模式、强度、持续时间和范围各异，大多数痉挛呈群集性发作，在1min至数分钟内可出现2～100余次。发作间期脑电图的高度失律模式是婴儿痉挛症的基本特征，脑电图上的高度失律随睡眠-觉醒周期而变化，该典型模式在安静睡眠期最显著，在患者处于快动眼睡眠相（REM）或觉醒时可能减弱或消失。初始治疗推荐使用促肾上腺皮质激素（ACTH），但目前治疗的最佳剂量和持续时间尚不确定。氨己烯酸是婴儿痉挛症的备选一线治疗，对结节性硬化症（TSC）患者似乎特别有效，然而，需要权衡其疗效与毒性风险，永久性视网膜毒性是可能很严重的副作用。其他还有激素、生酮饮食治疗，效果差异大。婴儿痉挛症患儿的总体预后较差，死亡率为3%～30%。

（2）Lennox-Gastaut综合征（LGS）：LGS目前并没有一致的定义，其与儿童期出现的严重癫痫发作有关。患者常在8岁之前起病，最常见于3～5岁，一些LGS儿童在1岁之前开始出现癫痫发作，很多患者会从其他癫痫综合征演变为LGS，尤其是婴儿痉挛症，约25%的LGS患儿有婴儿痉挛症疾病史。该综合征的定义标准相对不具特异性，所纳入的儿童的癫痫发作病因多样。具有如下特征：有多种发作类型，尤其是强直发作和非典型失神发作，但也可见失张力发作和肌阵挛性发作；大多数病例会在某一阶段出现非惊厥性癫痫持续状态；发作间期脑电图表现为额部广泛的、通常波幅极高的慢（低于2.5Hz）棘慢波脑电图模式；精神发育迟缓（偶为进行性），伴或不伴有其他神经系统异常，精神病性症状常见，在首次发作之前神经发育常为正常。随机研究表明氯巴占可能对LGS儿童有效；部分研究表明发现大麻二酚治疗可以减少发作频率。

10.治疗　主要包括氯巴占、生酮饮食。研究表明，*DNM1*相关脑病患者中大多数是新发变异导致，90%的患者治疗效果差，表现为婴儿痉挛症的可给予氨己烯酸、丙戊酸钠治疗。出生后6个月左右起病的婴儿痉挛症是*DNM1*相关脑病最常见的表现，不足10%的患儿可达到临床控制癫痫发作的治疗效果，少部分患者在使用氯巴占治疗后没有癫痫发作，另有患者在生酮饮食治疗后没有癫痫发作。*DNM1*相关脑病患者通常患有顽固性癫痫，抗癫痫药物的疗效有限。虽然生酮饮食和苯二氮䓬类抗癫痫药物的治疗对部分患者有益，但大多数患者的顽固性癫痫病一直持续到成年期。与其他许多遗传性癫痫病相比，与 *DNM1* 相关的脑病表型相对均一，多达 1/3 的患者检出复发性 P.Arg237Trp 变异，现已成为迄今为止确定的癫痫性脑病最常见的复发变异之一。考虑到这种变异的显性-负性机制，该变异可能是未来治疗干预的主要靶标。

11. 预后　病程长，预后差。

12. 遗传咨询　*DNM1* 关联疾病为常染色体显性遗传病，大多数为新发变异。

先证者的父母：如果其中一人携带杂合致病变异，那么再生一胎患儿的风险率为 50%。

先证者的同胞：如果父母其中一人携带杂合致病变异，那么先证者的同胞携带致病基因的风险率为 50%。

先证者的后代：其后代的患病风险率为 50%。

先证者的旁系亲戚：可能携带致病基因。

13. 未知领域　*DNM1* 相关脑病作为一种新疾病，对其的认识多源自数据分析。在癫痫遗传学的一些大规模研究中，部分患者的 *DNM1* 基因为新发变异。在其他非癫痫或疑似癫痫患者中，*DNM1* 是在经历了长期治疗后才成为可能的遗传基因，即便如此，作为一种从大规模研究中诞生的疾病基因，对 *DNM1* 脑病患者的临床表现和病程尚了解甚少，对具体表现和疾病进展情况也知之甚少。研究表明，*DNM1* 的磷酸化或去磷酸化参与了颞中叶癫痫的发展，*DNM1* 基因变异与癫痫持续状态及进行性双侧颞叶内侧硬化相关，但具体机制不详，报道甚少，这可能会对 *DNM1* 变异和难治性癫痫患者的治疗产生影响，因为内侧颞叶硬化可能会变成双侧，使患者成为较差的手术对象，因此，这种变异可能有助于指导患有颞叶内侧硬化的患者的治疗。*DNM1* 变异相关的癫痫性脑病患者的长期预后较差。癫痫发作时对于 AED 的选择应根据癫痫发作类型及临床表现和脑电图模式进行调整。迄今为止，由于抗癫痫药物的疗效有限，目前尚无关于 *DNM1* 变异相关的癫痫性脑病的药物治疗国际指南。

14. 患者组织

①LGS Foundation

https：//www.lgsfoundation.org/single-post/2017/09/11/DNM1-Mutations-and-LGS

②Facebook：DNM1 Genetic Mutation-Connecting DNM1 families

https：//www.facebook.com/groups/1065172710162616/

https：//www.facebook.com/dnm1geneticmutation/

③American Epilepsy Society（AES）

www.aesnet.org

④Canadian Epilepsy Alliance

Canada

Phone：1-866-EPILEPSY（1-866-374-5377）

www.epilepsymatters.com

⑤Epilepsy Foundation

8301 Professional Place East

Suite 200

Landover MD 20785-7223

Phone：800-332-1000（toll-free）

Email：ContactUs@efa.org

www.epilepsy.com

15.总结　*DNM1* 主要在中枢神经系统表达，致病性变异可影响大脑发育和功能，并引起与整体发育迟缓相关的癫痫性脑病。*DNM1* 基因编码发动蛋白1，该酶主要在网格蛋白介导的突触囊泡胞吞及囊泡循环中起关键作用。*DNM1* 蛋白变异的显性负效应是 *DNM1* 脑病背后的致病机制。*DNM1* 脑病的变异谱相对有限，多达1/3的患者携带单一的复发性变异。*DNM1* 脑病通常在出生后6个月大时出现，药物难治性婴儿痉挛症常发展为 Lennox-Gastaut 综合征。*DNM1* 最初在大规模遗传研究中作为一种新的疾病基因被发现，人们认为编码突触小泡蛋白的基因变异是包括癫痫在内的神经发育疾病的原因，但尚未描述完整的表型和遗传谱，因此在未来还有待于进一步研究。氯巴占、生酮饮食、氨己烯酸、丙戊酸钠可作为治疗选择，但总体治疗效果及预后差。

八、*LGI1*

leucine-rich gliomainactivated 1

OMIM*604619

·总结及摘要：

位置	10q23.33
基因功能	*LGI1* 基因编码一种在大脑中表达分泌的富含亮氨酸的蛋白质，并在调节谷氨酸能突触的发育中起作用
遗传模式	常染色体显性遗传（AD）
变异致基因功能改变	功能丧失（LOF）、单倍剂量不足
常见变异类型	缺失变异、截短变异、错义变异等
发病年龄	青春期或成年早期，年龄为4～50岁
临床表型	家族性颞叶癫痫、*LGI1* 相关边缘系统脑炎
治疗建议	卡马西平、丙戊酸盐、苯巴比妥等
预后	一般预后良好

1.位置　10q23.33。

2.基因功能　*LGI1* 基因位于10号染色体q23.33，全长39.6kb，为LGI家族成员，LGI家族成员分别为 *LGI1*、*LGI2*、*LGI3* 和 *LGI4*。*LGI1* 基因编码的蛋白质是一种富含亮氨酸重复序列的分泌蛋白质，是具有高度同源性的分泌蛋白质家族成员之一，具有不同于该家族其他3个成员的启动子结构。*LGI1* 主要在神经组织中表达，尤其是在大脑。人类 *LGI1* 蛋白主要在脑组织神经元细胞膜表面表达，在脊髓也有少量表达，其中表达量最高的是在颞叶脑区，包括海马及颞叶新皮质。*LGI1* 蛋白可能参与中枢神经系统的发育过程，尤其是突触成熟过程。在成熟大脑中，*LGI1* 作为一种配体和ADAM22（突触前蛋白解整合素 - 金属蛋白酶）等蛋白质相互结合，形成二聚体，参与调节 AMPA 型谷氨酸受体介导的突触传递，是两个膜蛋白之间的连接元件，其作为控制兴奋性突触中突触强度的细胞外因子，从而发挥抗癫痫作用。另外，恶性脑肿瘤中可见*LGI1*重排或失活，其可能成为涉及神经胶质瘤恶性进展的候选肿瘤抑制基因。研究显示，*LGI1*基因在多种肿瘤中均有差异表达，进一步表明了其与癌症有关。尽管有明确的证据表明，*LGI1*可以抑制癌细胞的增殖并影响侵袭和迁移，但在神经母细胞瘤细胞中却导致细胞凋亡。*LGI1*变异与大多数良性特发性癫痫综合征相关。*LGI1*是人类特发性癫痫中鉴定出的第1个非离子通道基因，很可能其在癫痫发作中的作用与迄今已知的癫痫发生机制有很大不同。因此，*LGI1*不是传统的肿瘤抑制基因，而是称为转移抑制基因的蛋白质家族成员。因此，仅携带体系*LGI1*变异不足以诱发神经胶质瘤发生，但在伴听觉特征的常染色体显性遗传部分性癫痫（ADPEAF）患者中，则可能通过积累特定的获得性遗传缺陷而发展为神经胶质瘤，这可能是因为这些患者的肿瘤更容易转移（图4-36）。

*LGI1*可能调节谷氨酸能传递。多项研究表明，谷氨酸能神经元由于缺乏*LGI1*合成而可以引发癫痫，推测其可以维持神经元和神经胶质细胞的分泌。*LGI1*耗竭可在主要的突触和神经元发育过程适当成熟后诱发癫痫发作，如成人获得性自身免疫性脑炎，即由于LGI1自身抗体引起的LGI1功能丧失，与边缘系统脑炎之间存在直接联系。

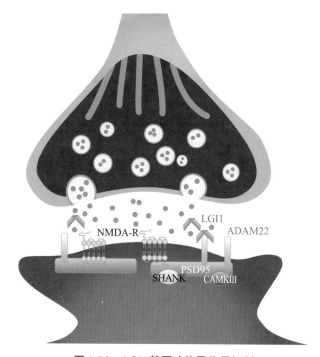

图4-36 *LGI1* 基因功能及作用机制

动物实验研究表示，*LGI1*基因变异可能导致突触前钾通道的Kcnab1拮抗作用完全丧失。部分*LGI1*变异（通常为非分泌变异体）无法阻止通道失活，导致通道更快速关闭，从而延长了突触前的去极化并导致钙内流增加。因此，神经递质释放过度增加，这可能引起局灶性癫痫发作。另外，*LGI1*在通过ERK信号通路抑制金属蛋白酶的产生过程中起主要作用，可选择性剪接产生多个转录本。

3.变异导致的疾病（OMIM） 家族性颞叶癫痫1型（familial temporal lobe epilepsy type 1）。

4.常见致病变异类型 *LGI1*编码的蛋白质是一种分泌蛋白质，由N末端LRR结构域和C末端EPTP结构域组成。*LGI1*的错义变异可能聚集在蛋白质中相对较早的一个功能域中，大多数变异都是N末端LRR和C末端EPTP β螺旋桨蛋白结构域中的错义变异，与C端EPTP域相比，N端LRR域（第3～5号外显子）的致病性变异居多。遗传性特发性癫痫的大多数致病基因编码的是离子通道亚基，而*LGI1*基因编码的蛋白质属于非离子通道癫痫相关蛋白质。变异类型包括错义变异、无义变异、移码变异等，最常见变异位于长度最长的第8号外显子，多数为点变异，少数情况下可有大片段缺失及拷贝数变异（CNV）。由于病例数不足，目前对基因型–临床表型的关系还缺少进一步的研究报道（图4-37）。

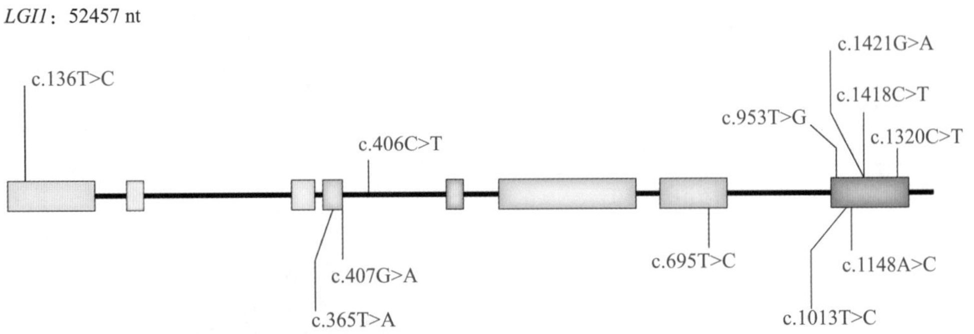

LGI1：52457 nt

红色：家族性颞叶癫痫1型（Epilepsy，familial temporal lobe，1）

图4-37　部分致病变异位点及其对应临床表型

5.致病机制　*LGI1*基因由N端LRR和C端EAR区组成。已报道*LGI1*基因有超过200个变异，分别在50个家系中检出。该蛋白质包括代表假定的跨膜结构域的疏水区段，其氨基末端位于细胞外部，还包含3.5个富含亮氨酸的重复序列（LRR），以及具有保守的富含半胱氨酸的侧翼序列。在LRR域中，*LGI1*与许多跨膜蛋白和细胞外蛋白质具有高度同源性，这些蛋白质起受体和黏附蛋白作用。

*LGI1*基因变异的大鼠模型中，变异型*LGI1*蛋白不能和ADAM22（突触前蛋白解整合素–金属蛋白酶）结合，并表现出蛋白质的不稳定性和（或）分泌特性不正常，提示功能缺失所造成的单倍剂量不足可能是基因变异致病机制之一。*LGI1*的C末端EPTP结构域的疏水口袋与ADAM11、ADAM23和突触后蛋白ADAM22形成复合体，抗LGI1抗体可与该复合体结合并破坏该结构，使突触前神经递质减少，进而影响神经元之间的兴奋性传递。关于发病机制目前尚存争议，可能与炎症累及基底节区有关。

抗LGI1抗体相关边缘系统脑炎为临床罕见的中枢神经系统自身免疫病，该类型脑炎好发于50岁以上的中老年人群，男性多于女性，主要累及海马、岛叶、杏仁核等边缘系统结构。临床表现以癫痫发作及自主神经功能障碍最为常见，呈急性或亚急性发病，首发症状以近期记忆力减退、面–臂肌张力障碍发作常见，偶有间断性头痛；病程中可伴癫痫发作、记忆力减退、精神行为异常或难治性低钠血症。癫痫发作形式呈多样化，面–臂肌张力障碍发作为其特征性症状，表现为单侧或双侧面部及四肢不自主运动，发作时间可持续数秒，每日发作频率最长可达百余次。面–臂肌张力障碍发作为早期典型症状，发生率为47%～71%，对于抗LGI1抗体相关边缘系统脑炎的诊断具有重要意义。与边缘系统脑炎相关的LGI1抗体可中和LGI1与ADAM22/ADAM23之间的特定蛋白质–蛋白质相互作用，进一步支持LGI1与ADAM22/23受体之间的相互作用的功能重要性。

6.遗传模式　常染色体显性遗传（AD），外显率为60%。

7.发病率　暂无。

8.起病年龄　青春期或成年早期，年龄为 4 ～ 50 岁。

9.临床症状　遗传性颞叶外侧癫痫（ADLTE），该病是一种遗传性癫痫综合征，也称 ADPEAF（伴听觉特征的常染色体显性遗传部分性癫痫），几乎所有报道的病例均为常染色体显性遗传，少数病例也可以没有家族史。虽然 *LGI1* 变异在家族性颞叶外侧癫痫中较为常见，占 33% ～ 50%，至少有 2 名受累患者患有听觉先兆或失语性癫痫发作，检出变异的家系具有听觉症状的患者明显多于具有自主症状的患者，但在散发患者中很少见。该病多于儿童期或成年早期起病，大多数会经历继发性全面性癫痫发作和部分性癫痫发作，典型的病例具有显著的发作期听觉症状（电话铃声、歌声、耳语，或由某种声音诱发），提示放电具有外侧颞叶起源，其听觉特征通常先于全身性强直阵挛性癫痫发作（GTCS）。除此之外，还可以有感觉先兆（包括视觉及运动、心理或自主功能）、精神症状（恐惧感、似曾相识）等，部分患者还可有短暂的发作后失语，上述各种发作均可继发 GTCS。多数患者病程为良性，使用常规抗癫痫药即可得到良好控制，但撤药后容易出现复发。ADLTE 相关的 *LGI1* 基因变异在家族及散发患者中均有报道。

10.治疗　ADLTE 预后较好，通常使用抗癫痫药物可以很好地控制癫痫发作，根据发作类型不同，可选用卡马西平、丙戊酸盐、苯巴比妥等。

11.预后　一般预后良好。

12.遗传咨询　*LGI1* 基因变异关联疾病通常以常染色体显性方式遗传，具有较低的外显率，约 60%。如果父母之一携带致病性 *LGI1* 变异，则每个孩子遗传致病性变异的风险率为 50%，孩子表现出综合征的概率是 33%（50%×67%）。一般而言，对于 *LGI1* 变异引起 LTLE（外侧颞叶癫痫）的家系成员的任何一级亲属，患有 ADEAF（常染色体显性遗传癫痫）的风险率为 33%。

13.未知领域　尽管研究人员已经提出了 *LGI1* 的几种功能，但其确切作用还不清楚，其导致癫痫的具体机制仍不清楚。根据动物实验研究结果显示该基因的新发变异与表型无关。*LGI1* 基因相关表型仅限于轻度局灶性癫痫。因此，如果在具有不同表型的患者（如癫痫性脑病或全面性癫痫）中检出 *LGI1* 基因变异，则可能会怀疑该变异的致病性，尤其是新发错义变异。*LGI1* 基因变异分布在整个基因中，没有可能有助于解释的复发性变异。*LGI1* 在海马神经元突触和树突发育成熟中起作用，但目前尚不清楚导致 LTLE 的机制。

14.患者组织　目前尚无针对携带 *LGI1* 变异患者的患者组织。

①American Epilepsy Society（AES）

www.aesnet.org

②Canadian Epilepsy Alliance

Canada

Phone：1-866-EPILEPSY（1-866-374-5377）

www.epilepsymatters.com

③Epilepsy Foundation

8301 Professional Place East

Suite 200

Landover MD 20785-7223

Phone：800-332-1000（toll-free）

Email：ContactUs@efa.org

www.epilepsy.com

15.总结　*LGI1*编码的蛋白质是一种分泌蛋白质，与人类遗传性癫痫和自身免疫性脑炎有关。*LGI1*与大脑发育相关，可影响神经元的兴奋性与突触传递。*LGI1*基因变异可导致伴听觉特征的常染色体显性遗传颞叶癫痫（ADPEAF），而*LGI1*自身抗体则参与边缘系统脑炎，是一种与认知障碍相关的后天性癫痫，该基因编码的蛋白质是中枢神经系统功能的关键蛋白质，由于单倍剂量不足或获得性抗体介导的耗竭，LGI1缺失会导致癫痫发作，但是大脑兴奋性异常的机制尚不清楚。一般预后良好，癫痫发作可用抗癫痫药物控制，如卡马西平、丙戊酸盐、苯巴比妥等。

九、*MECP2*

methyl-CpG-binding protein 2

OMIM*300005

· 总结及摘要：

位置	Xq28
基因功能	该基因编码的是染色质相关的蛋白质，结合甲基化的CpGs，是一种转录调控因子，可以激活和抑制转录。它是神经元成熟所必需的，并且受发育调节
遗传模式	X连锁显性遗传（XLD）、X连锁隐性遗传（XLR）
变异致基因功能改变	功能丧失（LOF）
常见变异类型	错义变异、无义变异、重复/缺失/插入等
发病年龄	新生儿、婴幼儿期
临床表型	雷特综合征、*MECP2*重复综合征、严重的新生儿脑病、X连锁智力障碍、孤独症等
治疗建议	个体化对症治疗、多学科联合治疗
预后	*MECP2*基因致病性变异在男性中通常为致死性的，少数存活患者表现为伴小头畸形的严重的先天性脑病、躁狂抑郁性精神病、锥体束征、帕金森病及巨睾症等。女性患者中，由于X染色体非随机失活机制，致病的*MECP2*在组织中的表达水平不同，所以临床表现也存在差异

1.位置　Xq28。

2.基因功能　*MECP2*基因编码的是甲基化CpG结合蛋白2（MECP2），可通过修饰染色质来协调基因活性。该蛋白质存在于人体的所有细胞，在脑细胞中尤其丰富，在维持神经元之间的连接中发挥作用。该蛋白质具有两个功能结构域：甲基化CpG结合区（MBD）和转录抑制区（TRD）。*MECP2*被认为是一种高水平全基因组调节因子，根据推测，其具有多种功能，包括转录阻遏和激活、调节神经元内长散在重复序列1（LINE-1）的转录和反转录，以及促进基因印记。因此，该蛋白质的缺乏或功能丧失可能导致神经元发育过程中的不同靶基因异常表达。此外，MECP2蛋白在C端有一个WW区域，该区域与包含叉形头区域的神经元特异转录因子同源，表明该蛋白质具有额外复杂的神经元特异性功能；该区域还包含进化保守的多组氨酸及聚脯氨酸区域，可能参与 *MECP2* 基因及核小体的相互作用。该蛋白质还与基因剪接、大范围的染色质重构作用相关，这些功能的异常可能与 MECP2 蛋白缺失相关（图4-38）。

3.变异导致的疾病（OMIM） X连锁孤独症易感3型（X-linked autism susceptibility 3）、严重的新生儿脑病（severe neonatal encephalopathy）、X连锁智力障碍Lubs型（X-linked mental retardation Lubs type）、X连锁智力障碍13型（X-linked mental retardation 13）、雷特综合征（Rett syndrome）、非典型雷特综合征（atypical Rett syndrome）、言语保留型雷特综合征（preserved speech variant Rett syndrome）。

4.常见致病变异类型 包括错义变异、无义变异、重复/缺失/插入等。*MECP2* 基因位于X染色体q28，主要变异发生位置为3和4号

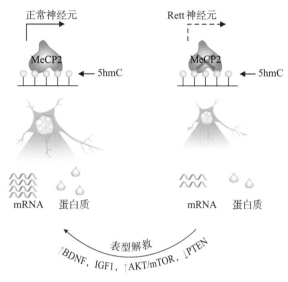

图4-38 *MECP2* 基因的功能作用及致病机制

外显子，其中1号外显子变异可导致典型的雷特综合征，但变异检出率低；2号外显子变异目前未见文献报道。目前，已报道超过500个致病性变异，最常见的是错义变异和缺失。通常，3种 *MECP2* 变异可出现在雷特综合征患者：包括错义变异、移码变异和无义变异。基因型/表型之间的关联尚未完全确认。9种最常发现的变异共占雷特综合征患者所报道 *MECP2* 变异的78%，这9种变异为R106W、R133C、T158M、R168*、R255*、R270*、R294*、R306C和C端缺失（图4-39）。

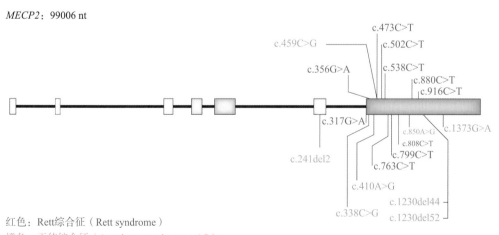

图4-39 部分致病变异位点及其对应临床表型

　　*MECP2*基因变异分布在该基因的不同位置，错义变异集中分布在MBD区域，影响MECP2蛋白与DNA结合。一些常见的无义变异则出现在TRD区域，很多框移变异导致了C端蛋白缺失。已报道涉及整个外显子区域的大片段缺失，大片段缺失多表现为典型的雷特综合征。大多数为新发变异，也有报道变异出现在父源X染色体。

　　女性患者的大多数致病性*MECP2*基因错义变异及*MECP2*基因缺失与经典雷特综合征有关。在存活的男性患者中检出的*MECP2*基因错义变异及缺失与*MECP2*相关的严重新生儿脑病和PPM-X综合征有关。*MECP2*基因重复与*MECP2*重复综合征有关。据报道基因型和预期表型不一致，这被认为是由于表观遗传或其他遗传因素造成的。

　　5.致病机制　　MECP2蛋白大量表达被认为与转录沉默和DNA甲基化的调节有关。*MECP2*的甲基化CpG结合域（MBD）与对称甲基化CpG二核苷酸结合，转录抑制区域（TRD）与协阻抑物Sin3A相互作用，并招募组蛋白去乙酰化酶，当组蛋白H3、H4的赖氨酸残基脱去乙酰基，则改变了染色质结构，使DNA难以进行转录。MBD具有维持蛋白质结构稳定的作用，*MECP2*变异可降低MBD的稳定性，导致MECP2蛋白质功能障碍。TRD是*MECP2*作为转录抑制物的主要连接域，介导转录水平的负调节功能，*MECP2*功能丧失，可能导致其他基因过度表达，导致中枢神经系统成熟障碍。MECP2蛋白可通过调控脑源性神经营养因子表达而影响突触发育和神经元的可塑性，进而引起脑发育障碍和认知运动功能落后。

　　多数*MECP2*基因变异为新发变异。主流假说认为，MECP2蛋白功能异常可由TRD或MBD结构域破坏导致，这扰乱了基因在发育过程中的精细表达调控。已报道的无义变异、框移变异和剪接变异大部分位于MBD远侧，极有可能导致蛋白质合成提前终止。截短蛋白仍然可以结合甲基化DNA，但是不能与协阻抑物Sin3A相互作用。羧基端致病性变异有可能破坏DNA结合。

　　6.遗传模式　　X连锁显性遗传（XLD）、X连锁隐性遗传（XLR），外显率100%。

　　7.发病率　　暂无。

　　8.起病年龄　　新生儿至婴幼儿期发病。

　　9.临床症状　　*MECP2*基因相关疾病在女性中多表现为雷特综合征，包括典型的雷特综合征、非典型的雷特综合征及轻度的学习障碍。*MECP2*基因致病性变异在男性患者中通常是致死性的，在少数存活的男性患者中表型为伴有小头畸形的严重新生儿脑病，仅智力障碍的男性患者罕见报道。

　　（1）雷特综合征：大多数为女性患者，然而核型为47，XXY的男性患者和携带体细胞嵌合的*MECP2*基因变异的男性患者已有报道。女性患者通常出生时正常，出生后6～18个月可伴随不明显的精神发育障碍，尽管回顾性研究表明大多数患儿在婴幼儿期存在微妙的行为学改变，但都较平和，可伴吮吸无力或哭声微弱。前3个月头部发育缓慢，脑体积最终比正常小30%或更多，但小头畸形不是雷特综合征必有的表型。女性患者随后进入一段语言及运动能力快速衰退期，典型的雷特综合征特点是手部随意运动能力丧失，取而代之的是重复刻板动作。大部分患者在出生后18～24个月表现尖叫、难以安慰的哭闹。其他表现还包括孤独、恐慌攻击性行为、磨牙、呼吸暂停或喘息、癫痫、共济失调、运动不能及震颤。快速衰退期后，神经病学表现趋于稳定，女性患者可能会出现肌张力障碍、手足渐进性畸形。OMIM的临床描述：身材矮小、恶病质、正常出生头围、头部生长减速、小头畸形、磨牙症、QT间期延长、T波异常、清醒时周期性呼吸暂停、间歇性过度通气、屏气、便秘、胃食管反流、脊柱侧弯、驼背、小足、血管舒缩障碍、肌萎缩、直到出生后6～18个月才正常发育、极重度智力障碍、痉挛状态；脑电图异常-背景节律缓慢、间歇性节律性减慢（3～5Hz）、癫痫样放电；癫痫发作、减少或丧失获得的技能（如有目的地使用手、说话）、步态共济失调、步态失用症、躯干性共济失调、肌张力障碍、皮质萎缩（额叶区）、孤独症行为、手定型（如绞手）、睡眠障碍、磨牙症、屏气；新生儿患病率为1/15 000～1/10 000。最初（出生后6～18个月）为正常的，然后发育停滞并出现倒退，共4个临床阶段：第一阶段，早发性停滞（发病期为6个月至1.5年）；第二阶段，快速发育倒退（发病期为1～4年）；第三期，假静止期（发病期为2～10年）；第四阶段，晚期运动功能衰退（当停止行走时）。多数病例是散发的，新发变异几乎只发生在父系来源的X染色体上。

90%的女性雷特综合征患者被报道存在癫痫发作，全身性强直阵挛性癫痫、复杂性部分发作癫痫最常见，其他癫痫临床表现还包括阵挛、头部或眼睛偏离及窒息。癫痫发作频率在疾病稳定期高于晚期运动恶化期，发作表现可能与脑电图癫痫样描述不一致，常不被父母意识到是癫痫发作。癫痫的患病率随着年龄增长而升高，2岁前通常无癫痫发作，超过30岁癫痫发作的比例不增加。雷特综合征癫痫样脑电图表现是常见，但不作为诊断要点。尽管如此，在疾病早期，脑电图可提示显性慢节律，睡眠期背景活动出现尖波，并无快速动眼睡眠特征。Theta和delta活动明显减慢伴多发尖波。视频脑电图监测可提示窒息、呼吸深快、大笑、尖叫、凝视表现的发作频率。局部癫痫发作的脑电图通常与局部阵挛性活动相关，包括头部或眼睛偏离及窒息，全身性发作的脑电图提示伴有发作缺失或屈肌痉挛。85%～90%女性雷特综合征患者表现有随年龄增长而加重的生长障碍，部分原因可能是由于口咽、胃肠道的不协调导致的吸收障碍。肠蠕动障碍、便秘、有功能的巨结肠常见，严重者可见粪便嵌顿、肠扭转、肠套叠。胆囊收缩功能障碍包括胆结石出现，在儿童患儿的频率高于年长的患者人群。其他表现：周期性内斜视、血管舒缩性变化、尤其见于下肢、不同程度的脊柱侧弯，80%见于25周岁以内患者；骨质减少，74%见于20周岁内的女性患者，包括幼龄患儿。

典型雷特综合征女性患者的预期寿命多能活到成年，但不明原因的突然死亡率较同年龄对照人群显著增高，这种突然死亡可能与QT间期改变、T波异常、心率变异性相关。典型的雷特综合征诊断要求：一段衰退期后进入稳定恢复期，具备所有主要标准及所有排除标准。非典型的雷特综合征诊断要求：一段衰退期后进入稳定恢复期，2～4条主要诊断标准，5～11条支持性诊断标准。主要标准：①部分或完全手部随意动作的丧失；②部分或完全语言功能丧失（如说话含糊不清）；③步态异常：幼年时步行运动功能受损或缺失；④手部刻板动作包括搓手、拍手、擦手。排除标准：脑部继发性损伤（产前或产后损伤）、神经代谢性疾病、严重的感染导致神经系统障碍。患者出生后6个月内精神发育异常，部分发育指标落后。

非典型的雷特综合征支持性诊断标准：①清醒时呼吸障碍；②清醒时磨牙；③睡眠模式破坏；④肌张力异常；⑤外周血管舒缩性障碍；⑥脊柱侧弯/脊柱后凸；⑦生长发育迟缓；⑧手足（小）冰冷；⑨不合时宜的笑/尖叫；⑩痛觉减弱；⑪强烈的眼神交流。注意：年幼的患者可能需要重新评估，因为许多特征是与年龄相关的。小部分患者是由

*CDLK5*或*FOXG1*基因变异导致的非典型或变异型雷特综合征。

（2）*MECP2*重复综合征：该综合征多发于男性，是由于*MECP2*基因微重复导致，重复片段大小范围为0.3～2.3Mb。该病男性患者完全显性，即外显率100%，女性可因X染色体失活比例的不同导致临床表型差异，大部分女性携带者中，携带致病突变的X染色体随机失活，不携带致病突变的X染色体发挥功能，因此携带者无临床症状。在个别情况下，*MECP2*重复的女性携带者可表现出相关的临床症状，这通常是与伴随发生的X染色体异常相关，这些异常往往会阻碍*MECP2*重复区域失活。*MECP2*重复综合征是一种严重的神经发育障碍，表现重度至极重度智力障碍，伴言语缺陷或缺失；早发型肌张力减退，伴运动发育迟缓；进行性痉挛，以下肢为甚；1/3的男性患者无法独立行走；75%受累的男性为易感染体质，往往表现出反复的呼吸道感染，约50%的男性患者可能由于反复感染、神经功能恶化，在25岁之前死亡；50%受累的男性可出现癫痫发作，最常见的癫痫发作类型是全身性强直阵挛发作，失张力性癫痫发作和失神发作也见报道。另外，还可表现为孤独症行为、胃肠功能障碍和轻度异常面容。虽然不同家系间存在表型变异性，但是在同一家系中，表型的严重程度通常是一致的。

天使综合征（Angelman syndrome，AS）：临床特征包括严重的发育迟缓或智力障碍，严重的言语障碍，步态共济失调和（或）肢体震颤，并具有一个独特的行为（不恰当的幸福神态），包括频繁大笑、微笑、兴奋。小头畸形和癫痫发作也很常见。发育迟缓首先在约半岁时被注意到；然而，作为天使综合征独特的临床表现需要在1年后才变得明显。

（3）新生儿脑病：*MECP2*基因致病性变异在男性是致死性的，多数在3岁前因呼吸衰竭而死亡。少数的存活男性患者，最常见的临床表现为伴小头畸形的严重新生儿脑病，病程伴随严重的代谢衰退、肌张力异常、不自主运动、严重癫痫和中枢性呼吸异常。严重的脑病表型很少见于女性。

（4）X连锁智力障碍（mental retardation，X-linked）：*MECP2*基因致病性变异也可能导致女性X连锁智力障碍，还可出现在轻度智力障碍、非进展性的智力障碍、严重的智力障碍的男性患者，伴狂躁-抑郁精神病、锥体束征、帕金森病、巨睾症（PPM-X Syndrome）。男性患者通常伴有严重的智力障碍、静止性震颤、行动迟缓和共济失调，但是没有癫痫或小头畸形。头部MRI、脑电图、肌电图和神经传导速度通常为正常。

10.治疗　大部分治疗为对症治疗，涉及多系统和多学科，要根据患者的临床表现及需求制订个体化治疗方案。患者家庭成员的社会心理学支持是疾病管理的一部分，可提供一种包括理疗、技能训练和沟通治疗的方案。多学科的定期检查，包括生长、营养摄入、牙齿情况、胃肠道功能、运动能力、沟通交流能力、骨科及神经系统并发症方面。癫痫发作的治疗需要个体化，*MECP2*重复综合征患者可能无法从治疗中改善癫痫发作，雷特综合征患者可受益于利培酮治疗躁动和褪黑素改善睡眠障碍，因丙戊酸可增加骨折风险，拉莫三嗪是治疗*MECP2*基因突变相关癫痫更好地选择。生酮饮食或迷走神经刺激可改善顽固性癫痫，然而，部分患儿存在生长障碍，生酮饮食应慎用。由于雷特综合征患者存在QT间期延长关联的高危心律失常风险，应避免使用会导致QT间期延长的药物。通过人神经前体细胞移植术证实患儿治疗前后的临床症状无进行性加重，提示人神经前体细胞移植可缓解病情进展。

11. 预后　　*MECP2* 基因致病性变异在男性中通常为致死性的，少数存活患者表现为伴小头畸形的严重的先天性脑病、躁狂抑郁性精神病、锥体束征、帕金森病及巨睾症等，而女性患者的临床表现存在差异。

12. 遗传咨询　　*MECP2* 相关疾病属于X连锁遗传病。超过99%的病例为新发变异或遗传自胚系嵌合的父母。*MECP2* 基因变异罕见于X染色体失活的轻度表型或无症状的携带者母亲。当母亲为携带者时，其子代遗传 *MECP2* 基因变异的概率为50%。一旦致病性的变异在家系检出，对伴有神经精神发育异常的一级亲属的男性应进行基因检测；而所有一级女性亲属，不管她们是否具有临床症状，都应进行基因检测。在检出致病性变异的家系中，备孕或疾病高危的孕妇应进行产前诊断和植入前遗传诊断。

先证者父母：若先证者检出 *MECP2* 基因变异，其父母应行分子遗传学检测。若母亲携带 *MECP2* 基因变异，但表型正常，基本可以确定是由于携带突变的X染色体失活造成的。

先证者同胞：同胞患病风险取决于父母遗传状态。当患者的母亲携带同样变异，患者同胞携带 *MECP2* 基因变异的概率是50%。若父母未检出致病性变异，患者同胞患病风险则很低，然而，需注意父母存在生殖系嵌合情况。

先证者子代：*MECP2* 基因相关疾病患者的每一个子代都有50%的概率遗传致病性的变异。

先证者的旁系亲戚：建议进行遗传咨询，判断自身的携带风险。

13. 未知领域　　目前 *MECP2* 基因变异影响神经系统的机制未知。脑部组织可能更易受 *MECP2* 蛋白功能影响，组织表达具有特异性。要探究其病理过程，首先需要验证影响 *MECP2* 蛋白活性的基因，*MECP2* 被认为是沉默特异性基因，但 *MECP2* 基因敲除小鼠模型和转基因过表达小鼠模型实验表明，*MECP2* 不只是转录抑制因子，同时还是转录激活因子。目前对 *MECP2* 变异小鼠的研究提示了潜在治疗靶点，一项初步开放性试验纳入了10例≥10岁的雷特综合征女孩，发现醋酸格拉替雷治疗可改善步态速度，但还需要设计严谨的大型研究进一步证实。*MECP2* 基因变异导致的遗传病，从原理上来讲，基因治疗是行之有效的治疗手段，可从根源上治疗此疾病。因此，未来研究的重点方向是继续深入研究 *MECP2* 基因变异致病机制，并由此为出发点，找到有效的治疗方法。目前正在探索改进中枢神经系统广泛但适当调节的 *MECP2* 基因转移的策略。

14. 患者组织

①MECP2 Duplication Foundation

https://mecp2d.org/

②Mecp2 Spectum Resources International

https://www.facebook.com/groups/3525776677446696/

③International Rett Syndrome Foundation（IRSF）

4600 Devitt Drive，Cincinnati OH 45246

Phone：800-818-7388（toll-free）；513-874-3020

Fax：513-874-2520

www.rettsyndrome.org

④American Epilepsy Society

https：//www.aesnet.org

⑤Epilepsy Foundation

https：//www.epilepsy.com

⑥Epilepsy Action UK

https：//www.epilepsy.org.uk

⑦CLIMB：Children Living with Inherited Metabolic Diseases

http：//www.climb.org.uk

⑧National Organization for Rare Disorders（NORD）CDG Care

https：//rarediseases.org/

15.总结　　*MECP2*编码的蛋白质为甲基化CpG结合蛋白家族成员，该蛋白质是一种转录调控因子，既有转录抑制功能，也有转录激活功能。MECP2蛋白为剂量敏感蛋白，在细胞中需要精确表达，当其表达量发生变化时，将导致其调控的基因表达水平发生改变，引起神经元、轴突、树突发育异常，从而导致脑功能障碍，其表达量的减少可以导致雷特综合征等疾病，而其表达量的增多同样可导致神经系统疾病。*MECP2*基因致病性变异在男性中通常为致死性的，少数存活患者可表现为伴小头畸形的严重的先天性脑病、躁狂抑郁性精神病、锥体束征、帕金森病及巨睾症等。尚无有效的临床治疗手段，主要通过个体化治疗来改善相应的临床症状。

十、*PCDH19*

X-linked protocadherin 19

OMIM*300460

·总结及摘要：

位置	Xq22.1
基因功能	该基因编码的蛋白质是钙黏蛋白超家族的δ-2原钙黏蛋白亚类成员。该蛋白质是钙依赖性细胞黏附蛋白，主要在大脑中表达。人类X染色体上此基因的变异与偶发性婴儿癫痫性脑病和女性相关癫痫病有关
遗传模式	X连锁显性遗传（XLD）
变异致基因功能改变	功能丧失（LOF）
常见变异类型	错义变异、无义变异、缺失/重复等
发病年龄	婴儿期、儿童期
临床表型	早期婴儿型癫痫性脑病、Dravet综合征、大田原综合征，或其他非癫痫表型，包括孤独症谱系障碍或智力障碍，也可能存在其他神经系统症状，如共济失调
治疗建议	氯硝西泮、氯巴占、溴化物及皮质类固醇激素
预后	不详，早期表现为癫痫性脑病，癫痫发作频率随年龄的增长而降低，患者可能在童年或青春期无癫痫发作，表现为精神行为障碍

1.位置　　Xq22.1。

2.基因功能　　*PCDH19*基因编码原钙黏蛋白19，属于钙黏蛋白超家族的δ-2原钙黏蛋白亚类成员，钙黏蛋白超家族包含大量的细胞黏附分子，是跨膜蛋白，其细胞外结构域介导钙依赖性细胞间相互作用。*PCDH19*在胚胎和成年人各种组织中表达，包括肾、肺和气管，但神经系统表达最多，尤其是边缘区域（如杏仁核、海马和腹侧下丘脑）和皮质。这些原钙黏蛋白对于钙依赖性细胞间相互作用和黏附至关重要。最新研究发现，*PCDH19*可参与GABAAR的功能，*PCDH19*在细胞质区域结合GABAARα亚基，并能够调节受体表面，提示*PCDH19*可能参与了GABAAR细胞内调控。值得注意的是，GABA信号调节对于成人大脑抑制性神经传递很重要，对大脑发育也很重要，因为神经元的迁移和形态成熟取决于GABAAR的营养性兴奋作用。

体外研究显示，*PCDH19*基因敲除（knockout，KO）小鼠神经元的迁移速率增加，通过测量*PCDH19*基因敲除小鼠衍生祖细胞（NSPC）和携带功能丧失错义变异的人类患者衍生细胞的分化率，敲除小鼠和具有功能缺失变异的人类细胞均表现出NSPC的过早神经源性。为了概括镶嵌效应，混合的WT和变异体/KO细胞表现出细胞的镶嵌培养，其行为与KO细胞的培养相同。因此，研究指出*PCDH19*编码的蛋白质是一种复杂的蛋白质，可能涉及多种神经元信号通路。

3. 变异导致的疾病（OMIM） 早期婴儿型癫痫性脑病9型（epileptic encephalopathy，early infantile，9，EIEE9）。

4. 常见致病变异类型 整个或部分基因缺失或编码区变异（无义、错义、剪接或移码变异）会导致基因功能丧失，并导致细胞间相互作用受损。已发现约180个*PCDH19*基因变异，其中50%以上为错义变异，可影响细胞外黏附域。蛋白质功能改变可能以各种方式发生：同质黏附干扰、与其他钙黏蛋白的相互作用被破坏、蛋白质折叠性和稳定性降低及在细胞表面浓度降低，或者钙亲和力改变与早期降解。这些变异可能会通过干扰这些域的反平行黏附机制或阻止顺式与其他钙黏着蛋白（如NCAD）的相互作用来影响蛋白质功能；或者这些错义变异可损害蛋白质的折叠和稳定性，从而减少其在细胞表面的表达量；或改变蛋白质的钙亲和力，从而再次损害其稳定性。

*PCDH19*基因变异大多数为错义变异，其次是无义变异、小片段插入/缺失，主要发生在1号外显子。1号外显子最长，编码负责细胞间相互作用的细胞外结构域。支持性证据表明，影响1号外显子编码的胞外域的致病变异可导致钙介导的细胞间黏附或蛋白质的钙结合特性丧失。其他类型变异发生率较低，包括剪接变异、移码变异及大片段缺失/重排，缺失/重复率约各占1%。大多数变异（90%）在女性患者中可检出，而10%在嵌合男性患者中检出，且大多数是新发变异，其次是遗传自父母。*PCDH19*基因的几种变异类型导致的临床表型相似，表明*PCDH19*基因变异导致的功能丧失是导致疾病的主要原因。大多数*PCDH19*基因变异是散发的，目前仅报道了部分复发性变异。*PCDH19*基因相关性癫痫表现出明显的表型差异性，即使在同一家族中也是如此。到目前为止，尚未建立基因型与表型的相关性（图4-40）。

5. 致病机制 *PCDH19*基因位于X染色体（Xq22.1），编码原钙黏蛋白19，包含6个外显子，1号外显子编码细胞外和跨膜结构域，第1外显子很大，编码6个胞外域，其余部分由2～6号外显子编码。细胞外结构域由6个保守的EC重复序列组成（与经典钙黏着蛋白同源），介导钙依赖性细胞间相互作用。细胞内C端尾部包含保守的基元CM1

和CM2，以及WASP-WAVE调节复合物（WRC）相互作用受体序列。大多数变异可导致移码和细胞外结构域编码过早终止，从而导致功能完全丧失，或错义变异通过受损的钙结合影响蛋白黏附性。由于*PCDH19*基因受到X失活影响，半合子男性可能具有均一的*PCDH19*阴性细胞群，而受累女性可能是包含*PCDH19*阴性和野生型细胞的嵌合体。女性的这种组织嵌合可能会扰乱细胞之间的通信，临床上表现为早期婴儿型癫痫性脑病。单倍剂量不足似乎是细胞水平上的致病机制（图4-41）。

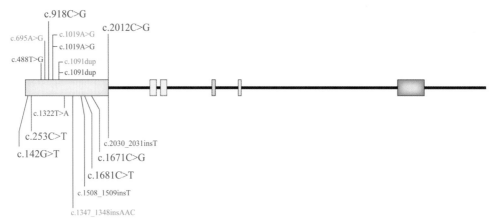

红色：早期婴儿型癫痫性脑病9型（Epileptic encephalopathy, early infantile, 9, EIEE9）
橙色：Dravet综合征（Dravet syndrome, DS）

图4-40　部分致病变异位点及其对应临床表型

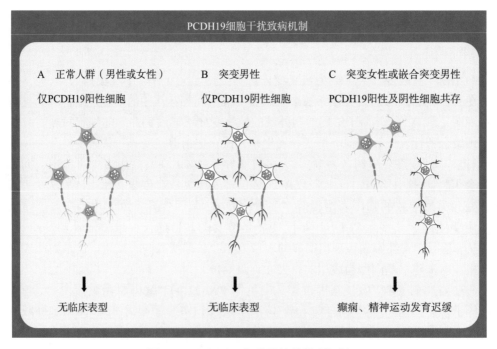

图4-41　*PCDH19*细胞干扰的致病机制

据推测PCDH19基因编码的蛋白质在介导钙依赖性细胞间黏附和调节发育中的大脑组织中发挥作用。假设两个神经元群体共存，一个表达PCDH19，另一个不表达该蛋白质，则导致这些神经元之间相互作用异常，这一过程称为细胞干扰。尽管未经证实，但该假设可以解释为什么PCDH19变异在具有两个不同神经元群体的个体中具有致病性，而在只有一个群体的半合子男性中却不导致疾病的发生。同样，该假设表明，具有PCDH19致病性变异的性染色体异常可导致多个X染色体［如克兰费尔特综合征（KS），（47，XXY）和三重X综合征（47，XXX）］的个体也会发展成与PCDH19相关的疾病。最可能的致病机制是需要2个细胞群（变异型和野生型）共存才能导致疾病发生，而同质细胞群（无论是变异型还是野生型）都不会导致疾病。当女性的X染色体失活时，它会与两种类型的细胞混合物（带有或不带有原钙黏蛋白）产生体细胞嵌合性，这种体细胞嵌合在这两种类型的细胞之间产生异常的细胞干扰，随后发生功能失调的细胞分选和突触形成；相反，具有半合子变异的男性仅会产生一种具有原代钙黏蛋白特定缺陷亚类的细胞，但由于没有细胞干扰而将保持无症状；由于两种不同类型细胞之间的细胞干扰，具有该基因体细胞嵌合的男性可产生与杂合子女性相似的表型。除细胞干扰假说外，有研究者还认为血脑屏障功能障碍是这种癫痫病的可能病因。与其他器官相比，PCDH19在内皮细胞中高表达，在中枢神经系统中表达更多。有研究提出PCDH19变异导致的癫痫发作通常起源于大脑边缘系统。

大多数与疾病相关的变异都发生在PCDH19的细胞外结构域，突显了其与EIEE9发病机制的相关性。因此，许多研究集中于PCDH19细胞外的黏附特性域。尽管完全了解了经典钙黏蛋白引起的钙依赖性细胞间相互作用的机制，但由于原钙黏蛋白（包括PCDH19）导致的较弱的同源性相互作用尚不十分清楚，有学者提出其中一些可能是在黏附中起更间接的作用，而不是充当真正的细胞黏附分子。经典的钙黏蛋白介导的细胞黏附涉及钙黏蛋白分子的点对点相互作用，该相互作用通过色氨酸残基在EC1重复序列N端的相互交换而进一步稳定。而非经典钙黏蛋白和原钙黏蛋白没有色氨酸残基，这意味着它们是通过不同机制相互作用。

对细胞内伴侣的鉴定表明PCDH19参与了不同的细胞信号传导途径，PCDH19细胞内结构域的生物学作用开始出现。在神经元中调节是传达和整合突触输入并为神经元发育、可塑性和存活建立足够反应的基础。原钙黏蛋白的相互作用中，已经确定了细胞骨架的酶和调节剂。关于PCDH19，已证明它与WRC相互作用，而WRC可参与肌动蛋白细胞骨架动力学的调节，PCDH19能够增强WRC活化。

6.遗传模式 X连锁显性遗传（XLD）。

7.发病率 暂无。

8.起病年龄 婴儿期、儿童期。

9.临床症状 早期婴儿型癫痫性脑病9型（EIEE9）：是由PCDH19基因变异引起的X连锁遗传病。目前尚不清楚PCDH19相关性癫痫的确切患病率，但是PCDH19确实是导致婴儿癫痫性脑病并伴有癫痫发作的更常见原因，特别是在女性中。PCDH19相关表型的外显率在女性中很高，但是仍有一小部分（约3%）的女性没有症状。即使有相同变异，也可能会出现不同的临床表型，特别是在发病年龄、癫痫发作类型和智力障碍方面，其中癫痫具有独特的临床表型。OMIM的临床描述：全面性强直－阵挛癫痫发作、攻击性行为、精神病、全身性肌阵挛癫痫发作、失神癫痫发作、癫痫持续状态、婴儿期发病、智力残疾、失张力性癫痫发作、局灶性癫痫发作、全面发育迟缓、部分患者从出生开始有严重程度不一的发育迟缓、50%的患者发育倒退、部分患者发育正常、强直阵挛性癫痫发作、部分性癫痫发作、孤独症、强迫症、63%的癫痫发作与发热相关、癫痫平均发作年龄为出生后14个月（出生后6～36个月）、部分患者在12岁时不再有癫痫发作、未受累的男性携带者可患有精神病或行为异常等。

最初，EIEE9是在SCN1A基因检测阴性的Dravet综合征患者中描述的，但是除了一些严重受累患者以外，这两种癫痫综合征之间存在明显的表型差异。热性惊厥和智力障碍的症状类似于Dravet综合征，然而PCDH19相关癫痫具有不同的表型，包括疾病仅限于女性和嵌合体男性、癫痫发作时间较短、肌阵挛和强直性发作频率较低，以及明显的情绪特征。PCDH19相关癫痫发作通常始于婴儿晚期，几乎是在3岁之前，其特征是丛集性发作和发热诱发的癫痫发作。已经描述了一个双相病程，其中有几个短暂的热性惊厥发作，然后是热性惊厥发作，这些发作可以持续数天、数周，甚至数月。有研究回顾性分析PCDH19患者的典型临床表型后，确定了3个临床阶段：①健康女孩出生后前2年无发热引起的癫痫发作；②2～10岁出现热性惊厥发作；③10岁以后癫痫发作频率较低，行为障碍较多。癫痫发作频率随年龄的增长而降低，患者可能在童年或青春期无癫痫发作，但癫痫发作仍是其主要表现，与惊厥发作相比，伴有凝视和行为停止的少运动性癫痫发作更为常见。癫痫发作多为全身性强直阵挛性发作，但也可能是伴有双侧快速传播的局灶性癫痫发作。局灶性癫痫发作多持续数小时至数天，在某些情况下，可能会发展为癫痫持续状态。超过50%的患者表现出一种以上的癫痫发作类型，包括全身性强直性、阵挛性或强直性阵挛性、肌阵挛性和（或）局灶性发作。一般而言，所有患者均表现出癫痫，但是研究发现，患者的表型与他们的基因型之间没有相关性，也没有基于基因内的变异位置鉴定出任何模式。

多个研究显示，PCDH19相关癫痫具有温度敏感性，部分患者在接种疫苗后癫痫发作加重，部分与情绪压力有关。通常，认知障碍在2岁以后更为明显。仅在极少数情况下，儿童才会在癫痫发作之前出现发育延迟。认知障碍可能与癫痫发作的严重程度没有直接关系。严重的智力障碍很少见，患者通常有临界或轻度至中度的认知障碍，很大一部分患者可智力发育正常。癫痫发作在出生后12个月前发生可能与更严重的智力障碍有关。部分患者合并精神症状，且多在后期，与年龄相关，如孤独症谱系障碍、注意缺陷多动障碍、睡眠障碍，还有行为障碍，包括焦虑症、强迫症等。约1/5的患者表现出多种精神病并发症，约1/4的认知能力正常的患者患有精神病并发症。最近，已经报道PCDH19相关癫痫和局灶性皮质发育不良（FCD）之间的关联。具有PCDH19变异患者的表型是可变的，可以表现为以上任意一种表型。研究显示，约有25%的PCDH19基因变异女性患者表现出Dravet综合征且SCN1A基因检测呈阴性。部分患有PCDH19相关癫痫患者会出现其他类型表现，如大田原综合征或其他非癫痫表型，包括孤独症谱系障碍或智力障碍。也可能存在其他神经系统症状，如共济失调。

10.治疗　与PCDH19相关的癫痫通常是难治性癫痫。此外，由于癫痫发作的频率和发热引起的癫痫发作，使医师和家庭难以评估特定AED的疗效。这些患者很少接受单一疗法。已经探索了多种组合疗法，但没有一种方法被证明具有优越性。与Dravet综合征相反，尚未证实拉莫三嗪和卡马西平等钠通道阻滞药会明显加重癫痫发作。卡马西平可能有效性一般，氯巴占、溴化物、氯硝西泮可能比较有效，其他还有丙戊酸、左乙拉西坦，部分药物难治性癫痫还可以考虑生酮饮食等。具有致病性*PCDH19*基因变异和难治性局灶性癫痫发作的患者，可以筛查大脑中的结构性病变，如果存在大脑结构性病变，可以选择手术治疗。通过使用抗癫痫药，*PCDH19*基因变异患者的治疗选择大多基于症状，但是抗癫痫是短暂的，因为癫痫可能因为发热再次发生。另外有研究表明，皮质类固醇激素治疗可显著改善丛集性癫痫发作，丛集性癫痫发作患者对高剂量的类固醇反应良好。

11. 预后　　不详，早期表现为癫痫性脑病，癫痫发作频率随年龄的增长而降低，患者可能在童年或青春期无癫痫发作，表现为精神行为障碍。

12. 遗传咨询　　*PCDH19*相关的癫痫性脑病是一种特殊的X连锁遗传病。*PCDH19*基因变异，仅杂合子女性和嵌合体男性受累，而半合子男性无症状，但可将变异传递给每个女儿。据报道，*PCDH19*的杂合变异会导致功能丧失。了解受累男性和女性之间的表型差异对管理和向家庭提供预后信息可能有用。由于该基因的特殊遗传方式，遗传咨询对于正在接受基因检测和（或）诊断出与*PCDH19*相关的癫痫性脑病的患者及其家人至关重要。在家族性病例中，无症状的半合子父亲会将致病性变异传递给他的所有女儿，而受累杂合子母亲则有50%的概率将其传递给后代。新发变异的案例中，应考虑生殖腺嵌合的可能性。

先证者的母亲：如果为患者，那么再生一胎患儿的风险率为25%。

先证者的同胞：携带致病变异的女性患者同胞可能发病。

先证者的后代：其后代的患病风险率为25%。

先证者的旁系亲戚：携带致病变异的女性可能为患者。

13. 未知领域　　在过去的十年中，已经取得了重大进展，包括鉴定出导致该病的基因、临床表型，以及开发动物模型。为了继续加深对*PCDH19*相关性癫痫的理解并向更合理的治疗方向发展，重要的是为该基因导致其他疾病建立功能模型。通过当前基于NGS的测试，正在鉴定更多新的和稀有的*PCDH19*变异类型，因此，准确透彻地评估这些变异对于确定其致病性和对疾病的影响至关重要。在鉴定新的变异时，系统地进行表型与基因型的相关性分析是非常重要的，并且可以对该基因功能有新的认识。对嵌合体男性的进一步观察将能够更好地向临床医师和家庭提供临床和预后信息。随着变异数量的增加和患者数量的积累，也可以促进对基因型-表型相关性的了解，但是有必要进行前瞻性自然史研究以了解不同症状的临床进展。尽管在青春期后出现了更多的神经精神异常现象，但目前尚无进一步的生物学解释，如发育性与电生理异常。尽管严重缺乏临床研究，但近几年对*PCDH19*的基础科学研究取得了很大进展。当前的治疗继续以常规的癫痫药物集中应用来控制癫痫发作，因此迫切需要能够针对潜在发病机制的精确疗法，不仅可以改善癫痫发作，而且可以改善这些患者的明显神经精神症状。同样，对生活质量的测量及标准化的神经精神病学测试都必须进行严格的研究，以便更全面地了解该疾病。

14. 患者组织

① PCDH19 Alliance

https：//www.facebook.com/Pcdh19

②*PCDH19*研究机构

pcdh19@epilepsiome.org

③*PCDH19*联盟

https：//www.pcdh19info.org/

15.总结 *PCDH19*相关性癫痫是一种独特的儿童发作性癫痫综合征，其特征是主要在3岁之前开始出现高热和高热性癫痫发作、认知障碍、孤独症特征和行为异常。该疾病主要表现在杂合子雌性中，这是由于随机X染色体失活导致体细胞镶嵌和有或没有δ原钙黏蛋白的细胞之间异常的细胞干扰。*PCDH19*被认为是热敏性癫痫中临床上最相关的基因之一，仅次于*SCN1A*。迄今为止，已鉴定出约150种变异是*PCDH19*女性癫痫［也称为早期婴儿型癫痫性脑病9（EIEE9）］的病因，其特征是早期发作性癫痫、智力障碍和行为障碍。EIEE9病理学的特征在于其独特的遗传模式，并且尚不清楚该病理学机制。我们相信，这种复杂性，也能够以患者特征性的不同表型所揭示，当然是由于*PCDH19*的参与，*PCDH19*是一种复杂的蛋白质，涉及多种神经元信号通路。因此，至关重要的是，准确了解*PCDH19*在生理环境中涉及哪些生物学过程，以找出明确的靶标并开发出针对EEEE9患者的特定疗法。与*PCDH19*相关的癫痫通常是难治性癫痫，多数患者会接受数种抗癫痫药联合治疗，且效果欠佳。一般常用的抗癫痫药包括：氯硝西泮、氯巴占、丙戊酸、左乙拉西坦、生酮饮食及皮质类固醇激素等。

十一、*PRRT2*

proline-rich transmembrane protein 2

OMIM*614386

·总结及摘要：

位置	16p11.2
基因功能	该基因编码富脯氨酸跨膜蛋白2（PRRT2），主要分布在谷氨酸能神经元突触前膜，与另一种突触蛋白SNAP25相互作用，作为SNARE复合体的一部分，它们共同参与了囊泡与突触前膜的融合及神经递质的释放过程
遗传模式	常染色体显性遗传（AD）
变异致基因功能改变	功能丧失（LOF）
常见变异类型	截短变异、剪接变异
起病年龄	出生后3~12个月
临床表型	良性家族性婴儿惊厥（BFIC）、发作性运动诱发性运动障碍（PKD）、发作性运动诱发性运动障碍伴婴儿惊厥（PKD/IC）、偏瘫型偏头痛（HM）等
治疗建议	首选卡马西平和奥卡西平，另外可以选择丙戊酸盐，苯巴比妥等
预后	一般较为良好，特别是BFIC，癫痫发作通常在1~2岁后消失，并且患者不会出现任何神经系统后遗症

1.位置 16p11.2。

2.基因功能 *PRRT2*基因位于16号染色体短臂（16p11.2），包含4个外显子，编码富脯氨酸跨膜蛋白2（proline-rich transmembrane protein 2，PRRT2）。该蛋白质包含340个氨基酸，N端富含脯氨酸，C端含有两个跨膜结构域。该蛋白质存在6种剪接变异体及3种异构体，目前已知的几乎所有*PRRT2*致病变异均发生在各剪接变异体的进化保守区域。*PRRT2*在发育中的中枢神经系统（central nervous system，CNS）表达最多，尤其是大脑皮质、基底节和小脑，而在其他器官组织中表达水平极低，说明其功能具有CNS特异性。*PRRT2*的表达水平还与年龄有关，研究者在人脑发育的不同时期对其mRNA水平进行纵向分析，发现在受孕后的前100d内，*PRRT2*的表达水平快速增长，到达一定水平后进入平稳状态，此后在部分区域（如丘脑）的表达水平开始下降。在成年人的大脑中，相对于其他脑区，*PRRT2*在小脑、枕/额/颞叶皮质、壳核和海马中的表达水平较高。在亚细胞层面，*PRRT2*主要分布在谷氨酸能神经元的突触前膜，与另一种突触蛋白SNAP25相互作用，共同参与囊泡与突触前膜的融合及神经递质的释放过程。SNAP25是SNARE复合体的一部分，该复合体在囊泡和突触前膜的融合过程中起到了桥梁作用。囊泡和突触前膜都是双层脂质膜，相互排斥，而通过SNARE复合体中蛋白质的扭转可克服这种排斥，使两者得以靠近，最终融合。*PRRT2*可通过阻碍SNARE复合体的"组装"而下调其功能（图4-42）。

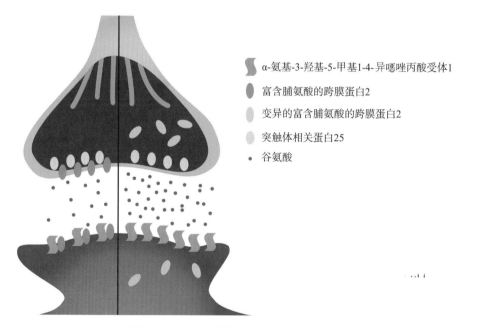

α-氨基-3-羟基-5-甲基1-4-异噁唑丙酸受体1

富含脯氨酸的跨膜蛋白2

变异的富含脯氨酸的跨膜蛋白2

突触体相关蛋白25

谷氨酸

图4-42 *PRRT2*基因的功能及作用机制

3. 变异导致的疾病（OMIM） 家族性婴儿惊厥伴阵发性舞蹈手足徐动症（convulsions，familial infantile，with paroxysmal choreoathetosis）、发作性运动诱发性运动障碍1型（episodic kinesigenic dyskinesia 1）、良性家族性婴儿惊厥2型（benign familial infantile convulsion 2）。

4. 常见致病变异类型 *PRRT2*基因致病性变异包括点变异和重复缺失（包含*PRRT2*基因的16p11.2区域），目前已报道有70多种不同变异。大部分变异可导致转录提前终止而使蛋白质截短，多造成功能缺失，且很多变异类型在表型上具有异质性。c.649dupC（p.Arg217Profs*8）是最常见的*PRRT2*变异类型，占该基因变异总数的80%，该变异属于移码变异，导致终止密码子提前出现从而使转录提前终止，发生该变异的*PRRT2*基因不能表达。通过在多个没有亲缘关系的家系进行的多项研究，以及散发病例中均发现了该变异，携带该变异的患者临床表型多为PKD、BFIE、PKD/IC，而PED、PNKD罕见，表明这些疾病有着相似的发病机制，同时这些家系中也有少数表型正常的个体携带该变异，表明存在外显不全现象。该位点之所以容易变异，是因为该处有连续的4个鸟嘌呤和9个胞嘧啶，该片段在复制过程中容易形成"发卡"结构，导致DNA多聚酶在此处容易"打滑"而插入一个胞嘧啶（图4-43）。

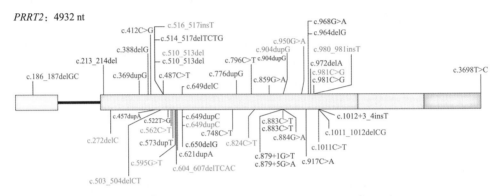

红色：发作性运动诱发性运动障碍（paroxysmal kinesogenic dyskinesia，PKD）
橙色：发作性运动诱发的运动障碍伴婴儿惊厥（paroxysmal kinesigenic dyskinesia with infantile convulsions，PKD/IC）
蓝色：良性家族性婴儿惊厥（benign familial infantile epilepsy，BFIE）

图4-43　部分致病变异位点及其对应临床表型

5.致病机制　绝大多数*PRRT2*致病性变异使基因功能丧失，由于单倍剂量不足，导致蛋白质在突触前膜的分布减少。最常见的c.649dupC变异可使转录提前终止，理论上会产生截短的蛋白质，但研究者在该类型变异细胞内却检测不到相应蛋白质产物，表明这种截短的蛋白质不能表达或不能稳定存在。带有该变异的小鼠与*PRRT2*敲除的小鼠在表型和神经细胞电生理特征方面均高度一致，表明该变异使*PRRT2*完全失效。最近的研究表明，这种基因失效发生在转录阶段，发生649dupC变异后的*PRRT2*的mRNA数量大大减少，稳定性大大减弱（半衰期缩短），几乎无蛋白质产物产生。截短变异还可以改变蛋白质产物的亚细胞分布，野生型大鼠*PRRT2*蛋白分布在细胞膜上，而仅保留前230个氨基酸的截短*PRRT2*蛋白则分布在细胞质中。此外，部分截短的*PRRT2*蛋白可能还保留部分与SNAP25结合的功能，使得其余野生型*PRRT2*与*SNAP25*结合受阻，影响正常*PRRT2*与*SNAP25*的相互作用。

6.遗传模式　常染色体显性遗传（AD），外显率为60%～90%（PKD）。

7.发病率　暂无。

8.起病年龄　出生后3～12个月。

9.临床症状　尽管*PRRT2*基因在2011年才逐渐被认识，但携带该基因变异的病例已有超过1000例。*PRRT2*变异可导致婴儿癫痫和（或）运动障碍，呈现出一系列有着共同遗传－分子生物学基础的连续疾病谱，其相关表型主要有3组：良性家族性婴儿惊厥（BFIE）、发作性运动诱发性运动障碍（PKD）和发作性运动诱发性运动障碍伴婴儿惊厥（PKD/IC），均为常染色体显性遗传。此外，约5%的*PRRT2*致病变异携带者具有其他非典型表型，包括多种运动障碍、癫痫、偏瘫型偏头痛（HM）、发育迟缓和智力障碍等。回顾已发表文献，Ebrahimi-Fakhari等发现，具有*PRRT2*致病变异的病例，表现为BFIE和PKD的分别占到40%左右，还有约15%的病例表现为PKD/IC，而其他表型仅约占5%，这些患者大多有家族史，散发者较少。正因为*PRRT2*变异与BFIE-PKD/IC-PKD疾病谱之间的关系如此紧密，基因检查才更具有重要意义，可在临床表现不典型时协助诊断。

（1）良性家族性婴儿惊厥（benign familial infantile convulsion，BFIC）：该病是一种婴儿期起病的癫痫疾病，发病年龄通常在出生后3～12个月（平均为出生后6个月）。发作表现为无热局灶性发作或全面强直－阵挛发作，可伴有运动中止、头眼歪斜、简单的自动症、肢体抽搐、肌张力增高、发绀等症状，发作可呈丛集性。发作间期脑电图正常，发作期脑电图表现为局灶性混杂有棘波的快活动，同时向邻近区域或整个脑区扩散，异常放电可能来源于额叶、颞叶、顶叶或枕叶，同一患儿的不同发作，起源部位可能不同。头颅MRI检查一般无异常发现。该疾病具有自限性，对抗癫痫药物反应良好，常用药物有苯巴比妥、卡马西平和丙戊酸，单药治疗即可控制良好，通常在2岁前自行缓解，且无神经系统后遗症。OMIM的临床描述：无热局灶性癫痫发作、可能发生二次泛化、无热全面性癫痫发作、癫痫成簇发作、精神运动发育正常、偏头痛（不常见）、平均发病年龄为出生后6个月（出生后3～9个月）、纯合子可能出现运动障碍、药物很容易控制癫痫发作、儿童早期癫痫发作缓解、外显不全。

（2）发作性运动诱发性运动障碍（paroxysmal kinesogenic dyskinesia，PKD）：*PRRT2*最早在该病患者中发现，Chen等研究了8个有PKD疾病史的中国汉族家庭，在这些家庭的患者中发现了3种致病性*PRRT2*变异，其中最多的1种为c.649dupC，而这些家庭中未受累者及1000例健康对照均不携带致病性*PRRT2*变异，证实PKD疾病与*PRRT2*变异符合共分离规律，呈常染色体显性遗传。PKD的患病率约为1/150 000，通常起病于儿童或青少年时期（1～20岁，平均为10.3岁±4.9岁），其特征为由突然运动诱发的短暂运动障碍（通常＜1min）。诱发因素除最常见的突然运动外，还包括压力、惊吓、过度换气、睡眠剥夺等；运动障碍的表现形式包括肌张力障碍、舞蹈手足徐动症和抽动症等，通常涉及双侧肢体，尤其是双上肢，发作时意识清楚，如当患者突然从椅子上站起时，可能会有短暂的无目的、不自主运动。PKD症状通常随着年龄的增长而减轻，该病对某些抗癫痫药物治疗反应很好，如卡马西平、奥卡西平、苯妥英钠。还有其他的家族性运动障碍，如发作性非运动诱发性运动障碍（PNKD），其致病基因包括*PRRT2*、*KCNMA1*等；发作性持续运动诱发的运动障碍（PED，其致病基因多为*SLC2A1*），这些疾病有不同的遗传病因。OMIM的临床描述：口面部运动障碍、发作性运动障碍、发作性舞蹈症、发作性肌张力障碍、异常不自主运动、婴儿无热惊厥、无神经系统后遗症（40%的患者）、儿童或青少年发病（中位年龄9岁）、男女比例为（3～4）：1、突然运动引起症状、抗惊厥药治疗反应良好、症状常随年龄增长而减轻或缓解、外显不全、发病率为1/150 000。

（3）发作性运动诱发性运动障碍伴婴儿惊厥（paroxysmal kinesigenic dyskinesia with infantile convulsion，PKD/IC）：也称婴儿惊厥伴舞蹈手足徐动症（infantile convulsions with choreoathetosis，ICCA），兼具BFIC和PKD的特征。BFIC和PKD通常在个人和家庭中合并发生，部分PKD患者在婴儿期曾有无热惊厥发作史，即可诊断PKD/IC。患者在婴儿期发生无热惊厥，然后在儿童或青少年期又出现PKD发作，两组症状的发生时间可以相隔多年。同样，这些患者和（或）家系多可检出PRRT2变异。OMIM的临床描述：无热局灶性癫痫发作、可能发生二次泛化、无热全面性癫痫发作、癫痫成簇发作、癫痫发作通常始于头和眼偏斜、阵发性舞蹈症、阵发性肌张力障碍、不自主的运动可能会因劳累或焦虑而加剧、精神运动发育正常、发作间期脑电图正常、平均发病年龄为出生后6个月（出生后3～12个月）、药物容易控制癫痫发作、出生后12个月癫痫自发缓解、儿童或青年舞蹈症发作（6～23岁）。

（4）其他表型：偏瘫型偏头痛（hemiplegic migraine，HM）和其他形式的癫痫已被报道，但相对罕见。HM属于伴先兆的偏头痛的一类，先兆定位于大脑皮质，包括视觉症状（暗点、闪光、复视等）、感觉障碍（麻木或感觉异常）、语言障碍等。HM还伴有运动症状，表现为一定程度的偏瘫。发作频率常随年龄增长而下降，多数患者可在成年后完全缓解。另有报道癫痫性脑病患者携带纯合或复合杂合的PRRT2变异，但这些病例都十分罕见，不能全面、准确地评估双等位基因变异是否是其真正的致病原因。

10.*治疗*　PKD对卡马西平和奥卡西平治疗反应较好，往往低剂量（低于癫痫治疗剂量）的抗癫痫药物即可取得满意的疗效，使PKD的发作频率降低或不发作。避免压力、睡眠剥夺、焦虑和其他可能导致PKD发作的触发因素都有助于防止发作或降低发作频率。其他的药物或非药物疗法并未经过系统研究。在绝大多数病例中，PRRT2相关癫痫是自限性的。对于BFIC，抗癫痫药治疗可降低发作频率。虽然卡马西平或奥卡西平对BFIC的疗效并没有被很好地研究，但由于这些药物对PKD有满意的疗效，对HM也有一些有效的案例报道，所以仍然被当作首选药物。持续5min以上的癫痫发作或丛集性癫痫发作可用苯二氮䓬类药物，包括劳拉西泮、地西泮、咪达唑仑治疗。但据观察，PRRT2相关癫痫对苯二氮䓬类药物的治疗反应并不稳定。

11.*预后*　一般预后较为良好，特别是BFIC，癫痫发作通常在1～2岁后消失，并且患者不会出现任何的神经系统后遗症。

12.*遗传咨询*　PRRT2相关疾病多由PRRT2基因杂合变异导致，少数情况下由16p11.2区域（包含PRRT2）的重复或缺失导致，这些疾病的遗传方式为常染色体显性遗传。PRRT2的双等位基因变异更为罕见，往往出现在发作性运动障碍之外，还有其他更为严重症状的患者，这类疾病以常染色体隐性方式遗传。对于常染色体显性遗传家庭成员的患病风险如下。

先证者父母：约90%的患者有至少一个患病的父母或其他家庭成员，外显率和表现度的差异使得家族内的临床表现具有差异性。约10%的患者为新发变异致病。如果先证者的父母均不携带致病变异，也没有临床表型，则先证者的致病变异很可能为新发，但不能排除先证者父母之一存在生殖系嵌合可能，虽然至今尚无生殖系嵌合案例报道。

先证者同胞：先证者同胞的患病风险取决于其父母的基因状态。如果先证者的父母之一患病和（或）携带杂合 *PRRT2* 致病变异，则先证者同胞的患病率为 50%。由于存在外显率和表现度差异，同一家族内表现型可以非常多样。因为存在外显率降低和理论上的生殖系嵌合可能性，即使先证者的父母没有临床症状，其同胞的患病风险仍高于普通人群。

先证者后代：先证者的每一个子女都有 50% 的概率遗传 *PRRT2* 致病变异。由于存在外显率降低和表现度多样，同一家系可出现不同的临床表现。

先证者的旁系亲属：其他家系成员患病的风险取决于先证者父母的受累情况，若先证者的父母之一携带致病性 *PRRT2* 变异，则其他家系成员存在较高的风险。

13. 未知领域　*PRRT2* 基因变异导致的相关表型，目前仍不清楚其具体发病机制，尽管有一些初步证据，但 *PRRT2* 在突触前的作用仍不清楚。如一种参与突触囊泡胞吐的蛋白质在谷氨酸能突触中起重要作用，目前还不清楚它是如何引起过度兴奋而导致癫痫发作的。同样，癫痫发作的年龄依赖效应也是难以解释的。

14. 患者组织　目前还没有专门的 *PRRT2* 变异的患者组织。美国国家罕见病组织（NORD）的肌张力障碍页面列出了几个运动障碍患者组织，这些组织可以为 *PRRT2* 变异患者及家庭提供资讯或帮助。

①Bachmann-Strauss Dystonia & Parkinson Foundation

www.dystonia-parkinson.org

②Child Neurology Foundation（CNF）

2000 West 98th Street

Bloomington MN 55431

Phone：877-263-5430（toll-free）；952-641-6100

Email：jstone@childneurologyfoundation.org

www.childneurologyfoundation.org

③Dystonia Europe

Square de Meeus 37

4th Floor

Brussels Hoofdstedelijk Gewest 1000

Belgium

Phone：46 739 98 49 61

Email：sec@dystonia-europe.org

www.dystonia-europe.org

④Dystonia Medical Research Foundation

One East Wacker Drive

Suite 1730

Chicago IL 60601-1905

Phone：800-377-3978（toll-free）；312-755-0198

Fax：312-803-0138

Email：dystonia@dystonia-foundation.org

www.dystonia-foundation.org

15. 总结　PRRT2蛋白定位于谷氨酸能神经元的突触前膜，与SNAP25相互作用，可参与神经递质释放过程调控，另外，还可影响突触囊泡及电压门控钠离子通道。*PRRT2*基因变异可导致突触囊泡释放的改变和神经元兴奋性的增加，临床表型主要为BFIE、PKD和PKD/IC 3类，其他少见的表型包括HM、其他类型的运动障碍和癫痫、发育迟缓和智力障碍等，提示*PRRT2*变异导致的表型存在异质性。目前研究认为，该基因变异所致的癫痫预后良好，通常在1～2岁自然缓解，奥卡西平、卡马西平可作为抗癫痫药物首选。

十二、*SATB2*

special at-rich sequence-binding protein 2

OMIM*608148

·总结及摘要：

位置	2q33.1
基因功能	该基因编码特异AT序列结合蛋白2（SATB2），为一种DNA结合蛋白，参与转录调控和染色质重塑过程，在骨骼、颅面部、神经系统等多个发育过程中发挥重要作用
遗传模式	常染色体显性遗传（AD）
变异致基因功能改变	功能丧失
常见变异类型	截短突变、错义突变、基因缺失等
发病年龄	1～3岁
临床表型	*SATB2*相关综合征（SAS）
治疗建议	仅能对症治疗，应尽早开始营养支持、特殊教育等相关干预，定期随访和监测
预后	可能预后不良

1. 位置　2q33.1。

2. 基因功能　*SATB2*基因定位于2号染色体长臂（2q33.1），有NM_001172509、NM_015265和NM_001172517 3种转录本，前者包含11个外显子，后两者均包含12个外显子。*SATB2*编码特异AT序列结合蛋白2（SATB2），这是一种含733个氨基酸的核基质的DNA结合蛋白，可以与基因组核基质结合区（nuclear matrix-attachment regions，MARs）特异性结合，调节组织特异性基因调控网络（tissue-specific gene regulatory networks，GRNs），参与转录调控和染色质重塑过程，从而在多个发育过程中发挥重要作用。SATB2蛋白有2个CUT区和1个HOX区，均为DNA结合相关结构域，这些区域在脊椎动物中高度保守。在*SATB2*与染色质结合的起始阶段，CUT1是必需的；CUT2及其与HOX之间的区域则在*SATB2*与染色质分离的过程中是必需的。*SATB2*在大脑皮质的发育过程中起重要作用。共6层的大脑新皮质中，位于上层（upper layers）的部分神经细胞可检测到SATB2蛋白，它与其他一些有特定皮质层定位的蛋白质统被称为层特异标志物（layer-specific marker）。表达SATB2的神经元被称为SATB2阳性（＋）神经元，其在脑发育过程中的"行为模式"具有时间和空间上的规律。在胎龄较小、大脑新皮质仅有3层结构时，SATB2阳性神经元主要分布在上层；约在胎龄30周之后，大脑新皮质展现出6层结构，SATB2阳性神经元主要分布于2～5层，在第2和第4层尤其富集，仍偏向上层分布。不同位置的神经元具有不同的功能，总体而言，在皮质的6层结构中，靠上的第2、3层倾向于形成皮质-皮质束，而靠下的第5、6层则倾向于形成连接丘脑、中脑、脑桥、脊髓等结构的皮质下投射。SATB2阳性神经元的轴突大量投向对侧半球进而组成胼胝体。在哺乳动物的大脑新皮质，*STAB2*的正确表达被证明是神经细胞从神经祖细胞分裂出来后分化、发育成SATB2阳性神经元并移行至正确位置的决定因素。在*STAB2*突变小鼠的神经发育过程中，原本的STAB2阳性神经元失去了其特异的基因表达模式，不能正确地移行至皮质上层，其轴突的投射方式也存在异常，本该加入胼胝体的神经纤维错误地进入了皮质脊髓束（图4-44）。

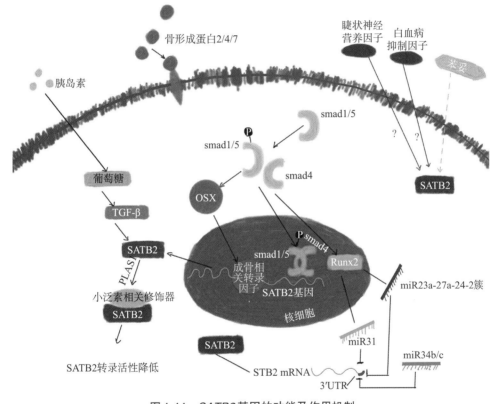

图4-44 *SATB2*基因的功能及作用机制

3.突变导致的疾病（OMIM） SATB2相关综合征（SATB2-associacted syndrome，SAS），又称Glass综合征（Glass syndrome）。

4.常见致病突变类型 *SATB2*基因杂合致病点突变、2q33.1区域（包含*SATB2*基因）杂合缺失、*SATB2*基因缺失或重复及断裂点位于SATB2上的染色体易位。Zarate等总结了155例SAS患者的120种致病突变类型（不含2q33.1区域大片缺失），其中可导致终止密码子提前出现的单核苷酸突变是最常见的类型（42.5%），其次为错义突变（25.8%），再次为基因缺失（18.3%），较少见的突变类型有染色体易位（5%）、剪接突变（5%）、基因重复（2.5%）和框内插入（0.8%）。绝大多数SATB2致病突变导致功能丧失（null variants），进而导致单倍剂量不足，也有少数突变产物具有显性负效应（图4-45）。致病突变在SATB2各编码区广泛分布，但第8、9和11号外显子的突变相对较多。错义突变大部分（74.2%）分布在CUT1、CUT2或HOX区域，由于CUT区域在SATB2与DNA结合过程中的关键作用，位于CUT的致病突变很可能导致突变的SATB2蛋白失去与DNA结合的功能。预测，可致蛋白质截短的无义突变或移码突变大部分（74.5%）位于第8～12号外显子，由于无义介导的mRNA降解（nonsense-mediated decay，NMD）机制，部分截短的蛋白质不能稳定存在，而位置靠后的突变中有一部分可以逃脱NMD，从而生产出截短的异常蛋白质，一些研究已经证实部分截短的mRNA或SATB2蛋白可以稳定存在，并且这种截短的SATB2蛋白还保留着二聚体结构域，可干扰野生型*SATB2*与MARs的相互作用，产生显性负效应。

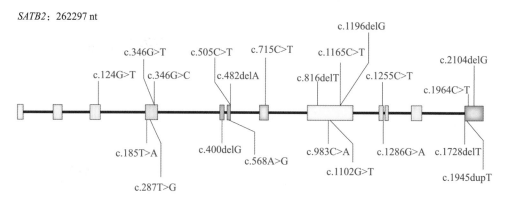

蓝色：SATB2相关综合征（SATB2-associated syndrome，SAS）

图4-45　部分致病变异位点及其对应临床表型

5.致病机制　2016年以后，*SATB2*才逐渐被认为是一个癫痫相关基因，其发生突变导致癫痫的机制尚不清楚。研究发现，在哺乳动物的大脑新皮质，*SATB2*主要在皮质上层的SATB2阳性神经元中表达，*SATB2*突变会导致这类神经元分化障碍，表现为皮质定位和轴突投射模式等方面异常，这种发育异常可能导致脑结构/网络的异常。与之相一致的是，大脑结构异常在SAS中并不少见，进行颅脑MRI检查的SAS患者，有50%存在脑结构异常，如脑室扩大、胼胝体发育不良、血管周围间隙增大等。考虑到结构性病因为癫痫的六大病因之一，可以推测，SAS患者发生癫痫的机制之一可能是SATB2阳性神经元相关的神经发育障碍及由此形成的脑结构/网络异常。已知包括SATB2阳性神经元在内的神经元分化与移行障碍是易导致癫痫的大脑皮质畸形形成的重要机制，如结节性硬化症（TSC）、局灶性皮质发育不良（FCD）和半侧巨脑畸形（HME）等患者的大脑也存在不同形式的SATB2阳性神经元分化、成熟、数量及分布异常。

6.遗传模式　常染色体显性遗传（AD）。

7.发病率　暂无。

8.起病年龄　据报道5%～20%的患儿会伴有癫痫发作，1～3岁出现癫痫发作。

9.临床症状　SATB2相关综合征（SATB2-associated syndrome，SAS）：又称Glass综合征（Glass syndrome），是一类以神经发育异常为突出表现的累及多个系统的临床综合征。1989年，Glass等报道了一例严重智力障碍的男性患者，该患者存在2q32.2～2q33.1区域（包含*SATB2*）的大片段缺失，Glass综合征由此得名。2003年，FitzPatrick等确定*SATB2*基因与该类综合征存在联系。2014年，*SATB2*基因突变/染色体异常所致的临床综合征被推荐命名为SAS。所有SAS患者均有一定程度的发育迟缓和智力障碍表现，尤其是语言发育障碍，近50%的患者完全不能学会说话，很多患者在婴儿期有肌张力减低和（或）喂养困难。行为异常也很常见，包括孤独症样行为、多动和攻击行为等。患者还常有颅面部发育异常，包括上腭畸形（腭裂、高腭弓、腭垂裂）、牙齿异常（上、中切牙形态/尺寸异常、牙列拥挤、牙齿数目不足、牙齿萌出延迟）、小颌畸形等。轻度的面部畸形也很常见，*SATB2*致病突变的患者最典型的面部特征为长而浅的人中、薄且呈橘红色的上唇；对于2q33.1区域发生大片段缺失的患者，其常见的面部特征包括突出的额头、高发际线、薄且呈橘红色的上唇、低耳位和（或）长脸。其他相对少见的表现包括骨骼异常（骨量减少、漏斗胸、脊柱后凸/前凸/侧凸等）、生长延迟、斜视/屈光不正、先天性心脏病、泌尿生殖系统异常及癫痫。SAS患者出现癫痫的比例为5%～20%，一些患者虽然没有临床发作，但存在异常脑电活动。OMIM的临床描述：身材矮小、生长发育迟缓（产前和产后）、小头畸形、小下颌畸形、额头高、额叶肿块、面中部发育不良、小下颌骨、长脸、低张脸、人中扁平、低位耳、下睑裂、鼻梁突出、瘦鼻、长鼻、蒜头鼻尖、高弓腭、腭裂、小口、延迟性乳牙列、拥挤的牙齿、少牙畸形、钉状齿、腹股沟疝、先天性手指弯曲、细长指（趾）、马蹄内翻足、皮肤薄、指甲发育不良、稀疏的头发、精神运动发育迟缓、智力障碍、癫痫发作（部分患者）、言语发育不良、宽基步态、多动、侵略、快乐的行为、部分患者2q32～q33区域出现至少8.1 Mb缺失、新发突变、临床表现可变。

10.治疗　仅能对症治疗，应定期随访和监测。对于有喂养困难的患儿需进行营养支持，对腭裂者需早期开始特殊喂养和护理。需尽早转诊到相关机构进行发育支持和特殊教育。存在牙齿异常、睡眠障碍、骨骼异常、癫痫发作、泌尿生殖系统异常、斜视与屈光不正、先天性心脏病等表现的SAS患者应接受相应的治疗。

11.预后　预后情况不一。

12.遗传咨询　SAS以常染色体显性（AD）方式遗传，几乎所有的患者均为新发突变。患者家庭成员的患病风险如下。

先证者父母：几乎所有文献报道的SAS病例均为新发突变所致，先证者的父母均没有相关临床表现，部分先证者父母在进行基因测试后也没有发现相关突变。少数患者的父母被认为存在生殖系嵌合情况，如同胞两人均患有SAS且具有相同的突变类型。

先证者同胞：先证者同胞的风险取决于其父母的基因情况。由于几乎所有患者均为新发突变，其同胞的患病风险极低；但考虑到其父母存在生殖系嵌合可能，先证者同胞的风险仍稍高于一般人群。

先证者后代：理论上，对于具有2q33.1缺失或者*SATB2*致病突变的患者，其每个子女均有50%的概率遗传这一突变而患病；对于具有染色体易位的患者，其子女的患病风险取决于染色体结构改变的具体情况。实际上，迄今为止尚无SAS患者生育后代的报道。

13.未知领域　*SATB2*相关癫痫在人群中发生率很低，目前发生机制及临床特征尚缺乏深入的研究和总结，也缺乏基于循证的治疗方案推荐。在SAS患者中，5%～20%会伴有癫痫发作，对于基因突变、发育模式和（或）基因-环境相互作用是如何导致癫痫发生，以及这些因素是否对应不同的抗癫痫治疗反应，这些都有待探索。

14.患者组织　以下组织或注册机构可为SAS患者及其家庭提供一定的帮助或咨询服务。

①SATB2 Gene Foundation

https：//satb2gene.org/

②www.satb2gene.com.

③www.ncbi.nlm.nih.gov/pubmed/29436146

④Cleft Palate Foundation（CPF）

1504 East Franklin Street

Suite 102

Chapel Hill NC 27514-2820

Phone：800-242-5338（toll-free）；919-933-9044

Fax：919-933-9604

Email：info@cleftline.org

www.cleftline.org

⑤Unique：The Rare Chromosome Disorder Support Group

G1 The Stables

Station Road West

Oxted Surrey RH8 9EE

United Kingdom

Phone：＋44（0）1883 723356

Email：info@rarechromo.org；rarechromo@aol.com

www.rarechromo.org

⑥Clinical Registry of Individuals with SATB2-Associated Syndrome

Email：yazarate@uams.edu

www.satb2gene.com

15.总结　*SATB2*基因编码的蛋白质是一种DNA结合蛋白，参与转录调控和染色质重塑过程，在骨骼、颅面部、神经系统等多个发育过程中发挥着重要作用。在神经系统发育过程中，*SATB2*的正确表达是SATB2阳性神经元分化、发育并移行至正确位置的决定因素。*SATB2*致病突变的临床表现为SAS综合征，其典型表现包括发育迟缓、智力障碍、行为异常、颅面部及骨骼发育异常等，5%～20%的患者会表现为癫痫发作，还有部分患者没有癫痫发作但存在脑电活动异常。目前SAS仅能对症治疗，定期随访和监测是患者管理的关键。

十三、*SLC2A1*

solute carrier family 2 member 1

OMIM*138140

·总结及摘要:

位置	1p34.2
基因功能	*SLC2A1*基因编码的是哺乳动物血脑屏障中的葡萄糖转运蛋白(GLUT1)。该蛋白质主要存在于细胞膜和细胞表面,在细胞表面也可作为人类T细胞白血病病毒(HTLV)Ⅰ和Ⅱ的受体。在大脑中,该蛋白质参与葡萄糖通过血脑屏障过程,葡萄糖是大脑的主要能量来源。血脑屏障作为微小血管(毛细血管)和周围脑组织之间的边界,它通过阻止许多其他类型的分子进入大脑来保护大脑脆弱的神经组织。GLUT1蛋白还能在大脑的神经胶质细胞间转移葡萄糖,神经胶质负责保护和维持神经细胞
遗传模式	常染色体显性遗传(AD)、常染色体隐性遗传(AR)
变异致基因功能改变	功能丧失(LOF)
常见变异类型	错义变异、缺失、截短、移码变异、剪接变异
起病年龄	婴儿期
临床表型	葡萄糖转运体1型缺乏综合征(GlUT1DS)、早发失神癫痫(EOAE)、肌阵挛-失张力癫痫(MAE)、阵发性运动障碍(PED)和特发性全面性癫痫12(EIG12)
治疗建议	生酮饮食、氯巴占、左乙拉西坦、托吡酯。避免使用的药物:巴比妥酸盐(如苯巴比妥)、甲基黄嘌呤(如咖啡因)、丙戊酸
预后	神经学预后受到开始治疗年龄的影响

1. **位置** 1p34.2。

2. **基因功能** *SLC2A1*基因编码的是大脑和红细胞中的葡萄糖转运蛋白。中枢神经系统中的内皮细胞是进入中枢神经系统的重要通道。*SLC2A1*基因编码的葡萄糖转运体1(glucose transporter type 1,GLUT1)是葡萄糖的主要转运体,主要存在于细胞膜和细胞表面,在细胞表面也可作为人类T细胞白血病病毒(HTLV)Ⅰ和Ⅱ的受体。在大脑中,GLUT1蛋白参与了葡萄糖的通过血脑屏障过程,葡萄糖是大脑的主要能量来源。血脑屏障作为微小血管(毛细血管)和周围脑组织之间的边界,它通过阻止许多其他类型的分子进入大脑来保护大脑脆弱的神经组织。GLUT1蛋白还能在大脑神经胶质细胞间转移葡萄糖,神经胶质负责保护和维持神经细胞。GLUT1还可以将脱氢抗坏血酸(维生素C的氧化形式)转运到大脑。大脑中的维生素C浓度比血液高10倍,抗坏血酸的氧化是大脑中维生素积累的潜在重要调控步骤,也增加了中枢神经系统的抗氧化剂潜力。某些恶性肿瘤中GLUT1的表达增加,可能表明葡萄糖衍生的示踪剂可通过正电子发射断层扫描来检测体内甲状腺癌的转移。在所有人类细胞谱系中,红细胞表达GLUT1的水平最高,占红细胞质膜蛋白的2%,每个细胞中有200 000多个分子。GLUT1在人红细胞中优先转运*L*-脱氢抗坏血酸(DHA)而不是葡萄糖。在红细胞质膜中发现的GLUT1是单向转运蛋白的经典例子。葡萄糖转运到红细胞后,迅速被磷酸化,形成葡萄糖-6-磷酸,不能离开细胞。此外,GLUT1在具有血脑屏障特性的脑内皮细胞的发育中也发挥作用。

3. **变异导致的疾病(OMIM)** 易感性特发性全面性癫痫12型、肌张力障碍9型、婴儿期起病型严重性GLUT1缺乏综合征1型(GLUT1 deficiency syndrome 1,infantile onset,severe)、儿童期起病型GLUT1缺乏综合征2型(GLUT1 deficiency syndrome 2,childhood onset)。

4.常见致病变异类型 包括错义变异、缺失、截短、移码变异、剪接变异。在1个阵发性运动障碍家系检测到该基因变异。*SLC2A1*基因变异导致GLUT1缺乏综合征。目前已报道的*SLC2A1*基因变异较多。以变异热点R126C为例，因为它编码GLUT1的第4个跨膜片段（TM4），TM4是超家族（MFS）蛋白的重要区域，它靠近运输途径并与底物相互作用，当底物移位时，TM4可提供该螺旋和其他螺旋的分子内重排所必需的相互作用表面。精氨酸126是位于连接跨膜结构域3和4的细胞外环的GLUT家族成员的保守残基，R126位于转运蛋白的细胞外部，并与葡萄糖的外部结合位点相邻，该位置的电荷可促进葡萄糖的转运（图4-46）。

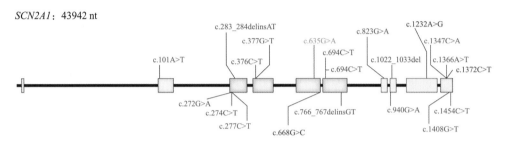

SCN2A1：43942 nt

橙色：肌张力障碍9型（Dystonia 9）
蓝色：良性婴儿惊厥（Benign infantile seizures）
红色：婴儿期起病型严重性GLUT1缺乏综合征1型（GLUT1 deficiency syndrome 1，infantile onset，severe）

图4-46 部分致病变异位点及其对应临床表型

5.致病机制 GLUT1DS是一种单基因-单分子功能-单机制疾病。葡萄糖通过血脑屏障（BBB）的转运是一个严格调控系统，需要足够数量的GLUT1转运体存在于内皮细胞上，内皮细胞排列在脑毛细血管上。存在足够的GLUT1转运蛋白是中枢神经系统营养供应的真正瓶颈。GLUT1以一种与能量无关的机制促进BBB的扩散，这意味着葡萄糖通过内皮细胞的转运仅依赖于内皮细胞上存在的GLUT1转运蛋白的数量。研究表明，脑内皮细胞每分钟可输送10倍于其重量的葡萄糖。*SLC2A1*基因变异患者血脑屏障的转运不足以向大脑提供足够的葡萄糖，导致慢性中枢神经系统葡萄糖缺乏。慢性葡萄糖转运不足对中枢神经系统分子和细胞变化的特殊影响尚不清楚。临床观察性研究发现这种转运体缺陷可能会产生广泛放电。目前还无法解释为什么长期缺乏葡萄糖在BBB中的转运可能导致该表型，但它可能表明丘脑皮质电路的一个特殊脆弱性，与产生广泛放电有关。生酮饮食能有效地治疗GLUT1DS。简而言之，中枢神经系统可以利用酮类作为能量的替代来源，酮体通过不同的转运蛋白（由*SLC16A1*基因编码的MCT1转运蛋白）通过BBB转运。

6.遗传模式 常染色体显性遗传（AD）、常染色体隐性遗传（AR）。

7.发病率 暂无。

8.起病年龄 婴儿期。

9.临床症状 *SLC2A1*基因存在多种与变异相关的表型，最初被认为其与一种非常罕见和严重的癫痫性脑病有关，最近的研究表明*SLC2A1*变异也可在早发型全面性癫痫和家族性癫痫患者中检测到。与*SLC2A1*相关的全面性癫痫家系，该基因变异可与包括局灶性癫痫在内的各种癫痫表型分离，产生一系列神经系统症状，称为1型葡萄糖转运体缺陷综合征（glucose transporter type 1 deficiency syndrome，GlUT1DS）。*SLC2A1*基因变异与各种形式的癫痫相关，如10%的早发型失神癫痫（early-onset absence epilepsy，EOAE）和5%的肌阵挛-失张力癫痫（Myoclonic Astatic Epilepsy，MAE）、1%的遗传性全面性癫痫（genetic generalized epilepsies，GGEs）患者可检测到该基因变异。研究发现，*SLC2A1*基因相关表型可能与变异类型相关，在较轻的病例中，如EOAE和MAE患者，已观察到错义变异，在全面性癫痫患者中没有发现截短变异。OMIM的描述：肢体运动诱发的运动障碍和肌张力障碍、舞蹈手足徐动、共济失调、震颤、癫痫发作、脑电图异常、精神运动发育迟缓、认知障碍、脑萎缩、大细胞溶血性贫血、网状细胞增多、低血糖、溶血引起的血清胆红素升高、儿童期发病，表型高度可变、不完全外显。

（1）葡萄糖转运体缺陷综合征1型（glucose transporter type 1 deficiency syndrome，Glut1DS）：GLUT1DS是一种基因同质性疾病，*SLC2A1*基因变异是导致这种疾病的唯一原因。除了两个隐性遗传GLUT1DS家族家系，大多数患者为*SLC2A1*基因杂合变异，其中缺失、截短、移码变异或剪接变异被认为会导致更严重的表型。目前GLUT1DS表型谱被认为是一个连续谱，从轻度运动障碍到严重的难治性癫痫和发育迟缓性脑病，包括经典表型、阵发性运动诱发的运动障碍和癫痫（肌张力障碍18型）和阵发性舞蹈症伴痉挛（肌张力障碍9型）、非典型的儿童失神癫痫、肌阵挛-失张力癫痫、阵发性非癫痫发作（包括间歇性共济失调、舞蹈手足徐动症、肌张力障碍、交替性偏瘫，以及伴运动、长时间饥饿、劳累或睡眠不足诱发，葡萄糖或糖和休息缓解的阵发性运动障碍（paroxysmal exertional dyskinesia，PED）及智力障碍或构音障碍等。典型的表现型以婴儿期起病、严重癫痫发作、全面发育迟缓、获得性小头畸形和复杂的运动障碍为特征。采用生酮饮食治疗，症状通常会明显改善。

（2）肌阵挛-失张力癫痫（myoclonic astatic epilepsy，MAE）：详见*SLC6A*1部分。

（3）阵发性运动障碍（paroxysmal exertional dyskinesia，PED）：伴或不伴癫痫发作的PED都可能是由*SLC2A1*基因变异引起的。PED可由穿过血脑屏障的葡萄糖转运减少引起，可能是在长时间运动后大脑的能量需求超过了其能量供应。PED主要影响腿部，通常因长时间运动或劳累诱发；癫痫发作主要表现为原发性全身性发作，即全身性强直性阵挛性或阵挛性发作，其发作要早于经典型阵挛性发作，也可见肌阵挛性癫痫发作、局灶性癫痫发作，癫痫发作年龄为2岁左右，并伴癫痫和（或）PED家族史。与经典GLUT1 DS患者的重要区别是，空腹脑脊液葡萄糖与血清葡萄糖浓度比的降低不太明显，以及症状方面随着年龄增长明显改善。

（4）特发性全面性癫痫12型（idiopathic generalized epilepsy 12）：该病主要表现为儿童期癫痫发作、轻度至中度智力障碍、共济失调、肌阵挛和运动诱发的阵发性运动障碍、可伴迟发性失神发作。癫痫发作年龄从幼儿到23岁不等。所有患者均具有全面性癫痫发作，主要是典型的癫痫发作，并且脑电图显示广泛性3～3.5 Hz尖慢复合波节律发放。癫痫发作通常在发病后2～5年缓解，偶有继发青少年肌阵挛性癫痫。大多数对药物治疗表现出良好的反应。大多数患者没有发现其他神经系统表现，少数伴随运动障碍。

（5）肌张力障碍9型（Dystonia 9）：常染色体显性遗传肌张力障碍9家系受累成员

中，该疾病的特征是儿童发作性阵发性胆囊炎和进行性痉挛性截瘫。多数表现出一定程度的认知障碍。其他可变特征包括癫痫发作、偏头痛和共济失调。

（6）其他表型：早发型全面性癫痫和家族性癫痫、运动障碍、特殊类型癫痫和胃抑素缺乏症的低温细胞增多症伴神经系统缺陷（stomatin-deficient cryohydrocytosis with neurologic defects）。后者患者有低温细胞增多症，特征是发作性溶血性贫血、低温诱导的红细胞阳离子流出、不稳定的高钾血症、新生儿高胆红素血症、肝脾大、白内障、癫痫发作、智力障碍和运动障碍。

10. 治疗　　SLC2A1基因变异导致的GLUT1缺乏综合征可以通过生酮饮食治疗，大脑主要使用酮类作为能量的替代来源。酮体主要通过由SLC16A1基因编码的单羧酸盐转运蛋白1（MCT1）转运体转运。生酮饮食在控制癫痫发作和改善步态异常方面非常有效，并且通常耐受性良好。早期诊断和应用生酮饮食治疗与改善神经系统预后相关。有效治疗受个体影响，生酮饮食缺乏必需的左旋肉碱，需要饮食中或药物形式补充；适当避免使用碳酸酐酶抑制药，避免含糖类的食物、静脉输注和中断酮症状态的药物；避免使用丙戊酸，因为它会增加类瑞氏综合征的患病风险。应避免的药物有巴比妥酸盐（如苯巴比妥，最常用于治疗婴儿的抗癫痫药物）、甲基黄嘌呤（如咖啡因）。

11. 预后　　神经学预后受到开始治疗年龄的影响，越早治疗效果越好。

12. 遗传咨询　　如果在受累家系成员中检测到致病性变异，则宜对高危新生儿、婴儿和其他亲属进行检测，以便尽早确定诊断，尽早开始治疗和实施预防措施使患者受益。GLUT1DS最常见的遗传方式是常染色体显性遗传（AD）。约90%的常染色体显性遗传GLUT1DS患者由新发变异导致；仅约10%的患者遗传来自父母一方。携带致病变异的父母可能有轻微的表型或无症状，父母可能存在生殖腺嵌合。该病患者后代有50%的风险率遗传致病性变异。该病很少以常染色体隐性（AR）方式遗传。常染色体隐性GLUT1DS家系的杂合子（携带者）无症状。

先证者父母：如果其中一人为杂合变异，那么再生一胎患儿的风险率为50%。

先证者同胞：如果父母其中一人为杂合变异，那么先证者同胞携带致病变异的风险率为50%，但不完全外显率和变异表达率的降低也会导致家族内表型变异。

先证者后代：其后代的患病风险率为50%。

先证者的旁系亲属：可能携带致病变异。

13. 未知领域　　SLC2A1基因变异类型与表型之间的关系，仍有很多待研究的领域。慢性葡萄糖转运不足对中枢神经系统分子和细胞变化的特殊影响尚不清楚。大脑内长期缺乏转运的葡萄糖可导致广泛性放电，导致难治性癫痫发作表型的原因也尚不清楚。

14. 患者组织　　国家罕见病组织（NORD）的肌张力障碍页面列出了几个运动障碍患者的组织，这些组织可以作为SLC2A1基因变异家庭的联系方式。

①nGlut1 Deficiency Foundation

https://www.g1dfoundation.org/

②American Epilepsy Society（AES）

www.aesnet.org

③Canadian Epilepsy Alliance

Canada

Phone：1-866-EPILEPSY（1-866-374-5377）

www.epilepsymatters.com

④Epilepsy Foundation

8301 Professional Place East

Suite 200

Landover MD 20785-7223

Phone：800-332-1000（toll-free）

Email：ContactUs@efa.org

www.epilepsy.com

⑤National Institute of Neurological Disorders and Stroke（NINDS）

PO Box 5801

Bethesda MD 20824

Phone：800-352-9424（toll-free）；301-496-5751；301-468-5981（TTY）

Epilepsy Information Page

15. 总结　目前已报道的 *SLC2A1* 基因变异可导致以葡萄糖转运体1型缺乏综合征（GlUT1DS）为主，以及早发失神癫痫（EOAE）、肌阵挛－失张力癫痫（MAE）、阵发性运动障碍（PED）和特发性全面性癫痫12（EIG12）等多种临床表型。目前研究认为，*SLC2A1* 基因编码的葡萄糖转运体1（glucose transporter type 1，GLUT1）是葡萄糖的主要转运体，主要存在于细胞膜和细胞表面，在细胞表面也可作为人类T细胞白血病病毒（HTLV）Ⅰ和Ⅱ的受体。*SLC2A1* 基因变异患者血脑屏障的转运不足以向大脑提供足够的葡萄糖，导致慢性中枢神经系统葡萄糖缺乏。慢性葡萄糖转运不足对中枢神经系统分子和细胞变化的特殊影响尚不清楚。*SLC2A1* 基因变异患者表型不一，预后不同，生酮治疗可为首选。

十四、*SLC6A1*

solute carrier family 6

OMIM*137165

· 总结及摘要：

位置	3p25.3
基因功能	该基因编码的是γ-氨基丁酸（GABA）转运体，定位于质膜。该蛋白质将GABA从突触间隙中移除，重新储存到突触前末梢
遗传模式	常染色体显性遗传（AD）
变异致基因功能改变	功能丧失（LOF）
常见变异类型	截短变异、缺失
起病年龄	出生后3个月至6岁
临床表型	肌阵挛－失张力癫痫、EOAE和眼睑肌阵挛伴失神（ELMA）
治疗建议	丙戊酸
预后	部分预后良好

1.位置 3p25.3。

2.基因功能 SLC6A1（GAT1）基因编码的是钠和氯依赖性GABA转运体1，是从突触间隙中清除GABA的蛋白质。该蛋白质是GABA代谢中的一种核心蛋白质，对调节中枢神经系统的主要抑制性神经递质GABA至关重要。一方面，GAT1与谷氨酸脱羧酶GAD1和GAD2相互作用，后者将谷氨酸转化为GABA。这些蛋白质与许多突触前蛋白质（包括STXBP1、SNAP25和VAMP2）密切互动；另一方面，GAT1与谷氨酸等兴奋性氨基酸的转运蛋白SLC1A2和SLC1A3相互作用（图4-47）。

3.变异导致的疾病（OMIM） 肌阵挛-失张力癫痫。

4.常见致病变异类型 包括截短变异、缺失。SLC6A1基因新发变异相关表型主要为MAE，约占MAE病因的5%。7例癫痫性脑病患者检测到SLC6A1新发变异，表型均为MAE，两个变异为截短变异，说明该病的发病机制是单倍剂量不足（图4-48）。

5.致病机制 SLC6A1基因的致病变异通常导致功能丧失，提示GAT1功能丧失是疾病的发病机制，临床表型为癫痫发作，与常见癫痫发作病因不同，目前尚不清楚突触间隙

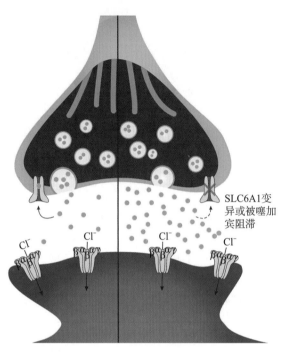

图4-47 SLC6A1基因的功能及致病机制

中GABA过量如何导致过度兴奋的，但是和其他许多癫痫基因一样，对这些明显矛盾的机制的生物学研究可能暗示了新的病理生理机制，同时也提示在解释基因致病性时需要看大范围遗传数据，而不是仅依赖基因功能分析。

SLC6A1：19754 nt

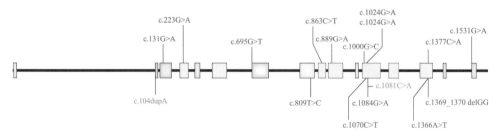

红色：肌阵挛-失张力性癫痫（Myoclonic-atonic epilepsy，MAE）
橙色：早期发作性失神癫痫（Early onset absence epilepsy，EOAE）
绿色：眼睑肌阵挛性失神（Eyelid myoclonia with absences，ELMA）

图4-48 部分致病变异位点及其对应临床表型

6.遗传模式 常染色体显性遗传（AD）。

7.发病率 暂无。

8.起病年龄 出生后3个月至6岁。

9.临床症状 2015年首次确认*SLC6A1*基因相关疾病是一种常染色体显性遗传病，特征在于癫痫发作，表现为儿童早期失神和肌阵挛发作。患者在癫痫发作前已发育延迟，并且在癫痫发作后表现出不同程度的智力障碍，常在1岁左右起病，癫痫发作可能在儿童后期缓解等；部分患者伴脊柱侧弯、震颤、共济失调、孤独症特征等。该基因有相当比例的致病变异可导致一种罕见的癫痫表型，称为肌阵挛-失张力癫痫（epilepsy with myoclonic-atonic seizures，MAE）。几乎50%的*SLC6A1*基因变异患者有MAE表型，这使得*SLC6A1*基因成为迄今为止与MAE表型关系最明确的基因。通常，在发现基因的时候，表型谱的扩展程度往往不清楚。在癫痫的最新报道中，一篇研究回顾了34例*SLCA61*相关癫痫患者的表型，发现与许多其他癫痫基因相比，*SLC6A1*相关的表型范围更广，偶尔也表现为非特异性，不仅表现为MAE，还集中表现在以失神性癫痫和失张力性癫痫为主的全面性癫痫，还包括早期发作性失神癫痫（early onset absence epilepsy，EOAE）和眼睑肌阵挛性失神（eyelid myoclonia with absences，ELMA）。局灶性癫痫患者或没有癫痫发作的患者常伴有一定程度的智力障碍。*SLC6A1*相关疾病表型谱以语言发育障碍为主的轻度至中度智力障碍为最常见，是一个相对较窄的表型谱。

（1）肌阵挛-失张力癫痫（epilepsy with myoclonic-atonic seizures，MAE）：又称Doose综合征（Doose syndrome），是一组包括严重癫痫和多种癫痫发作类型、不同程度的认知障碍、不同预后和对抗癫痫药物反应不一，通常是难治性癫痫的综合征。该病在癫痫儿童中发病率为1%～2%，起病年龄出生后7个月至6岁，高峰年龄在2～4岁，男性多见，占2/3，少数患者癫痫发作前有神经精神发育异常。癫痫发作类型包括快速的抽搐和随后的失张力发作及其他发作形式。约50%的患者（可能是特发性患者）可无癫痫发作和发育正常；其他的（如症状性患者）仍然有癫痫发作、严重认知功能障碍、行为异常；可能存在共济失调、运动和语言障碍。MAE中5%的患者由*SLC6A1*基因异常所致，与Dravet综合征相反，MAE可能是遗传异质的，是由各种不同的基因引起的。Johannesen等最新描述了34例*SLC6A1*基因致病性变异患者的表型谱，该基因的核心表型为轻度至中度发育迟缓伴全面性癫痫，常表现为MAE。鉴于这种不寻常的表型，*SLC6A1*作为少数导致神经发育障碍的基因，具有相对狭窄的表型谱，可将该基因与大多数其他的癫痫基因区分开。OMIM的临床描述：眼睑肌阵挛、脊柱侧弯（部分患者）、癫痫发作前发育迟缓、轻度至重度智力障碍、肌阵挛性无张力性发作、失神发作、脑电图上的广义尖峰波放电、照片阵发性反应（部分患者）、震颤（部分患者）、共济失调（部分患者）、孤独症特征、初生发病、癫痫发作可能在儿童后期缓解。

（2）其他表型：包括早期发作性失神癫痫（early onset absence epilepsy，EOAE）和眼睑肌阵挛性失神（eyelid myoclonia with absences，ELMA），局灶性癫痫患者或无癫痫发作的患者常伴一定程度的智力障碍，目前为个案报道。研究发现*SLC6A1*基因为胶质瘤发生的关键基因，以及存在发生注意缺陷多动障碍的风险。

10.治疗 迄今为止可获得的有限数据表明，作为单一疗法或与其他抗癫痫药物（AED）联合使用，*SLC6A1*基因相关疾病对VPA治疗反应良好。用VPA治疗的15例患者有10例无癫痫发作，其余5例部分受益。所以，VPA对GABA系统可能有积极的作用（可能会增加人脑中GABA的浓度），这可能是对该药物产生良好反应的部分解释。

11.预后 部分预后良好。

12.遗传咨询 肌阵挛－失张力癫痫已经成为一个重要的、可识别的临床疾病，但遗传倾向可能是由于新发变异而不是家族因素。*SLC6A1*基因杂合致病变异或罕见的3p25.3缺失（包括*SLC6A1*基因）是以常染色体显性遗传的，多为新发变异。携带*SLC6A1*基因变异的患者的后代有50%的概率遗传*SLC6A1*致病变异。一旦在受累家系成员中发现*SLC6A1*致病变异，就应该对高危妊娠者进行产前检测并进行胚胎植入前遗传诊断。

先证者父母：如果父母其中一人为杂合变异，那么再生一胎患儿的风险率为50%。

先证者同胞：如果父母其中一人为杂合变异，那么先证者同胞携带致病变异的风险率为50%，但不完全外显率和变异表达率的降低也会导致家族内表型变异。如果父母未携带致病变异，则先证者同胞携带致病基因的风险率约为1%，因为父母生殖腺存在嵌合的可能。

先证者的后代：先证者后代的患病风险率为50%。

先证者的旁系亲属：可能携带致病变异。

13.未知领域 关于*SLC6A1*基因变异导致的相关表型，还有很多待探究的地方。尽管有一些初步的证据，*SLC6A1*在增加GABA如何导致过度兴奋，以及癫痫发作的机制尚不明确。

14.患者组织 国际上2018年创立了有专门针对*SLC6A1*变异的患者组织。

①SL6A1 Connect

https：//slc6a1connect.org/contact/

②American Epilepsy Society

https：//www.aesnet.org

③Epilepsy Foundation

https：//www.epilepsy.com

④Epilepsy Action UK

https：//www.epilepsy.org.uk

⑤National Organization for Rare Disorders（NORD）CDG Care

https：//rarediseases.org/

15.总结 目前已报道的*SLC6A1*基因变异可导致的临床表型主要为MAE，MAE起病年龄偏早，高峰年龄为1～3岁，发作形式以失神发作、失张力发作、肌阵挛、肌阵挛－失张力发作较常见，癫痫发作前可有精神运动发育迟缓，发作较易控制，但仍会遗留不同程度的智力障碍，且该类患儿易合并孤独症、注意缺陷多动障碍等神经系统异常表现，因此在关注癫痫发作的同时，此类患儿也需关注其神经精神共患病的评估和干预。*SLC6A1*（GAT1）基因编码的是钠和氯依赖性GABA转运体1，定位于突触前膜，是GABA代谢中的一种核心蛋白质，对调节中枢神经系统的主要抑制性神经递质GABA至关重要。*SLC6A1*致病变异通常可导致功能丧失，致GAT1功能丧失，临床表型为癫痫发作，目前尚不清楚突触间隙中GABA的过量是如何导致过度兴奋的。该基因变异所致癫痫的预后不一，部分预后差，丙戊酸可作为抗癫痫药物的首选。

十五、*STX1B*

syntaxin 1B

OMIM*601485

·总结及摘要：

位置	16p11.2
基因功能	*STX1B*编码syntaxin-1B，这是一种突触前蛋白质，是SNARE复合物的一部分，介导钙依赖性突触囊泡的释放过程。这个基因编码的蛋白属于一个蛋白质家族，被认为在突触囊泡的胞吐中起作用。囊泡外分泌出囊泡内容物，对多种细胞功能起着重要作用。*STX1B*的结构和功能变化导致细胞核内缺少跨膜域，进一步影响了钙通道和钾通道的功能，导致神经冲动的传导障碍。目前该基因的突变已被确定为与发热相关的癫痫综合征的原因之一。此外，这种基因与帕金森病之间可能存在某种联系
遗传模式	常染色体显性遗传（AD）
变异致基因功能改变	功能丧失（LOF）
常见变异类型	无义突变、错义突变、插入/缺失
起病年龄	儿童期
临床表型	全面性癫痫伴热性惊厥附加症（generalized epilepsy with febrile seizures plus，GEFS＋）、青少年肌阵挛性癫痫（JME）、发育性和癫痫性脑病（DEEs）、局灶性癫痫
治疗建议	儿童早期起病，儿童后期癫痫缓解，可选用丙戊酸钠（VPA）、拉莫三嗪（LTG）、托吡脂（TPM）、奥卡西平（OXC）
预后	严重程度不一、通常对治疗反应良好

1.**位置** 16p11.2。

2.**基因功能** *STX1B*编码syntaxin-1B，这是一种突触前蛋白质，是syntaxin家族成员之一，是一种神经细胞突触前膜上的受体蛋白，是SNARE复合物的一部分，它是参与最小融合机制的三螺旋的蛋白质之一，介导钙离子依赖性突触囊泡的释放过程，参与突触囊泡与质膜的融合，从而使神经递质释放。syntaxin-1B具有开放和闭合两种构象，当它处于开放状态时能与可溶性N-基马来酰亚胺敏感因子结合蛋白受体及STX结合蛋白1结合构成功能域复合体，参与胞吐作用调控突触囊泡中神经递质的释放，对谷氨酸能和1-氨基丁酸能突触的快速转运作用是极为重要的；当处于闭合状态时，启动突触囊泡融合反应。

3.**突变导致的疾病（OMIM）** 全面性癫痫伴热性惊厥附加症9型（generalized epilepsy with febrile seizures plus，type 9）。

4.**常见致病突变类型** 已报道有多种变异方式，目前突变主要包括错义突变、无义突变、重复突变和复杂的重新排列突变等，其中以错义突变最为常见，包括遗传获得和新发突变。具有较温和或较良性表型的个体（包括GEFS＋）通常具有遗传变异，在一些家族中报道有外显率降低的实例。截短变异体更常出现在表型较轻的患者中，在进行父母检测的地方，发现在DEEs患者中STX1B变异是新发突变然而一些DEES患者也报道了截短变异体，这表明在某些情况下，单倍剂量不足可能与较良性的结果相关，但并非所有情况下。DEEs患者通常发现有新的错义变体，通常聚集在SNARE基序和跨膜区域，这对于与SNARE复合物的其他成分相互作用和锚定细胞膜中的syntaxin-1B很重要，表明错义变异可能与更严重的表型相关。对syntaxin蛋白质家族中7个同源基因的蛋白质序列进行同源性分析，结果表明SNARE基序是STX1B中最保守的同源性缺失区。有文献将基因-表型进行分析发现，单倍剂量不足大多为良性表型，功能关键区错义突变可导致严重表型，其他表型可能与个体遗传背景、表观遗传效应等相关（图4-49）。

STX1B：27629 nt

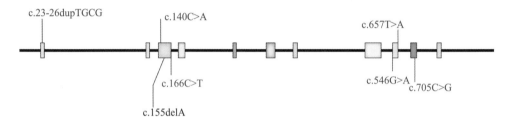

红色：全身性癫痫伴热性惊厥附加症9型（Generalized epilepsy with febrile seizures plus，type 9）
蓝色：发育性癫痫性脑病（developmental and epileptic encephalopathies，DEEs）

图4-49　部分致病变异位点及其对应临床表型

5.致病机制　STX1B基因编码syntaxin-1B蛋白质，是Syntaxin家族成员之一，与SNAP-25和突触蛋白紧密接触时形成复合物，当syntaxin-1B蛋白质的结构和功能变化，即具有开放和闭合两种构象异常，可导致细胞核内缺少跨膜域，进一步影响了钙通道和钾通道的功能，导致神经冲动的传导障碍。目前该基因的突变已被确定为与发热相关的癫痫综合征的原因之一。此外，这种基因与帕金森病之间可能存在某种联系。研究表明，STX1B相关疾病为常染色体显性遗传，发病机制可能为单倍剂量不足、该基因关键蛋白质区域错义突变等，可能导致基因产物缺陷，从而干扰蛋白质间相互作用和正常突触前囊泡融合，功能丧失可部分由syntaxin-1A补偿，临床为较轻的临床表型。

6.遗传模式　常染色体显性遗传（AD）。

7.发病率　暂无。

8.起病年龄　儿童期。

9.临床症状　STX1B基因相关疾病有较广表型谱，从无症状的不完全外显到单纯的发热性癫痫发作到严重的癫痫性脑病。大多数患者可出现发热相关的癫痫发作，发热性癫痫是STX1B相关癫痫的一个显著特征，但不是STXBP1脑病的典型特征。如全面性癫痫伴热性惊厥附加症，可表现为青少年肌阵挛性癫痫、发育性和癫痫性脑病、局灶性癫痫；癫痫发作类型可表现为：全身强直-阵挛、失张力发作、强直、失神发作和局灶性意识障碍性发作，可伴发中重度智力障碍。STX1B基因相关疾病表型可分为轻度和重度，这可能与潜在的遗传变异有关。基因型与表型相关性尚不明确，有学者认为单倍剂量不足可能更多地与较温和或良性的表型相关，如GEFS＋或遗传性泛发性癫痫和新发错义变异体，特别是在SNARE基序中，在发育性和癫痫性脑病患者中更常被识别。一些更严重表型的患者也被报道有功能缺失的变异，因此基因型－表型的相关性尚不清楚。来自23个家族的49例患者的一项研究表明，发病中位数年龄为出生后20个月，有4种临床表现：①6例散发病例和31例家族聚集病例表现为药物反应良好，为正常发育的发热或非发热性癫痫；②2例仅表现为遗传性全面性癫痫；③13例难治性癫痫伴发发育倒退及其他神经精神症状；④2例患者仅表现为局灶性癫痫。STX1B基因相关癫痫的疾病谱与SCN1A基因相似，包括较温和表型的常染色体显性遗传和较严重表型的从头突变。未来STX1B基因相关表型谱是如何发展的，以及它在多大程度上反映了在其他遗传性/全面性癫痫伴热性癫痫附加症（GEFS＋）患者中已知的表型谱还需要进一步研究。

（1）全面性癫痫伴热性惊厥附加症：表型较轻的患者在出生后20个月的中位发病年龄早期表现为热性癫痫，常发展为其他类型的癫痫，包括全身强直阵挛性、失张力、强直性、失神和局灶性意识损害性癫痫。脑电图表现为局灶性和全面性癫痫样放电。患者在成年前很少发作，不需要治疗。几乎所有的患者最终达到无癫痫发作，其中50%以上没有使用任何抗癫痫药物。在大多数情况下，认知是完整的，神经功能缺损并不常见，可为无症状变异携带者。OMIM的临床描述：失张力性癫痫发作、局灶性发作伴有意识障碍、失神发作、全面性强直－阵挛发作、全面发育迟缓、热性惊厥、无热惊厥、复杂部分性发作、站立不能性肌阵挛癫痫发作、EEG可见多灶性放电、精神运动发育迟缓（部分患者）、儿童早期起病、儿童后期癫痫缓解、严重程度不一、通常对治疗反应良好。

（2）发育性癫痫性脑病（developmental and epileptic encephalopathies，DEEs）：癫痫首次发作稍早，癫痫发作时间在一出生到3.5年之间（中间15个月），表现为发热或无热发作，可出现热性惊厥，发病时间为13个月至2年；无热发作类型包括全身强直阵挛发作、肌阵挛、生张力、强直性惊厥、不典型失神、婴儿痉挛和过度运动局灶性惊厥；几乎所有患者的初始发育均正常，严重的全身发育延迟，随着癫痫发作，发育停滞或倒退，导致轻度至重度智力残疾；少数自出生起就出现了全面发育迟缓和癫痫发作。神经系统检查显示共济失调是最常见表现。脑电图发作间期均显示多灶性癫痫样放电，主要位于额叶或颞叶，偶表现为广泛性尖波或多棘波。药物治疗疗效差，几乎所有患者的癫痫发作均为药物抵抗。平均接受了9个AED试验，仅少数可因药物治疗致无癫痫发作，该文献中报道，STX1B基因相关DEES有5例临床表现为热相关癫痫及肌阵挛发作，需与Dravet综合征相鉴别，这些患儿热相关癫痫发作较晚，且可表现为强直发作，这在Dravet综合征不常见。

（3）局灶性癫痫（focal seizure）：STX1B在局灶性癫痫中的作用尚不清楚，因为只有2名患者，报道中没有任何父母或家庭检测。1例6岁发病，热性惊厥，表现为右侧颞叶癫痫，表现为意识丧失伴自动症的热性癫痫，偶可见视物模糊的光环，可泛化全身发作，脑电图表现为右侧颞叶癫痫样放电。另1例青少年发病，表现为轻微右侧臀部抽动，后期出现全身强直阵挛，脑电图显示为左侧颞叶癫痫样性放电。

（4）遗传性全面性癫痫（genetic generalized epilepsy，GGE）：有报道2例患者，1例第1次癫痫发作发生在18岁（全身性肌阵挛发作），其次是20岁的GTCS，21岁时未发生；GTCS每3个月发作3～4次；神经心理学检查，患者表现为轻微的执行功能障碍，但智商和记忆功能正常。另1例在11岁时首次发作，表现为无热性肌阵挛发作和GTC；韦氏成人智力测验显示19岁时智商为85±3。经检查，2名患者都没有出现缺陷。治疗很困难，需要对2名患者进行多次AED试验。

（5）其他表型：肌阵挛–失张力癫痫是新发的改变，包括错义突变和跨越*STX1B*的微缺失、青少年肌阵挛（juvenile myoclonic epilepsy，JME）。其他神经症状如共济失调和构音障碍在这一组中也很常见。

10.治疗　儿童早期起病，儿童后期癫痫缓解，但也可出现难治性癫痫发作，甚至癫痫发作后出现发育倒退和其他神经精神症状。syntaxin-1B的SNARE基序中的错义变异与更严重的表型有关。治疗药物可选用丙戊酸钠（VPA）、拉莫三嗪（LTG）、托吡脂（TPM）、奥卡西平（OXC）。

11.预后　严重程度不一，通常对治疗反应良好。

12.遗传咨询　*STX1B*相关疾病为常染色体显性遗传。*STX1B*基因编码的是一种神经细胞突触前膜蛋白，其突变能导致发热相关性癫痫。国内曾报道1例*STX1B*基因突变致GEFS＋的患儿及其家系，尚无其他突变相关的家系报道。

先证者父母：如果父母其中一人为杂合突变，那么再生一胎患儿的风险率为50%。

先证者同胞：如果父母其中一人为杂合突变，那么先证者同胞携带致病变异的风险率为50%。

先证者的后代：先证者后代的患病风险率为50%。

先证者的旁系亲属：可能携带致病变异。

13.未知领域　目前基因型与表型的相关性仍不清楚，该基因关联的更多临床表型有待研究。

14.患者组织　目前没有成立相应的*STX1B*相关疾病患者组织。可参见以下列出的患者组织。

①American Epilepsy Society

https：//www.aesnet.org

②Epilepsy Foundation

https：//www.epilepsy.com

③Epilepsy Action UK

https：//www.epilepsy.org.uk

④National Organization for Rare Disorders（NORD）CDG Care

https：//rarediseases.org/

15.总结　*STX1B*编码的蛋白质的结构和功能变化可导致细胞核内缺少跨膜域，进一步影响了钙通道和钾通道的功能，导致神经冲动的传导障碍。目前该基因突变已被确定与发热性癫痫综合征相关，发热性癫痫是与*STX1B*相关的显著特征，但不是*STX1B*脑病的典型特征。*STX1B*相关疾病为常染色体显性遗传，*STX1B*基因相关疾病的临床表现可以有显著差异，表型有全面性癫痫伴热性惊厥附加症（GEFS＋）、青少年肌阵挛性癫痫（JME）、发育性癫痫性脑病（DEEs）、局灶性癫痫。*STX1B*基因突变相关表型可分为轻度和重度两类，这可能与潜在的遗传变异有关。一些建议认为，单倍剂量不足可能更多地与较良性的表型相关，功能关键区域的错义突变会导致更严重的表型。其他因素如遗传修饰因子、个体遗传背景和表观遗传效应，也可能起重要作用，并可以解释表型异质性，但目前基因型与表型的相关性仍不清楚。该基因相关疾病总体药物反应良好、发育正常、轻度或无神经精神症状，但部分患者可出现难治性癫痫、发育倒退及神经精神表现。儿童早期起病，儿童后期癫痫缓解，但也可出现难治性癫痫发作，甚至癫痫发作后出现发育倒退和其他神经精神症状。治疗药物可选用丙戊酸钠（VPA）、拉莫三嗪（LTG）、托吡脂（TPM）、奥卡西平（OXC）。疾病严重程度不一，通常对治疗反应良好。

十六、*STXBP1*

syntaxin-binding protein 1

OMIM*602926

·总结和摘要：

位置	9q34.11
基因功能	*STXBP1*基因编码的是突触融合蛋白结合蛋白1。该蛋白质通过对跨膜附着蛋白受体对突触融合蛋白结合蛋白的调节，从而在神经递质的释放中起作用
遗传模式	常染色体显性遗传（AD）
变异致基因功能改变	功能丧失（LOF）
常见变异类型	错义变异、缺失等
起病年龄	中位年龄为6周岁（从出生后1d到13岁）
临床表型	大田原综合征（OS）、婴儿痉挛症（IS）、Dravet综合征（DS）、Lennox-Gastaut综合征（LGS）、早期婴儿型癫痫性脑病4型（EIEE4）、典型和不典型雷特综合征、中重度智力障碍、难治性癫痫发作和持续性癫痫等
治疗建议	苯巴比妥、丙戊酸、氯巴占、吡哆醇、左乙拉西坦、卢非酰胺、氨己烯酸、ACTH
预后	预后多数很差，大部分患者的癫痫都是药物难治性的，且多数伴有发育落后、倒退及认知功能障碍

1.位置 9q34.11。

2.基因功能 *STXBP1*基因位于9号染色体长臂（9q34.1），相关疾病遗传方式为常染色体显性遗传，包含20个外显子，编码高度保守的突触融合蛋白结合蛋白1，通过对跨膜可溶性*N*-乙基马来酰亚胺敏感因子附着蛋白受体的交互作用，调节突触间谷氨酸能和γ-氨基丁酸（GABA）能神经递质的释放而起作用。该基因变异可导致婴儿癫痫性脑病4型。另外，剪接转录变异体也有报道，SNAREpins可以克服两个脂质双分子层的排斥使囊泡融合。STXBP1是与突触融合蛋白结合蛋白相互作用的蛋白质之一及参与囊泡融合的3种蛋白质之一。

3.变异导致的疾病（OMIM） 早期婴儿型癫痫性脑病4型（early infantile epileptic encephalopathy 4）。

4.常见致病变异类型 *STXBP1*脑病是由于突触融合蛋白结合蛋白1基因单倍体不足所致。在这种蛋白质中已经发现了各种截短突变和缺失，而且就目前所知，即使到目前为止还没有发表出更大的研究，也没有一致的基因型/表型相关性。在ClinVar中有一些*STXBP1*基因的重复突变，但是现在还不清楚这种突变的重要性（图4-50）。

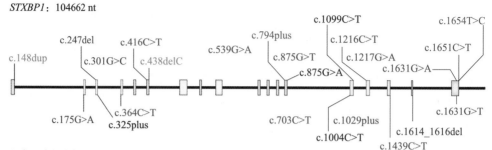

红色：自闭症（Autism）

橙色：发育障碍（Developmental disorder）

蓝色：良性家族性新生儿或婴儿惊厥（Benign familial neonatal/infantile convulsions）

绿色：早期婴儿型癫痫性脑病（Epileptic encephalopathy，early infantile）

黑色：婴儿痉挛（West syndrome）

紫色：非综合征性智力障碍（Intellectual disability，nonsyndromic）

褐色：大田原综合征（Ohtahara syndrome）

粉色：West综合征（West syndrome）

图4-50　部分致病变异位点及其对应临床表型

　　5.致病机制　突触融合蛋白结合蛋白1是突触融合机制的一部分，它能使囊泡与质膜融合。由于脂质双分子层膜的亲水性和疏水性，囊泡的融合需要能量。在细胞中，所谓的最小融合机制对囊泡通过相互缠绕的蛋白质与质膜融合起到最终的推动作用。突触融合蛋白结合蛋白1又称Munc18-1，在与突触囊泡融合相关的蛋白质中发现较晚。最初，只有3个成分被认为参与融合：突触融合蛋白结合蛋白、synaptobrevin和SNAP25。然而，2013年，MA等发表的文章中，将Munc18-1放在了神经递质释放的早期过程中，突触融合蛋白结合蛋白通过与突触融合蛋白结合蛋白结合，Munc18-1对其他蛋白质成分的结合起调控作用。*STXBP1*基因错义变异的致病机制是单倍剂量不足，通过疏水核心氨基酸的替换导致蛋白质的固有折叠结构破坏，使其容易发生错误折叠、聚集和降解，影响突触囊泡与靶膜融合及转运功能。既往研究发现95%的*STXBP1*基因变异可出现癫痫症状，可能与*STXBP1*功能障碍减少，已执行递质释放，导致神经网络兴奋性增高有关。而*STXBP1*基因异常可出现严重表型，可能与大脑中缺乏*STXBP1*基因代偿基因有关。

　　6.遗传模式　常染色体显性遗传（AD），完全外显。

　　7.发病率　暂无。

　　8.发病年龄　中位年龄为6周岁（从出生后1d到13岁）。

　　9.临床症状　*STXBP1*相关脑病首先在大田原综合征患者中发现。最初认为，严重新生儿癫痫是该基因变异导致的唯一表型。Saitsu等的研究发现该病存在多种临床表型。截至2015年，*STXBP1*基因变异已成为癫痫性脑病最常见的遗传因素之一，表型从严重新生儿癫痫到Dravet综合征等，均可见报道。伴癫痫的*STXBP1*相关脑病的特征是早发型癫痫性脑病（即中重度智力障碍、难治性癫痫发作和癫痫持续状态）。此外，*STXBP1*基因变异的患者仅表现为非癫痫运动障碍、智力障碍、行为异常、喂养困难等。2016年Hannah等描述了147例*STXBP1*基因变异患者的表型特征，包括45例以前未报道的患者，33例新的*STXBP1*基因变异。所有患者均有智力障碍（ID），其中以中度至重度（88%）居多；95%的患者有癫痫发作；1/3的患者表现为大田原综合征（21%）或婴儿痉挛症（9.5%），大多数为非综合征性早发型癫痫和脑病（53%），以癫痫痉挛或强直性癫痫为主要发作类型。癫痫发作的严重程度与ID的严重程度、变异类型与癫痫发作特征或认知结局之间没有相关性。包括孤独症和运动障碍在内的神经共患病是非常常见的，同时也报道了2例有突出锥体外系特征的成人患者。2020年首都儿科研究所报道15例，3例患者诊断为大田原综合征，5例诊断为婴儿痉挛症，1例以大田原综合征起病后转型为婴儿痉挛症，15例均存在生长发育落后，4例伴随孤独症谱系障碍。STXBP1脑病多数表现为多种发作形式，包括强直、痉挛较常见，也可表现为强直阵挛、局灶性发作、全面阵挛、不典型失神。

（1）早期婴儿型癫痫性脑病4型（early infantile epileptic encephalopathy-4，EIEE4）：该病在1岁之前起病，其特征是反复发作的临床癫痫发作或发作间期显著的癫痫样放电，导致认知、感觉和运动发育受损，包括大田原综合征（OS）、婴儿痉挛症（WS）、早期肌阵挛性脑病（EME）、婴儿期游走性部分癫痫发作（MPSI）和Dravet综合征（DS）。然而，多数具有相似特征的婴儿并不完全符合这些综合征的临床表现，在纳入147例*STXBP1*基因突变患者的研究中占53%。OMIM的临床描述：视觉追踪差、癫痫性脑病、强直阵挛性发作、强直发作、肌阵挛发作、失神发作、失张力发作、局灶性认知障碍性发作、脑电图显示高度失律、癫痫持续状态、发育倒退、重度智力障碍、无语言发育、学习障碍、肌张力减退、震颤、痉挛性截瘫、痉挛性四肢瘫、脑髓鞘减少、胼胝体薄、脑萎缩、脑电图可见抑制爆裂模式、多灶性放电、婴儿痉挛症、新生儿期或婴儿期发病、癫痫发作通常很难控制、热敏感癫痫发作、严重程度不同。

（2）大田原综合征（Ohtahara syndrome）：该病以难治性全身强直发作和脑电图暴发抑制模式为特征。发病年龄为新生儿或婴儿早期。据报道约20%的*STXBP1*基因致病性变异可导致大田原综合征相关表现。大田原综合征携带变异的患者比例从25%到3个月后发作癫痫的患者＜5%不等。随着时间的推移，大多数患者的癫痫症状有所改善，其中50%演变为婴儿痉挛症。患者有中度至重度发育迟缓，头部生长正常。小脑综合征伴共济失调步态和（或）震颤占60%。日本约1/3的大田原综合征患儿检测到*STXBP1*基因突变。75%的大田原综合征会发生向婴儿痉挛症转型，*STXBP1*基因突变从基因层面给予了部分解释。在2008年Saitsu等发现5名*STXBP1*基因突变患者中有4名出现了大田原综合征会发生向婴儿痉挛症转型。

（3）婴儿痉挛症（West syndrome）：强直性痉挛伴丛集发作、精神运动发育停止或倒退和脑电图上的高度失常为特征。2010年Otsuka等报道192例婴儿痉挛症中的5例为*STXBP1*基因变异。到2016年已有*STXBP1*基因致病性变异相关婴儿痉挛症报道13例。2019年有研究对92例婴儿痉挛症患者进行基因检测，7.6%的患者检测到基因异常，包括1例*STXBP1*基因突变。国内对143例早发型癫痫性脑病患者检测*STXBP1*基因突变，检测到1例发病时有婴儿痉挛症患者。*STXBP1*基因相关大田原综合征会发生向婴儿痉挛症转型概率较高，有研究总结了28例大田原综合征患者有27例转型为婴儿痉挛症，另仅表现为婴儿痉挛症无大田原综合征的患者为13例。到目前为止，已报道*STXBP1*基因变异导致的婴儿痉挛症共数十例。

（4）Dravet综合征（Dravet syndrome）：该病特征是发热引起的难治性癫痫，发病年龄通常在出生后的第1年。EEG早期正常，随着年龄增大EEG可表现为普遍性棘波活动。2014年Carvill等在Dravet综合征（SCN1A基因检测阴性）患者中检测到STXBP1基因变异，在80例Dravet综合征患者中，有3例被鉴定为伴癫痫的STXBP1脑病。另有研究表明，在147例STXBP1基因突变患者中有3例为Dravet综合征，占2.2%。

（5）非癫痫性运动障碍（movement disorders）：在新生儿期就有各种运动障碍，包括躯干和肢体的共济失调、僵硬、全身震颤或舞蹈症和肌张力障碍。共济失调是STXBP1基因致病变异导致的最常见运动障碍，次之为肌张力障碍。Keogh等报道了2名帕金森病患者存在STXBP1基因变异。这些报道强调了STXBP1在皮质下脑结构中起着重要作用，有时会导致包括癫痫和非癫痫特征的复杂表型。

（6）其他表型：早期肌阵挛脑病、LGS、雷特综合征等。STXBP1基因致病变异可能不仅与癫痫表型相关，因为该基因变异在一些没有癫痫发作的智力障碍患者中也有报道，包括小头畸形、运动障碍（尤其是共济失调和肌张力障碍）和行为障碍（包括孤独症谱系障碍、多动症或自我攻击行为，以孤独症最为常见）等。进食困难是也是常见症状。

10. 治疗　目前STXBP1基因相关疾病尚无精准治疗的方案。临床表型为全面发育迟缓、认知功能障碍和智力障碍的患者以常规康复物理治疗和语言治疗都是有益的。STXBP1基因相关癫痫发作最常用的抗癫痫药物是苯巴比妥、丙戊酸和氨己烯酸，将近有20%的患者需要一种以上的抗癫痫药物治疗，约25%的患者对AED治疗耐药。出现严重肌张力障碍、运动障碍和舞蹈症可用单胺类药物或多巴胺能药物治疗；低张力可能导致喂养困难和相关的反复吸入性肺炎，这可能需要留置胃管；行为障碍可进行心理及行为治疗；根据需要进行神经心理学评估和脑电图检查。最新发表在《儿科神经病学》上的一篇文章中，Dilena等报道了1例出生后1个月大的大田原综合征患儿，检测到STXBP1基因变异，该患儿经左乙拉西坦治疗后抽搐显著缓解，该文推荐左乙拉西坦可作为治疗该种疾病的一线药物。然而，STXBP1脑病中的癫痫发作是多变的，部分患者可能对治疗反应良好，但这种表现是非特异性的。约1%的患者应用生酮治疗，效果不明显或无效。有报道手术离断胼胝体可使发作停止，或有皮质发育不良者应用手术切除后发作减少。有研究报道，癫痫完全控制的患者大部分发育迟缓无明显改善，提示癫痫与发育迟缓可能为STXBP1基因变异的两个独立症状，提示STXBP1基因在认知发育中发挥着重要作用。

11. 预后　预后差。

12. 遗传咨询　到目前为止，大多数STXBP1基因致病变异先证者为单个病例（即家庭中的单发病例，新生突变所致），此外，尚存在STXBP1致病性新发变异。一旦在家系中发现STXBP1致病性变异，应该对高危产妇进行产前检查或植入前遗传学诊断。

先证者父母：如果其中一人为杂合变异，那么再生一胎患儿的风险率为50%。

先证者同胞：取决于先证者父母的遗传状况，如果父母其中一人为杂合变异，那么先证者同胞携带致病基因的风险率为50%。

先证者后代：先证者后代的患病风险率为50%。

先证者的旁系亲属：取决于先证者父母的遗传状况，鉴于迄今为止报道的大多数STXBP1脑病伴癫痫的先证者由于新发变异致病，家系成员的患病风险被认为较低。

13.未知领域 STXBP1脑病是由于syntaxin结合蛋白1基因单倍剂量不足导致。截至目前报道资料显示，在钙蛋白质结构中发现了多种截短变异及基因缺失。根据ClinVar列出的结果，存在STXBP1基因重复，但是现在还不清楚这种变异的重要性。目前发现，STXBP1相关表型谱广泛。多种类型的运动障碍均有报道，最早可在新生儿期起病。Keogh等报道有2名帕金森病患者。这些报道强调了STXBP1在皮质下脑结构中起重要作用，有时会导致包括癫痫和非癫痫特征的复杂表型。

14.患者组织

①Stxbp1 disorders

https：//www.stxbp1disorders.org/

②American Epilepsy Society

https：//www.aesnet.org

③Epilepsy Foundation

https：//www.epilepsy.com

④Epilepsy Action UK

https：//www.epilepsy.org.uk

⑤CLIMB：Children Living with Inherited Metabolic Diseases

http：//www.climb.org.uk

⑥National Organization for Rare Disorders（NORD）CDG Care

https：//rarediseases.org/

15.总结 STXBP1基因编码的是突触融合蛋白结合蛋白1。STXBP1相关疾病为常染色体显性遗传，临床可表现为大田原综合征（OS）、婴儿痉挛症（IS）、Dravet综合征（DS）、Lennox-Gastaut综合征（LGS）、早期婴儿型癫痫性脑病4型（EIEE4）、典型和不典型雷特综合征、中重度智力障碍、难治性癫痫发作和癫痫持续状态等。目前基因型与表型的相关性仍不清楚，STXBP1基因相关疾病无精准治疗的方案，可选择的抗癫痫药包括：苯巴比妥、丙戊酸、氯巴占、吡哆醇、左乙拉西坦、卢非酰胺、氨己烯酸、ACTH及生酮治疗。

十七、SYNGAP1

synaptic Ras GTPase activating protein 1

OMIM*603384

· 总结及摘要：

位置	6p21.32
基因功能	SYNGAP1基因编码一种大脑特异性突触Ras GTP酶激活蛋白，主要定位于新皮质锥体神经元的树突棘，抑制与NMDA受体（NMDAR）介导的突触可塑性和AMPA受体（AMPAR）膜插入相关的信号通路
遗传模式	常染色体显性遗传（AD）
变异致基因功能改变	功能丧失（LOF）
常见变异类型	错义变异、缺失、无义变异、剪接变异等

起病年龄	婴儿期
临床表型	智力障碍（ID）、孤独症谱系障碍（ASD）、肌阵挛-站立不能癫痫（MAE）或癫痫伴肌阵挛-失神发作（EMA）
治疗建议	目前尚无*SYNGAP1*基因特异性治疗方法，可使用丙戊酸、拉莫三嗪、左乙拉西坦等抗癫痫药治疗全面性癫痫发作
预后	早期运动延迟和严重语言障碍通常是SYNGAP1脑病的首发表现，进行性语言延迟和行为异常最为突出，几乎所有的患者出现癫痫发作，50%的患者对抗癫痫药物治疗不敏感，预后存在差异性

1.位置　6p21.32。

2.基因功能　*SYNGAP1*基因编码一种名为SynGAP的蛋白质，它存在于细胞间通信的神经细胞（突触）间的交界处，对大脑神经细胞传导起重要作用。连接的神经细胞相当于大脑电路的"连线"，突触能够随着时间改变和适应，重新布线大脑回路，这对于学习和记忆至关重要。SynGAP可以帮助调节突触适应并布线合适的大脑回路，在早期大脑发育的关键时期可以影响未来的认知功能。SynGAP是兴奋性谷氨酸能神经元突触后密度的重要组成部分，在突触的发育、结构、功能和可塑性方面起关键作用。已发现*SYNGAP1*基因至少有40个变异可导致智力障碍，除了轻至中度的智力障碍外，通常还具有其他神经系统问题，包括反复发作的癫痫和孤独症谱系障碍，影响沟通和社交互动。*SYNGAP1*基因变异可阻止产生功能性SynGAP蛋白，从而降低了该蛋白质在细胞中的活性，SynGAP活性降低可能会对神经细胞产生多种影响，包括促进突触过早发育（成熟）、破坏学习和记忆基础的大脑突触、导致认知障碍和智力障碍等神经系统疾病（图4-51）。

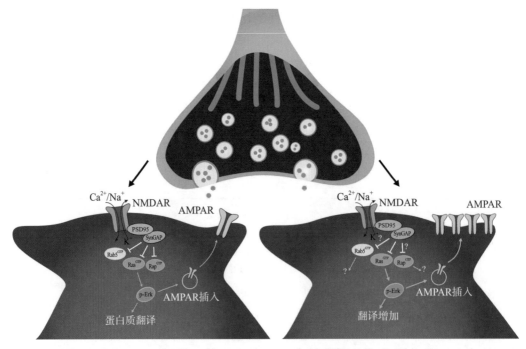

图4-51　*SYNGAP1*基因的功能及致病机制

3.变异导致的疾病（OMIM） 常染色体显性智力障碍5型。

4.常见致病变异类型 *SYNGAP1*基因编码一种Ras GTPase激活蛋白，是*N*-甲基-*D*-天冬氨酸受体复合物成员。蛋白质的N末端结构域包含1个Ras GAP结构域、1个pleckstrin同源结构域和1个可能参与钙和磷脂结合的C2结构域。C末端结构域由10个组氨酸重复区、丝氨酸和酪氨酸磷酸化位点及突触后支架蛋白质相互作用所需的T/S1V基序组成。编码蛋白负调节Ras、Rap和α-氨基-3-羟基-5-甲基-4-异噁唑丙酸受体向突触后膜的转运，以调节突触可塑性和神经元稳态。该基因变异与智力障碍和孤独症谱系障碍有关，选择性剪接导致多个转录变异体。*SYNGAP1*脑病患者具有截短变异、错义变异及缺失的报道。*SYNGAP1*基因的复发性变异，包括c.321_324del、c.427C＞T（p.Arg143*）和c.1685C＞T（p.Pro562Leu），尽管保留了部分外显子，*SYNGAP1*基因致病变异在整个基因中仍均有分布。该基因是一个具有大量不同亚型的基因，这也解释了为什么*SYNGAP1*基因的某些外显子似乎相对不受变异影响。*SYNGAP1*基因尚未发现明确的基因型与表型的相关性，未来有可能发现具有复发性致病变异的患者具有相似的表型。在许多遗传性癫痫中，即使具有相同变异的患者也可能具有一系列相关的临床特征。研究表明，具有4～5号外显子的致病性变异的患者对药物敏感，而具有8～15号外显子致病性变异的患者则倾向于难治性癫痫发作。研究发现，约60%的情况下（由于移码或无义变异），可产生截短蛋白。致病性错义变异和剪接变异约占病例的30%，11%的该病患者为6p21.3微缺失导致，也有报道称不平衡易位是*SYNGAP1*单倍剂量不足的原因（图4-52）。

SYNGAP1：43706 nt

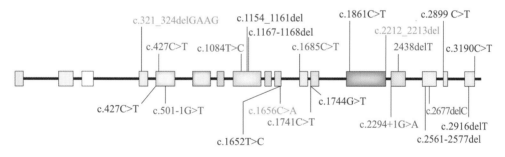

红色：常染色体显性智力障碍5型（Mental retardation，autosomal dominant 5）
橙色：智力障碍（Intellectual disability，ID）
蓝色：癫痫（Epilepsy，Ep）

图4-52 部分致病变异位点及其对应临床表型

5.致病机制 *SYNGAP1*基因编码的蛋白质在神经组织高度富集，它作为*N*-甲基-*D*-天冬氨酸受体（NMDAR）亚基和PSD-95复合物的一部分存在于PSD（突触后密度蛋白）中。*SYNGAP1*基因编码的蛋白质是涉及神经元可塑性的突触后密度的调节成分，对树突棘成熟的影响可能具有抑制作用，从而*SYNGAP1*基因编码的蛋白质的减少或缺失可能导致树突棘的成熟增强。*SYNGAP1*基因编码的蛋白质存在于突触后，成为突触后膜处NMDA受体与突触后信号传导装置之间的接口，该信号传导装置可调节树突棘的结构。通常，RasGAP通过加速Ras超家族中蛋白质的GTP到GDP的转化从而直接失活来调小GTPase信号传导的动力。事实证明，SynGAP可直接调节几种小型GTPases，包括HRAS、RAP1、RAP2和RAB5，在兴奋性突触中，它促进失活的RAS-ERK1/2信号传导，从而抑制谷氨酸受体插入。因此，*SYNGAP1*对于突触的发育、结构、功能和可塑性至关重要。*SYNGAP1*相关脑病的潜在机制是单倍剂量不足。*SYNGAP1*基因大多数致病变异是新发的。即使具有相同的变异，也可能出现不同的临床表现，特别是在智力障碍的严重程度及癫痫发作和孤独症。*SYNGAP1*相关疾病的确切患病率尚不清楚。*SYNGAP1*以多种亚型表达，这些亚型具有不同的功能并以多种方式影响神经元，对于早期大脑发育和神经元增殖至关重要。

6. 遗传模式　常染色体显性遗传（AD），完全外显。

7. 发病率　暂无。

8. 起病年龄　婴儿期。

9. 临床症状　*SYNGAP1*是ID和癫痫最常见的变异基因之一，主要表型包括非综合征性智力障碍、孤独症和癫痫性脑病，许多患者同时具有以上表型。*SYNGAP1*变异占散发性智力障碍的2%～8%，并且具有该基因变异的个体中有＞85%患有癫痫。*SYNGAP1*变异会导致常染色体显性智力障碍5型，其表型包括智力障碍、运动障碍和癫痫性脑病，轻度、进行性语言延迟和行为异常是最突出的特征。

（1）常染色体显性智力障碍5型（mental retardation，autosomal dominant 5，MRD5）：该病的临床特征主要为中度至重度智力障碍，在早期发育中表现出精神运动发育迟缓。大多数患者发生不同类型的癫痫发作，一部分患有孤独症或孤独症谱系障碍，另外一些有小头畸形表现。OMIM的临床描述：小头畸形（部分患者）、斜颈（部分患者）、低肌张力、发育迟缓、轻度至重度智力障碍、发育倒退、癫痫发作、脑电图异常、癫痫性脑病（部分患者）、脑部MRI或CT扫描正常、孤独症谱系障碍、行为异常、生命最初几年发病、多为新发变异等。

（2）智力障碍（intellectual disability，ID）和孤独症（autism spectrum disorder，ASD）：研究发现，与*SYNGAP1*相关的智力障碍约有50%的患者有严重智力障碍，而另50%患有轻度智力障碍。早期运动延迟和严重语言障碍通常是*SYNGAP1*脑病的首发表现。50%的患者合并有孤独症谱系障碍，孤独症患者的言语和非言语交流能力非常差，并且社交互动受损。在ASD与ID的严重程度之间或ASD与*SYNGAP1*基因的变异位置之间并未发现明确的关联性。

（3）癫痫（epilepsy）：大多数*SYNGAP1*致病性变异可以导致癫痫发作，癫痫发作年龄为出生后3个月至7岁（最常见为2～3岁），发育迟缓通常在癫痫发作之前出现，超过80%的具有*SYNGAP1*变异的患者有全面性癫痫，包括失张力发作或肌阵挛性发作、失神发作、肌阵挛性失神或眼睑肌阵挛等，仅少数病例发生局灶性癫痫发作。癫痫伴肌阵挛-失神发作（epilepsy with myoclonic absences，EMA）是一种非常罕见的癫痫综合征，发生于儿童时期，通常难以治疗，60%的患者中EMA是最初的癫痫发作类型，通常表现为与进行性强直性收缩有关的全身性双侧肌阵挛性抽搐，肌阵挛性发作主要累及肩膀、上肢，有时甚至是下肢肌肉，强直性收缩导致手臂抬高、持续时间短暂、每次持续几秒钟。通常患者还会有其他类型的癫痫发作，如失神、阵挛性发作、失张力发作或全身性强直-阵挛性癫痫发作（GTCS）。癫痫发作前有45%的儿童患有智力障碍（ID），癫痫发作后认知功能下降明显，仅约40%的癫痫发作可通过抗癫痫药物得到控制。脑电图多表现为广泛性癫痫样放电，如广泛的尖/棘波、慢波，有时以枕骨为主。癫痫发作的严重程度与孤独症或认知障碍程度并未发现明确的相关性。低钾血症和步态不稳也是常见特征。SYNGAP1变异的患者可能经常出现反射性癫痫发作，饮食和咀嚼引起的眼睑肌阵挛是最常见的癫痫发作类型。癫痫发作主要是由咬和咀嚼引起，而较少发生于哭泣或口面部感觉刺激（如饮酒和触摸嘴巴或脸部）。在某些情况下，最常观察到的反射性癫痫发作是眼睑肌阵挛症。其他触发因素包括光敏性，在脑电图或日光照射期间因光刺激引起癫痫发作，以及闭眼敏感性（ECS）-闭眼引起的癫痫样放电，出现于闭眼2～4s，持续1～4s，如前所述，光敏性和ECS也是EMA的特征。癫痫发作可能对丙戊酸（VPA）、拉莫三嗪（LTG）、托吡酯（TPM）或氯巴占等抗癫痫药有反应，但约50%的患者具有药物耐药性。

（4）其他表型：轴向或面部肌肉肌张力低下、共济失调或步态不稳也很常见，SYNGAP1变异可见部分患者具有高疼痛阈值，患者对骨折等严重伤害没有反应，这可能是由于感觉过程受损所致。部分患者可见面部畸形，如额叶前凸、长而窄的脸、杏仁状睑裂等，但这并不是SYNGAP1变异特有的。其他症状是便秘、骨骼异常、斜视和后天性小头畸形。SYNGAP1变异患者的神经系统检查可能正常或异常。SYNGAP1变异也与精神分裂症有关。

10.治疗　目前尚无SYNGAP1基因相关疾病的特异性治疗方法。考虑到患者通常在婴儿晚期（发病年龄为出生后12个月）发作，因此通常使用抗癫痫药治疗全面性癫痫发作，包括丙戊酸、拉莫三嗪、左乙拉西坦等。目前没有发现会加剧癫痫发作的抗癫痫药物。研究显示ID水平与癫痫对AED的耐药性或敏感性无关。此外，首次发作的年龄与对AED的抵抗力无关，并且与ID的严重程度没有明显联系。研究表明，洛伐他汀可调节Ras信号传导并改善突触脊柱的病理生理，SYNGAP1基因新发截短变异（PTV）可能对他汀类药物治疗有反应。

11.预后　早期运动发育延迟和严重语言障碍通常是SYNGAP1脑病的首发表现，进行性语言延迟和行为异常最为突出。几乎所有患者出现癫痫发作，50%的患者对抗癫痫药物治疗不敏感，预后存在差异性。

12.遗传咨询　SYNGAP1通常是新发变异，部分也可从父母遗传而来。

先证者父母：如果父母其中一人为杂合变异，那么再生一胎患儿的风险率为50%。

先证者同胞：如果父母其中一人为杂合变异，那么先证者同胞携带致病变异的风险率为50%。

先证者后代：先证者后代的患病风险率为50%。

先证者的旁系亲属：可能携带致病变异。

13.未知领域　SYNGAP1是生物学的主要未开发领域，涉及将基因功能与物种保守表型联系起来的分子和（或）细胞机制。SYNGAP1基因功能驱动的多种表型是否通过SynGAP蛋白质的单一功能产生，或者SYNGAP1基因可能产生一系列蛋白质功能，而这些不同的功能可能会导致与疾病相关的表型。

14.患者组织　科学界正在积极研究SYNGAP1及其在人类疾病中的作用，SYNGAP1癫痫组会可以对患者提供帮助。Bridge the Gap-SYNGAP教育和研究基金会维护着一个有关*SYNGAP1*相关疾病的最新发现和研究活动的网站，Simons VIP Connect和罕见癫痫网络在患者注册方面均可提供帮助。

①Facebook：SYNGAP1

https：//www.facebook.com/groups/1185597571539539

②Syngap Research Fund

https：//syngapresearchfund.org/

③Bridge the Gap-Syngap-Education and Research Foundation

https：//bridgesyngap.org/

④Simons VIP Connect

www.simonssearchlight.org/?svip＝true

⑤American Epilepsy Society

https：//www.aesnet.org

⑥Epilepsy Foundation

https：//www.epilepsy.com

⑦Epilepsy Action UK

https：//www.epilepsy.org.uk

⑧National Organization for Rare Disorders（NORD）CDG Care

https：//rarediseases.org/

15.总结　*SYNGAP1*基因变异相关疾病通常在婴儿期起病，主要表现为非综合征性智力障碍、孤独症和癫痫性脑病，临床表型为常染色体显性智力障碍5型。该基因编码一种Ras GTPase激活蛋白，对于突触的发育、结构、功能和可塑性至关重要，患者可因截短变异、错义变异、缺失、无义变异等致病。目前尚无*SYNGAP1*基因特异性治疗方法，可用丙戊酸、拉莫三嗪、左乙拉西坦等治疗全面性癫痫发作，但约50%的患者具有药物耐药性，预后存在差异性。

十八、*TBC1D24*

tbc1 domain family，member 24

OMIM*613577

·总结及摘要：

位置	16p13.3
基因功能	该基因编码的是一种具有保守结构域的蛋白质，称为TBC结构域，具有与GTPases相互作用的蛋白质的特征。TBC结构域蛋白质可以作为一组特定的GTPase的GTPases激活蛋白，即参与膜转运调节的Rab（大脑中与ras相关的蛋白质）小GTPases。该基因的变异与家族性婴儿肌阵挛性癫痫有关。选择性剪接可导致多个转录物变异体
遗传模式	常染色体隐性遗传（AR）、常染色体显性遗传（AD）
变异致基因功能改变	功能丧失（LOF）
常见变异类型	错义变异、无义变异、缺失/插入
起病年龄	婴儿期

续表

临床表型	大田原综合征、儿童家族性肌阵挛性癫痫、PME、耳聋、DOORS综合征（耳聋、神经营养不良、骨营养不良、智力障碍、癫痫发作）
治疗建议	目前尚无针对*TBC1D24*基因相关疾病的特异性治疗或特异性抗癫痫药物，但可根据患者症状进行对症治疗
预后	不同的临床表现，预后存在差异

1.位置　16p13.3。

2.基因功能　该基因编码的是具有保守结构域的蛋白质，称为TBC结构域，该结构域具有与GTPases相互作用的蛋白质的特征。TBC结构域蛋白质可以作为特定GTP酶组的GTP酶激活蛋白，这些GTP酶是参与膜运输调控的Rab（脑中与Ras相关的蛋白）小GTP酶。参与神经元投射的发展，可能是通过对ARF6功能的负调节来实现的。参与突触囊泡运输的调节的该基因的突变与家族性婴儿肌阵挛性癫痫有关，选择性剪接可导致多种转录物变异体（图4-53）。

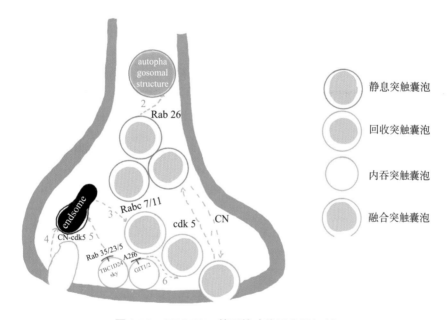

图4-53　*TBC1D24*基因的功能及作用机制

3.变异导致的疾病（OMIM）　常染色体隐性耳聋86型（autosomal recessive deafness 86）、常染色体显性耳聋65型（autosomal dominant deafness 65）、DOORS综合征（DOORS syndrome）、rolandic区癫痫发作伴阵发性运动诱发肌张力障碍和痉挛（epilepsy，rolandic，with proxysmal exercise-induce dystonia and writer's cramp）、早期婴儿型癫痫性脑病16型（early infantile epileptic encephalopathy 16）、家族性婴儿型肌阵挛性癫痫（myoclonic epilepsy，infantile，familial）。

4.常见致病变异类型　*TBC1D24*致病变异最初于2010年在两个不同类型的常染色体隐性遗传癫痫家族中发现。2013年对另一个隐性癫痫家族的致病变异进行了鉴定，并对9个家族的*TBC1D24*变异和DODRS综合征（耳聋、指甲骨营养不良、智力迟钝和癫痫发作）相关性进行了鉴定，在无癫痫的常染色体显性或隐性非综合征性听力损失家庭中也发现了*TBC1D24*变异。因此，*TBC1D24*致病变异与广泛的表型谱相关。*TBC1D24*致病变异已超过25种，这些变异大部分是错义变异，但也有少量的无义变异、剪接变异、小片段缺失和插入。此外，从一位有认知障碍和孤独症的癫痫患者发现了整个基因缺失。目前尚无基于基因型预测癫痫表型的方法。基因中的某一变异类型（如错义或无义）或区域与特定的癫痫表型无关。单一的错义变异（p.ser178leu）被报道在少数家族中可导致常染色体显性非综合征性听力损失，而一些不同的错义变异（包括p.Asp70Tyr、p.Arg214His和p.Arg293Pro），据报道可导致常染色体隐性遗传的非综合征性听力损失。到目前为止，所有与*TBC1D24*相关的癫痫表型都是常染色体隐性遗传，需要双等位基因的致病变异才能使个体出现症状。据报道，与*TBC1D24*相关的听力损失分别由具有常染色体显性遗传和常染色体隐性遗传的杂合子和双等位基因变异引起。与*TBC1D24*相关的表型外显率似乎很高。*TBC1D24*变异及其相关表型很少见，但确切的患病率尚不清楚（图4-54）。

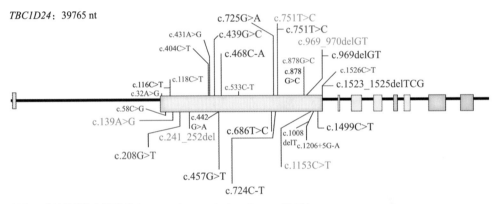

橙色：进行性肌阵挛性癫痫（Progressivemyoclonic epilepsy，PME）
蓝色：早期婴儿型癫痫性脑病16型（Epileptic encephalopathy，early infantile，16）
绿色：家族性婴儿型肌阵挛性癫痫（Myoclonic epilepsy，infantile，familial）
棕色：常染色体隐性耳聋86型（Deafness，autosomal recessive 86）
黑色：常染色体显性耳聋65型（Deafness，autosomal dominant 65）
紫色：DOORS综合征（DOORS syndrome）

图4-54　部分致病变异位点及其对应临床表型

5.致病机制　*TBC1D24*基因编码的蛋白质具有两个可识别结构域，分别是Tre2-Bub2-Cdc16（TBC）结构域和TLDc结构域（TBC、LysM、催化结构域）。TBC/RabGAP结构域与小的GTPases相互作用，常有助于GTP的水解，使Rab蛋白质无法与效应蛋白质相互作用，从而调节细胞内囊泡的正常运输。TLDc区域的功能尚不清楚，但被认为与抗氧化应激有关。*TBC1D24*已被证明可与ARF6 GTPase相互作用。在果蝇中，通过促进Rab35对GTP的水解，可促进突触囊泡的体内转运，从而控制突触囊泡的再生和神经递质的释放。值得注意的是，*TBC1D24*的变异可导致突触囊泡过度地进入核内体，从而使较老的蛋白质得到更快速地被降解。这些干扰可能影响神经递质释放的正常调节，并导致癫痫。

6.遗传模式 常染色体隐性遗传（AR）、常染色体显性遗传（AD）。

7.发病率 暂无。

8.起病年龄 婴儿期。

9.临床症状 *TBC1D24*致病变异可导致广泛的表型，包括许多伴或不伴肌阵挛癫痫发作。Simona Balestrini等研究了48名*TBC1D24*变异患者的临床表型。48名患者（28名男性，20名女性，平均年龄21岁）来自30个独立的家庭。18名（38%）有肌阵挛性癫痫，其他患者诊断为局灶性癫痫（25%）、多灶性癫痫（2%）、全面性癫痫（4%）、未分类癫痫（6%）和早发型癫痫性脑病（25%）。大多数患者的癫痫呈现耐药性。该研究表明，与*TBC1D24*相关的癫痫综合征表现出明显的表型多样性，涉及多个系统，严重程度范围从耳聋、局限于儿童的良性肌阵挛性癫痫、完全控制癫痫发作和智力正常，到伴严重发育迟缓和早期死亡的早发型癫痫性脑病，异质性与变异类型或位置无明显相关性。*TBC1D24*相关癫痫的患者，可能在婴儿期表现为发作性多灶性肌阵挛，而其他类型的癫痫发作直到5岁后才出现。Jing Zhang等分析了19例*TBC1D24*变异患者的临床表现特征，19例患者均为*TBC1D24*复合杂合变异，9例患者携带相同的致病变异c.241_252del，发病年龄从出生后1d到8个月不等（中位年龄为出生后75d）。多灶性肌阵挛和持续部分性癫痫是最显著的特征。15例肌阵挛由发热或感染引起，可通过睡眠或镇静药物终止，11例患者出现精神运动发育迟缓，6例患者出现听力损失，8例患者的脑部磁共振成像异常，12例患者诊断为癫痫综合征，其中1例被诊断为Dravet综合征，2例患者分别于出生后4个月和19个月时死于癫痫持续状态。该研究认为*TBC1D24*变异相关癫痫具有耐药性。多灶性肌阵挛、EPC和发热性癫痫是常见的临床特征。多数患者表现为精神运动发育迟缓。随访期间神经影像学异常和听力损失可能加重。

（1）DOOR综合征：DOORS的首字母缩写是指耳聋、指甲营养不良、骨营养不良、智力障碍（智力迟钝）和癫痫的组合。DOOR综合征是一种罕见的常染色体隐性遗传综合征。DOOR中的"S"有时被省略（DOOR）。指甲营养不良是指指甲畸形，可能畸形，甚至缺失。骨营养不良是指骨骼系统畸形。DOOR综合征患者，通常手和足受累。1/3的患者表现为三指节拇指。DOOR综合征通常在出生后的第1年发病，治疗困难。Campeau等对26个患有DOORS综合征的家庭进行了外显子组测序，在9个家庭中发现了*TBC1D24*变异。该发现表明，*TBC1D24*变异不仅影响中枢神经系统，还参与骨骼和皮肤结构的形成。Barbara Gnidovec Strazisar等报道2名*TBC1D24*变异病例，患者表现为低张力、早发癫痫性脑病和严重的发育迟缓。患者在出生后1min内出现阵挛性和肌阵挛性抽搐，癫痫发作难以控制；听力检查显示双侧感音神经性耳聋；基因分析结果为*TBC1D24*基因复合杂合变异：c.32A＞G（p.Asp11Gly）和c.1008delT（p.His336Glnfs*12）。OMIM的临床描述：小头畸形、窄双额径、面部粗糙、长人中、严重性感觉神经性耳聋、低位耳、视神经萎缩、失明、高度近视、白内障、宽鼻梁、大鼻子、蒜头鼻尖、鼻孔前翻、厚实且外翻的下唇、下弯的嘴角、高弓腭、先天性心脏病（不太常见）、囊性肾发育不良（不常见）、肾发育不全（罕见）、末节指骨小或无、三指节拇指、末节指骨小或无、手和足上有小的或没有的指甲、智力障碍、肌张力减退、癫痫发作、脑萎缩、心室扩张、丹迪·沃克畸形（罕见）、周围性多发性神经病、腱反射减弱、血清和尿中2-氧戊二酸的增加，DOOR是耳聋、甲状腺病、骨营养不良、智力低下和癫痫的缩写，附加功能的存在是可变的、进行性障碍。

（2）家族性婴儿型肌阵挛性癫痫（FIME）：该病的特征是早发型肌阵挛性癫痫、局灶性癫痫、构音障碍、智力障碍或发育迟缓。OMIM的临床描述：运动和语言发育迟缓、频繁持续性肌阵挛发作（数小时）、局灶性发作、急性发热、全身强直阵挛性发作、双同步棘波发作性脑电、智力障碍、共济失调、轻度构音障碍、脑MRI示前内侧额叶皮质异常增厚、严重程度不同、发病年龄为出生后2～8个月、第2个家庭有轻度智力残疾、某些患者癫痫发作持续到成年（但随后症状缓解）、药物反应良好。

（3）进行性肌阵挛性癫痫（PME）：该病主要表现为动作肌阵挛、强直性阵挛性癫痫、进行性神经功能减退和共济失调等。

（4）早期婴儿型癫痫性脑病16型（EIEE16）：癫痫样脑电图异常被认为是导致大脑功能进行性紊乱的原因之一。OMIM的临床描述：后天性小头畸形（部分患者）、失去眼神交流、视力下降、视神经萎缩（罕见）、严重肌张力减退、癫痫性脑病、癫痫发作（强直、阵挛、局灶性）、长时间癫痫发作、癫痫持续状态、游走性肌阵挛（部分患者）、肌阵挛、心理运动退化、精神运动迟缓（严重）、肌张力减退、肌张力障碍、轻偏瘫、锥体外系征、轻偏瘫、EEG示多灶性尖波进行性慢节律活动、进展性脑萎缩的MRI表现、髓鞘化延迟、早期发病、进行性障碍、癫痫发作可能由感染引起、癫痫发作对药物治疗无效、多数患者死于儿童期。

（5）常染色体隐性耳聋86型（DFNB86）：该病主要表现为重度语前耳聋。Atteeq U.Rehman等研究发现非综合征性耳聋与16号染色体短臂上的*TBC1D24*基因有关。这项研究数据分析揭示*TBC1D24*纯合变异c.208G＞T（p.Asp70Tyr）或c.878G＞C（p.Arg293Pro）是导致耳聋的潜在病因。OMIM的临床描述：耳聋（影响所有频率）、语前发作等。

（6）常染色体显性耳聋65型（DFNA65）：该病主要表现为慢性进行性耳聋，发病于第3个十年，最初影响高频听力。OMIM的临床描述：进行性听力损失（开始时的高频损失发展为所有频率的损失）、耳声发射缺失或异常、发病于20多岁、进展缓慢。

10.治疗　目前尚无针对*TBC1D24*基因相关疾病的特异性治疗或特异性抗癫痫药物。可采用对症治疗：使用助听器或耳蜗植入治疗听力损失；早期教育干预和发育迟缓的物理、职业和语言治疗；癫痫发作的药物治疗；视力障碍、肾和心脏异常的常规处理。监测：根据癫痫发作频率和（或）临床表现进展，用脑电图进行神经学评估；每年进行听力评估，以评估听力损失的可能进展和（或）助听器的疗效；每年牙科评估。应避免的因素/环境：过量的环境噪声，这可能会加剧*TBC1D24*致病性杂合变异导致的听力损伤，如DFNA65。

11.预后　不同的临床表现，预后存在差异。

12.遗传咨询

（1）当该基因关联疾病为常染色体隐性遗传病时，如果先证者的父亲和母亲均为杂合子（携带者），则在每次妊娠中将有25%的概率将致病性变异传给下一代。对于先证者基因诊断明确的家庭，如有需求，可进行下一胎的产前诊断。

（2）当该基因关联疾病为常染色体显性遗传病时，可能会涉及以下几种情况。

先证者父母：如果在父母的外周血中没有检测到致病变异，先证者极可能是发生了新发变异或者父母存在生殖细胞嵌合。

　　先证者同胞：先证者的同胞的患病风险取决于父母的临床/遗传水平。在极罕见的情况下，如果在患病的父母一方或者在先证者中检测出 *TBC1D24* 致病变异，则先证者同胞的患病风险率是50%。如果在父母中均未检测到先证者中存在的 *TBC1D24* 致病变异，其兄弟姐妹的患病风险为1%。

　　先证者后代：先证者的每个后代均有50%继承到 *TBC1D24* 致病变异的患病风险。

　　13.未知领域　研究发现，包含 *TBC1D24*、*ATP6V0C* 和 *PDPK1* 基因的微缺失可导致不同于先前发表的综合征，表现包括癫痫、小头畸形和发育迟缓，但目前报道较少，还需大样本的进一步研究。目前 *TBC1D24* 基因突变类型与临床表型的相关性仍未知。

　　14.患者组织

①TBC1D24 Foundation

https：//www.tbc1d24foundation.com/

②Facebook：TBC1D24 Family & Friends Network

https：//www.facebook.com/groups/TBC1D24Family

③American Epilepsy Society（AES）

www.aesnet.org

④American Society for Deaf Children（ASDC）

800 Florida Avenue Northeast

Suite 2047

Washington DC 20002-3695

Phone：800-942-2732（Toll-free Parent Hotline）；866-895-4206（toll free voice/TTY）

Fax：410-795-0965

Email：info@deafchildren.org；asdc@deafchildren.org

www.deafchildren.org

⑤Canadian Epilepsy Alliance

Canada

Phone：1-866-EPILEPSY（1-866-374-5377）

www.canadianepilepsyalliance.org

⑥Epilepsy Foundation

8301 Professional Place East

Suite 200

Landover MD 20785-7223

Phone：800-332-1000（toll-free）

Email：ContactUs@efa.org

www.epilepsy.com

⑦National Association of the Deaf（NAD）

8630 Fenton Street

Suite 820

Silver Spring MD 20910

Phone：301-587-1788；301-587-1789（TTY）

Fax：301-587-1791

Email：nad.info@nad.org

www.nad.org

⑧National Institute of Neurological Disorders and Stroke（NINDS）

PO Box 5801

Bethesda MD 20824

Phone：800-352-9424（toll-free）；301-496-5751；301-468-5981（TTY）

Epilepsy Information Page

15.总结　*TBC1D24*基因编码的蛋白质具有两个可识别结构域，分别是Tre2-Bub2-Cdc16（TBC）结构域和TLDc结构域（TBC、LysM、催化结构域）。目前已报道的*TBC1D24*基因变异可导致的临床表型主要包括：DOOR综合征、家族性小儿肌阵挛性癫痫、进行性肌阵挛性癫痫、早期婴儿型癫痫性脑病16型、常染色体隐性耳聋86型、常染色体显性耳聋65型。目前尚无针对*TBC1D24*的基因特异性治疗或特异性抗癫痫药物。

十九、*TSC1 & TSC2*

TSC1

tsc complex subunit 1

OMIM*605284

·总结及摘要：

位置	9p34.13
基因功能	该基因为抑癌基因，编码具有生长抑制作用的错构瘤蛋白质。所编码的蛋白质与GTP酶激活结核菌素蛋白质相互作用并使其保持稳定。这种错构瘤蛋白质-结核菌素蛋白质复合物负调控哺乳动物雷帕霉素复合物（mTORC）的信号通路，该信号通路是合成代谢细胞生长的主要调控因子，抑制信号传导至哺乳动物雷帕霉素靶蛋白的下游效应物。该蛋白质还可以作为Hsp90的伴侣蛋白而抑制其ATP酶活性。同时该蛋白质可促进hsp90介导的激酶和非激酶受体（包括Tsc2）的折叠，从而阻止其泛素化和蛋白酶体降解。该基因变异与结节性硬化症有关
遗传模式	常染色体显性遗传（AD）
变异致基因功能改变	功能丧失（LOF）
常见变异类型	错义变异、无义变异、重复/缺失
起病年龄	婴儿期起病
临床表型	结节性硬化症1型、体细胞型局灶性皮质发育不良Ⅱ型、淋巴管肌瘤病
治疗建议	由于*TSC1*基因变异导致mTOR通路异常激活，是TSC相关疾病的起病机制，所以mTOR通路抑制药雷帕霉素及其类似物可能对这种疾病有较好的治疗作用，另外，氨己烯酸、生酮饮食、其他抗癫痫药物、手术、VNS等方法可有效控制TSC相关的癫痫发作，减少智力低下、癫痫性脑病、ASD的发生率
预后	mTOR抑制药及氨己烯酸的应用大大的缓解了结节性硬化症的症状及癫痫性痉挛的发作，预后也较前有了大幅度的提升

TSC2

tsc complex subunit 2

OMIM*191092

位置	16p13.3
基因功能	*TSC2*基因指导结核菌素蛋白质的生成，然而这种蛋白质的功能目前尚未被完全了解。结核菌素蛋白质能在细胞内与*TSC1*基因生成的错构瘤蛋白质相互作用。这两种蛋白质有助于控制细胞的生长和大小。通常阻止细胞生长和分裂过快或不受控制的蛋白质，被称为抑癌因子。错构瘤蛋白质和结核菌素蛋白质通过与其他多种蛋白质相互作用和调节来实现其抑癌功能
遗传模式	常染色体显性遗传（AD）
变异致基因功能改变	功能丧失（LOF）
常见变异类型	错义突变、无义突变、截短突变、重复突变、缺失突变。
起病年龄	婴儿期起病
临床表型	结节性硬化症-2、体细胞型局灶性皮质发育不良Ⅱ型、体细胞突变型淋巴管肌瘤病
治疗建议	氨己烯酸或mTOR抑制药。氨己烯酸是TSC相关的婴儿痉挛症的一线治疗，对治疗TSC相关的部分性发作也有一定效果，但仍有约30%的患儿为药物和手术难治性癫痫
预后	mTOR抑制药及氨己烯酸的应用大大的缓解了结节性硬化症的症状及癫痫性痉挛的发作，预后也较前有了大幅度的提升

1.位置　TSC1：9p34.13；TSC2：16p13.3。

2.基因功能　*TSC1*基因位于9号染色体，编码错构瘤蛋白质；*TSC2*基因位于16号染色体，编码结核菌素蛋白质。*TSC1*和*TSC2*基因编码的蛋白质亲和性较高，可形成异源二聚体，功能是抑制哺乳动物雷帕霉素靶蛋白（mTORs）信号通路的信号传导。哺乳动物雷帕霉素靶蛋白（m TORs）是一种高度保守的丝氨酸／苏氨酸蛋白激酶。mTOR1信号通路是调节细胞内蛋白质合成和降解、调控细胞生长和增殖的重要信号通路之一，对氨基酸的信号非常敏感。mTOR1蛋白激酶是调节亮氨酸功能的关键调控分子，通过控制蛋白质、脂质合成、自噬等过程调控细胞发育。错构瘤蛋白质和结核菌素蛋白质是mTOR的两个上游调节因子，当这两种蛋白质缺如或变异时即促进了mTOR下游的S6K1和4E-BP1的磷酸化，充当GTP酶激活蛋白的作用，可以负调节下游作用因子Rheb蛋白。*TSC1*和*TSC2*编码的蛋白质还具有生长抑制作用，mTOR在细胞生长和增殖中扮演中央调节者角色，可引起各自编码的蛋白质发生变异，影响细胞分化调节功能，从而导致各个胚层细胞的增殖、分化异常，细胞内复合物形成受阻，对细胞增殖的抑制作用减弱或消失，造成细胞增殖过快而出现错构瘤。

3. *TSC1*基因变异导致的疾病　结节性硬化症1型（tuberous sclerosis-1）、体细胞型局灶性皮质发育不良Ⅱ型（focal cortical dysplasia，type Ⅱ，somatic）、淋巴管肌瘤病（lymphangioleiomyomatosis）。*TSC2*基因变异导致的疾病：结节性硬化症2型（tuberous sclerosis-2）、体细胞型局灶性皮质发育不良Ⅱ型（focal cortical dysplasia，type Ⅱ，somatic）、体细胞变异型淋巴管肌瘤病（lymphangioleiomyomatosis，somatic）。

4.常见致病变异类型　*TSC1*基因由23个外显子组成，其中后21个外显子包含编码序列，后21个外显子交替剪接（van Slegtenhorst et al.，1997）。Van Slegtenhorst等（1998）

的研究表明，错构瘤蛋白质和结核菌素蛋白质可发生物理结合，而这种相互作用是由预测的卷曲-线圈结构域介导的。这表明，错构瘤蛋白质和结核菌素蛋白质是在相同的复合体中发挥作用的。JIANG等通过ELISA测定TSC1蛋白活性研究发现，142位点可能位于TSC1酶的活性中心，该位点变异可能导致TSC1活性改变，*TSC1*基因142位点多态性与癫痫相关，即142位点CA和AA含量的增加可导致癫痫发生。*TSC1/TSC2*基因变异具有多样性，多为自发性、无热点变异，并且变异类型、变异位点和临床表型一般无相关性。杂合致病性变异可在75%～90%的确诊为TSC的临床患者检测到，其中*TSC1*致病性变异占31%，*TSC2*占69%，约60%为新发变异或源于生殖细胞嵌合。已报道*TSC1*基因共有836个变异，而*TSC2*基因共2345个变异，这是因为*TSC2*基因包含的外显子较*TSC1*基因多，随机发生致病性变异的概率大，故*TSC2*基因变异率较*TSC1*基因高。*TSC2*基因变异可引起更严重的临床表型。*TSC1*基因变异发生在第15、21、18号外显子较为多见，而*TSC2*基因变异则以第37、40、33号外显子为主。于晓莉等研究发现，21个家系中4个家系的5例患者存在*TSC1*基因第15号外显子变异，检出率较高，这可能是因为15号外显子比较长的缘故。黄国强等对163例中国TSC患者进行基因分析检测发现，*TSC2*基因变异占80%，高于*TSC1*基因变异（图4-55，图4-56）。

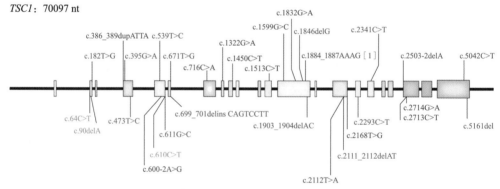

红色：结节性硬化症1型（Tuberous sclerosis-1，TSC-1）
橙色：体细胞型局灶性皮质发育不良Ⅱ型（Focal cortical dysplasia，type Ⅱ）
蓝色：淋巴管肌瘤病（Lymphangioleiomyomatosis，LAM）

图4-55 部分*TSC1*基因致病变异位点及其对应临床表型

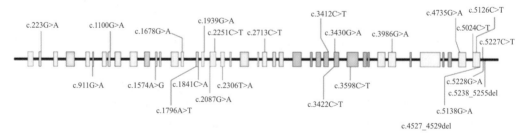

蓝色：结节性硬化症2型（Tuberous sclerosis-2，TSC-2）

图4-56 部分*TSC2*基因致病变异位点及其对应临床表型

5.致病机制　*TSC1*基因编码的错构瘤蛋白质与*TSC2*基因编码的结核菌素蛋白质相结合，形成异源二聚体错构瘤蛋白质-结核菌素蛋白质复合物，而哺乳动物雷帕霉素靶蛋白（mTOR）是一种丝氨酸/苏氨酸激酶，可调节细胞生长和增殖，该异源二聚体抑制信号传导至哺乳动物雷帕霉素靶蛋白（mTOR）的下游效应物，当两者缺如或变异时即促进了mTOR下游的S6K1和4E-BP1的磷酸化，充当GTP酶激活蛋白的作用，可以负性调节下游作用因子Rheb蛋白（相当于一个mTOR活化剂）。目前对这两种蛋白质的功能尚未完全了解。有研究表明，错构瘤蛋白质及结核菌素蛋白质还通过与多种其他蛋白质相互作用和调节来实现其抑癌功能。mTOR1抑制药对由*TSC*基因变异引起疾病的治疗将是未来重要的研究方向（图4-57）。

6.遗传模式　常染色体显性遗传（AD），完全外显。

7.发病率　暂无。

8.起病年龄　婴儿期起病。

9.临床症状　*TSC1/TSC2*基因变异可导致结节性硬化症、体细胞型局灶性皮质发育不良、淋巴管肌瘤病，其中*TSC1*变异相关表型主要有3组，即结节性硬化症1型、体细胞型局灶性皮质发育不良Ⅱ型、淋巴管肌瘤病。*TSC2*变异

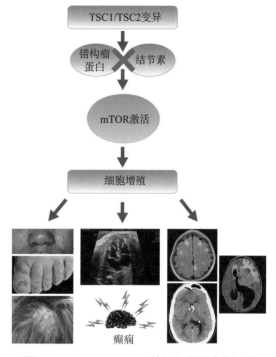

图4-57　*TSC1／TSC2*基因突变及致病机制

相关表型主要有结节性硬化症2型、体细胞型局灶性皮质发育不良Ⅱ型、体细胞变异型淋巴管肌瘤病。

（1）结节性硬化症（tuberous sclerosis，TSC）：结节性硬化症1型（TSC-1）由*TSC1*基因变异引起，结节性硬化症-2由*TSC2*基因变异引起。结节性硬化症（TSC）是一种常染色体显性遗传多系统疾病，以包括大脑、皮肤、心脏、肾和肺等多个器官系统错构瘤为特征。约30%的患者同时出现典型的三联征表现：面部血管纤维瘤、智力发育迟缓、癫痫。Northrup等统计了TSC各器官病变的发生率，其中中枢神经系统表现：70%～80%的室管膜下结节、脑皮质结构异常、癫痫、TSC相关性的神经精神疾病；70%～90%的室管膜下巨细胞星形细胞瘤。皮肤病变：78%～100%的色素脱失斑，75%～90%的面部血管纤维瘤，20%～88%的甲床纤维腺瘤，50%的鲨革斑，3%～58%的皮肤病变；80%的肾血管平滑肌脂肪瘤，20%的肾囊肿；30%～40%的肺淋巴管肌瘤病（女性患者）；40%的视网膜病变；47%～67%的心脏横纹肌瘤。文献报道TSC主要症状之一是癫痫，85%～90%的文献报道，TSC患儿癫痫发生率为90%～96%，癫痫首发年龄小，一般早期发病，80%～90%在1岁内癫痫发作，90%～95%的患儿在

7～14岁癫痫发作，30%～60%易患婴儿痉挛症，且1/3为难治性癫痫，发生癫痫的患者更容易出现智力低下。OMIM的临床描述：消色差视网膜斑块、视网膜星形细胞瘤、视神经胶质瘤、牙龈纤维瘤、心脏横纹肌瘤、Wolf-Parkinson-White综合征、淋巴管肌瘤病（罕见）、肾囊肿、肾肿瘤（低于2%可能进展为恶性肿瘤）、囊性区域骨稀疏（尤其是指骨）、面部血管纤维瘤（腺瘤性皮脂腺）、白灰叶状斑点、鲨革斑、皮下结节、牛奶咖啡斑、指甲下纤维瘤、大脑错构瘤病变、室管膜下结节、皮质结节、婴儿痉挛症、癫痫发作、智力障碍、学习困难、X射线或CT显示颅内钙化、注意力缺陷障碍、多动、孤独症、性早熟、甲状腺功能减退症、心肌横纹肌瘤、多发性双侧肾血管平滑肌脂肪瘤、室管膜瘤、巨细胞星形细胞瘤、脊索瘤、良性的肿瘤（眼睛、心脏和肺）、培养的成纤维细胞中着丝粒过分离频率增加（尤其是3号染色体）、遗传异质性、多个研究报道结节性硬化症1型（TSC1）的表型比结节性硬化症2型轻（如智力较高、斑点较少、癫痫发作较少）、表型存在高度差异、1/3为家族性病例、大多数为散发病例、TSC1频繁发生新发变异（86%）和（或）性腺嵌合等。TSC1或TSC2变异确诊率在75%～90%，10%～15%临床诊断TSC患者未检测出变异，这类患儿大多为较轻的临床表型（即与检出TSC1或TSC2变异的患者相比，精神发育迟缓、癫痫发作和皮肤症状的发生率较低），考虑系父母存在生殖细胞嵌合体的原因所致。研究报道，依维莫司可用于缩小TSC合并SEGA患儿肿瘤体积，其中75%（21/28）减少≥30%，32%（9/28）减少≥50%，提示长期使用依维莫司有效。

（2）体细胞型局灶性皮质发育不良Ⅱ型（focal cortical dysplasia，type Ⅱ）：该病是脑发育畸形相关疾病，常导致难治性癫痫相关临床表型，通常需要手术治疗。该病在组织学上被分类为2种亚型：无气球细胞的类型，称为ⅡA型；具有气球细胞的类型，称为ⅡB型。受累个体常有难治性癫痫发作，通常在儿童早期发病，并且可能有持续的智力障碍。大多数患者需要对受累的脑组织进行神经外科切除，以改善癫痫发作的频率和严重程度。该病在OMIM中的表型包括：癫痫发作（严重的、耐药性、难治性）、癫痫发作每天发生多次、复杂的部分性癫痫发作（通常具有继发全面性发作）、局灶性神经功能缺损（如偏瘫）、认知障碍、活组织检查可见层流皮质神经元巨细胞肿大、杂乱的皮质结构、MRI可能正常（尤其是ⅡB型）、精神发育迟缓（ⅡA型）、没有气球细胞（ⅡA型）、由于异常神经元溢出导致的皮质-白质交界模糊（ⅡB型）、弥漫性纤维性星形细胞增多症（ⅡB型）、局灶性白质病变（ⅡB型）、MRI示皮质局灶性增厚（ⅡB型）、交界处灰白色模糊（ⅡB型）、T_2信号增加的白质异常（ⅡB型）、从皮质下白质到心室逐渐变细的漏斗形信号（ⅡB型）、通常在婴儿期或幼儿期发病、ⅡA型往往具有更严重的表型、手术干预有效性欠佳、已有成人发病报道、受累脑组织发生变异等。

（3）淋巴管肌瘤病（lymphangioleiomyomatosis，LAM）：LAM是与肺部囊性病变、乳糜积液、腹部肿瘤有关的一种罕见的系统性肿瘤疾病，包括淋巴管平滑肌瘤、血管平滑肌脂肪瘤。LAM包括散发性淋巴管肌瘤病（S-LAM）和结节性硬化症相关性淋巴管肌瘤病（TSC-LAM），两者均与TSC1/TSC2基因变异密切相关。TSC患者中LAM的发生率为1%～2%，几乎均发生在育龄期女性。大多数患者无临床症状，成年早期可出现呼吸困难、气短。TSC1或TSC2基因变异可导致mTOR传导通路障碍，从而导致平滑肌样或上皮样细胞异常增生。40%～50%的TSC患者表现为肺部囊性病变，组织病理被证实为TSC-LAM。S-LAM可发生于*TSC2*或*TSC1*基因体细胞变异，研究报道，S-LAM患者外周血的LAM细胞表现为TSC2基因杂合性缺失。因为目前已知的*TSC1*比*TSC2*基因变异位点少，*TSC2*发生基因缺失重排的概率要远远高于*TSC1*，因而无论是TSC-LAM还是S-LAM，均以*TSC2*变异为主，且导致更严重的表型。另外，有研究表明LAM发病机制可能与体内雌激素增高有关。

10. 治疗　①SEGA：mTOR抑制药有效；当肿瘤大小引起危及生命的神经症状时应进行神经外科手术。②癫痫发作：氨己烯酸和其他抗癫痫药物有效，有时可选择手术治疗。③肾血管平滑肌脂肪瘤＞4cm，或＞3cm且生长迅速者：mTOR抑制药是推荐的一线治疗方案，其次的治疗方案是栓塞治疗、肾保留手术或消融治疗。④面部血管纤维瘤：局部应用mTOR抑制药。⑤有症状的心脏横纹肌瘤：手术干预或考虑mTOR抑制药治疗。⑥LAM：mTOR抑制药。接受氨己烯酸治疗的患者，在开始治疗后4周内进行视力检测，在治疗期间每隔3个月进行1次视力检测，在停止治疗后3～6个月进行视力检测。25岁以下无症状的TSC患者：每1～3年进行1次脑MRI检查，以监测SEGA的新发情况；儿童无症状SEGA患者应在成年后继续定期MRI成像监测；对于那些大的或正在生长的SEGA或引起脑室增大的SEGA，临床上应增加脑磁共振成像检测频次；每年至少筛查1次经颅磁刺激相关的神经精神疾病（TAND），并在关键发育时期对TAND进行全面的正式评估。已知或疑似癫痫发作的个体应行脑电图检查；血管平滑肌脂肪瘤和肾囊性疾病：每1～3年行腹部MRI以评估疾病的进展，至少每年评估1次肾功能（肾小球滤过率和血压）。无症状的婴儿和患有心脏横纹肌瘤的儿童：每1～3年进行1次超声心动图检查，直到明确显示病情消退。每次就诊时，年龄大于18岁或有呼吸道症状的妇女：进行LAM症状（劳力性呼吸困难和呼吸急促）的临床筛查；无症状的LAM高危个体（成年女性＞18岁）：每5～10年进行1次高分辨率计算机断层扫描（HRCT），即使在基线检查中没有LAM的迹象也应检测。经HRCT检测的肺囊肿患者：每年行肺功能检测及每2～3年行1次HRCT检查，以及每年行皮肤检查，每6个月进行1次牙科检查；那些以前有明确的眼科病变或视力症状的患者：每年进行1次眼科评估。应避免的因素／情况：吸烟、雌激素使用、肾切除术。

11. 预后　随着mTOR抑制药的应用，TSC的预后较前有了大幅的提升。

12. 遗传咨询　*TSC1*/*TSC2*基因相关疾病以常染色体显性遗传。2/3的患者是*TSC1*/*TSC2*基因新发致病变异。患者的后代遗传致病性变异的风险率为50%。一旦在受累家系成员中发现*TSC1*/*TSC2*基因致病变异，则可以从提供该疾病的测试／基因或定制产前检测致病变异的临床实验室获得高风险妊娠的产前检测。确定受累亲属有助于监测早期发现与TSC相关的问题，从而获得更早的治疗和更好的结果。

先证者的父母：约1/3的TSC确诊患者的双亲之一受累；2/3的TSC患者由于*TSC1*或*TSC2*的新发致病性变异导致患病。如果先证者检出的致病性变异不能在任一亲本检测到，则可能的解释是亲本为胚系嵌合或先证者为新发致病变异。胚系嵌合体研究通常仅限于有两个或更多受累的儿童而父母未受累家系。Rose等（1999）在120个家系检测出了6个（5%）具有分子证实的胚系嵌合体。其中，1个为*TSC1*致病性变异，5个为*TSC2*致病性变异，致病变异包括错义和无义变异及单核苷酸插入或缺失。如果父母为新发致病性变异，他们父母可能为体细胞嵌合变异，并且受累较轻。

先证者同胞：先证者同胞的风险取决于先证者父母的致病性变异携带情况。如果父母受累或具有已知的家族性致病性变异，则先证者同胞的患病风险率为50%。当父母在临床上不受累时，由于存在胚系嵌合可能性，先证者同胞的受累的风险较低（1%～2%），但仍高于一般人群。

先证者的后代：其后代的患病风险率为50%。

先证者的旁系亲戚：可能携带致病性变异。

13.未知领域　现有研究证实，mTOR蛋白抑制药对控制癫痫发作具有良好的疗效，但仍存在一些问题值得深入思考和进一步研究，如目前还缺乏大量的研究来证明在儿童患者中mTOR抑制药长期使用的安全性。mTORC1信号通路在神经元的形成和分化中有重要作用，可能通过参与细胞自噬、神经元迁移等过程发挥作用，但具体的机制尚不明确。

14.患者组织　以下罗列了几个 *TSC1*/*TSC2* 相关疾病患者组织的联系方式。

① Tuberous Sclerosis Alliance

② https：//www.tsalliance.org/MedlinePlus

www.nlm.nih.gov/medlineplus/tuberoussclerosis.html

TuberousSclerosisAlliance

801RoederRoad

Suite750

SilverSpringMD20910

Phone：800-225-6872（toll-free）；301-562-9890

Fax：301-562-9870

Email：info@tsalliance.org

www.tsalliance.org/

③ TuberousSclerosisAssociation

www.tuberous-sclerosis.org

④ GeneticsHomeReference：Tuberoussclerosiscomplex

http：//ghr.nlm.nih.gov/condition/tuberous-sclerosis-complex

⑤ MedicalHomePortal：Tuberoussclerosiscomplex

www.medicalhomeportal.org/diagnoses-and-conditions/tuberous-sclerosis-complex/description

⑥ NCBIGenesandDisease

https：//genereviews.nrdrs.org.cn

⑦ AmericanEpilepsySociety（AES）

www.aesnet.org

⑧ TheLAMFoundation

4015 Executive Park Dr

Suite 320

Cincinnati OH 45241

Phone：513-777-6889；877-CURELAM（877-287-3526）

Email：info@thelamfoundation.org

www.thelamfoundation.org

⑨nEpilepsy Foundation

8301 Professional Place East

Suite 200

Landover MD 20785-7223

Phone：800-332-1000（toll-free）

Email：ContactUs@efa.org

www.epilepsyfoundation.org

15.总结　目前已报道的*TSC1/TSC2*基因变异可导致的临床表型主要为结节性硬化症、体细胞型局灶性皮质发育不良、淋巴管肌瘤病等。*TSC1*基因编码的错构瘤蛋白质与*TSC2*基因编码的结核菌素蛋白质形成复合物，并与其他多种蛋白质协调控制细胞的生长及大小。目前研究认为，*TSC1/TSC2*基因变异导致mTOR信号转导通路异常激活，mTORC1蛋白活性增强，可促进其下游S6K1、4E-BP蛋白磷酸化，从而负反馈抑制上游AKT蛋白活化；同时因错构瘤蛋白质、结核菌素蛋白质功能丧失，抑制mTORC2蛋白所介导的AKT蛋白激活，从而出现错构瘤等病理改变。*TSC1/TSC2*基因变异对神经元生长及迁移、轴突形成等具有显著影响，从而引发相应神经系统症状。10%～25%的患者*TSC1*和*TSC2*基因变异检测阴性，但不能排除TSC诊断。依维莫司应用于伴TSC的治疗但无法根治手术切除的SEGA患者及伴TSC的AML治疗。作为mTORC1抑制药，雷帕霉素及依维莫司在TSC相关的SEGA、AML及LAM的临床治疗应用较多，但在癫痫、皮肤损伤等的治疗仍处于临床试验阶段。此外，难治性病例也可考虑癫痫手术治疗和生酮饮食。

二十、*WDR45*

wd repeat-containing protein 45

OMIM*300526

· **总结及摘要：**

位置	Xp11.23
基因功能	*WDR45*基因编码的蛋白质在自噬途径中起着重要作用，自噬途径是主要的细胞内降解系统，细胞内物质通过该系统被包装成自噬体并传递到溶酶体中进行降解
遗传模式	X连锁显性遗传（XLD）
变异致基因功能改变	功能丧失（LOF）
常见变异类型	错义、截短、缺失/重复等
发病年龄	儿童早期
临床表型	NBIA 5型、ID、EE、Rett/Rett样综合征等
治疗建议	AED、KD、VNS等
预后	从婴儿期或幼儿期开始反复癫痫发作，运动问题随着时间的推移而加重，成年后智力功能逐渐丧失

1.位置　Xp11.23。

2.基因功能　*WDR45*基因编码的蛋白质在自噬途径中具有重要作用，该基因变异可导致β螺旋蛋白缺陷，使细胞自噬功能受损及细胞凋亡溶酶体途径障碍，使得细胞内物质不能被包装到自噬体中并被递送到溶酶体中进行降解。WDR45最初被鉴定为一组罕见的神经变性铁储存障碍致病基因，该神经变性铁储存障碍被称为伴有脑铁积聚的神经变性（NBIA）。WDR45基因位于X染色体，在男性中观察到的表型被认为比女性更严重。该基因具有调节学习记忆功能和轴突的动态平衡的能力（图4-58）。

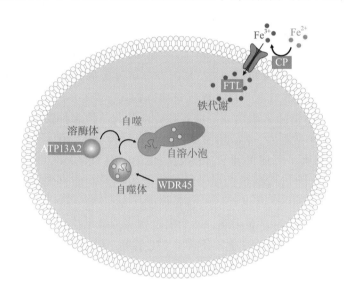

图4-58　WDR45基因的功能及作用机制

3.变异导致的疾病（OMIM）　大脑铁沉积型神经退行性病变5型（neurodegeneration with brain iron accumulation 5）。

4.常见致病变异类型　WDR45基因位于Xp11.23，包含12个外显子，其中前两个为非编码外显子。WDR45基因变异类型包括错义变异、缺失和剪接变异等，其中剪接变异较常见。通常与WDR45基因相关的各种疾病为该基因新发变异导致，这表明潜在的遗传机制是单倍剂量不足。大多数具有WDR45新发变异的患者均为女性，少数男性患者具有严重的表型。如果男性和女性患者表型相似，可能是由于男性存在该基因变异的体细胞嵌合体，女性患者中存在生殖细胞系或体细胞变异。与女性相比，具有体细胞嵌合或胚系变异的男性具有更严重的临床表现和更早的发作年龄，部分女性患者存在X染色体失活模式（图4-59）。

5.致病机制　WDR45基因编码的β螺旋蛋白是一种具有7叶片螺旋桨结构并且包含与磷脂相互作用的保守基序的蛋白质，该蛋白质与磷脂结合并发挥自噬功能。β螺旋蛋白通过一个β螺旋平台和可逆的蛋白质-蛋白质相互作用调节多蛋白复合物的装配。β螺旋蛋白是WD40蛋白质家族的成员，它为蛋白质-蛋白质相互作用提供基础，并执行细胞功能，如自噬、细胞周期进程和转录调控。该基因编码的蛋白质与WD40重复蛋白和磷酸肌醇4（WIPI4）的相互作用有关。WIPI4蛋白质家族的每种蛋白质都具有类似于七叶螺旋桨的特征结构，参与自噬过程的早期阶段，该过程有助于从细胞中清除不需要的物质，包括过量的储铁蛋白（铁蛋白）。在自噬中，磨损的细胞部分（如细胞器，是在细胞中执行某些任务的特殊结构）和不再需要的其他物质被隔离在称为自噬体的微小隔

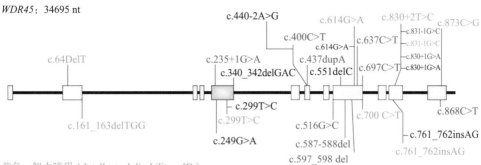

黄色：智力障碍（Intellectual disability，ID）

绿色：癫痫性脑病（Epileptic encephalopathies，EE）

黑色：Rett/Rett样综合征

红色：大脑铁沉积型神经退行性病变5型（Neurodegeneration with brain iron accumulation 5）

图4-59　部分致病变异位点及其对应临床表型

室。WIPI4蛋白有助于控制（调节）自噬小体的产生和伸长，以容纳这些物质，然后将自噬体转运到溶酶体，这些细胞器充当细胞内的回收中心，溶酶体使用消化酶分解废物并回收磨损的细胞成分。所有患者细胞显示蛋白质水平降低，表明蛋白质不稳定，细胞显示自噬流程受损。免疫荧光研究显示自噬结构在患者细胞中积累，与不适当的自噬体形成一致，自噬功能受损是这种神经退行性疾病的发病机制之一。

6.遗传模式　X连锁显性遗传（XLD），完全外显。

7.发病率　暂无。

8.起病年龄　儿童早期。

9.临床症状　具有*WDR45*变异的患者的表型范围广泛，从女性的轻度认知障碍到男性的严重早发性癫痫型脑病，其相关表型主要是大脑铁沉积型神经退行性病变5型、智力障碍、癫痫性脑病、Rett/Rett样综合征等，男性患者一般具有更严重的临床表现和更早的发作。

（1）大脑铁沉积型神经退行性病变5型（亦称神经退行性变伴脑铁沉积症5型，neurodegeneration with brain iron accumulation 5，NBIA 5），又称β螺旋蛋白相关性神经变性病（beta-propeller protein associated neurodegeneration，BPAN）或儿童期静态性脑病成年期神经变性病（static encephalopathy of childhood with neurodegeneration in adulthood，SENDA）：该病是一组遗传性神经系统疾病，由于铁积聚在基底神经节可导致患者出现进行性肌张力障碍、痉挛、帕金森病、神经精神异常、视神经萎缩或视网膜变性等。患者发病年龄从婴儿期到成年晚期不等，疾病进展速度不一，临床表现和遗传具有高度异质性，部分亚型会出现认知下降。相对而言，认知能力相对较低，小脑萎缩是部分亚型的常见表现。NBIA疾病谱亚型众多，其中以泛酸溴酶相关性神经变性病（pantothenate kinase associated neurodegeneration，PKAN）、非钙依赖型磷脂酶A2相关性神经变性病（phospholipase A2 associated neurodegeneration，PLAN）、线粒体膜蛋白相关性神经变性病（mitochondrial membrane protein associated neuro-degeneration，MPAN）和BPAN这4种亚型最常见。已知与NBIA类型相关的10个基因是*PANK2*、*PLA2G6*、*C19orf12*、*FA2H*、*ATP13A2*、*WDR45*、*COASY*、*FTL*、*CP*和*DCAF17*，　其　中80%以常染色体隐性方式遗传；其中由 *WDR45* 基因新发变异引起的β螺旋蛋白相关神经变性（BPAN）以X连锁显性遗传方式，可使男性患者致死；*FTL* 致病性变异引起的神经铁蛋白病，以常染色体显性方式遗传。已鉴定出50多种 *WDR45* 基因变异可导致NBIA，这种疾病会损害神经系统，可导致婴儿或幼儿期开始的发育迟缓和反复癫痫发作，随着时间进展，运动问题逐渐加重及成年后智力功能逐渐丧失。患病个体大脑的沉积铁，可以通过医学成像观察到。*WDR45* 是NBIA 5型的致病基因，已鉴定出50多种 *WDR45* 基因变异，患者最初表现为非渐进性和"静态"智力障碍，随后在青春期或成年早期出现神经退行性特征、帕金森病和进行性痴呆。MRI显示铁离子在双侧苍白球和黑质沉积，大脑和小脑出现萎缩。OMIM的临床描述：眼睛异常运动、视网膜神经萎缩（部分患者）、精神运动发育落后、智力障碍、语言发育不良、失语、帕金森病、动作迟缓、肌张力障碍、震颤、锥体外系症状、痉挛性截瘫、痴呆、睡眠障碍、癫痫发作（部分患者）、家族性自主神经异常、MRI示苍白球和黑质铁沉积、黑质低信号周围的T_1高信号、大脑萎缩、小脑萎缩、攻击性行为（部分患者）、婴儿期或幼儿期发病、病程在第1和第2个十年是静止的、逐渐出现的运动障碍和进一步的认知损伤、左旋多巴治疗对运动症状有轻度改善等。青春期或成年早期患者亦可出现睡眠障碍，表现为入睡困难、夜间惊醒和大声喊叫。少数患者存在高胆固醇血症、双侧视网膜缺损、近视、散光、自发性视网膜脱离和瞳孔缺损。NBIA 5型有2个特征性的影像学表现：①黑质是铁沉积发生最早和受累最严重的部位，苍白球亦可累及；②T_1加权像上为双侧黑质高信号伴或不伴有中央低信号带。此外，还可出现胼胝体变薄和小脑萎缩，全脑萎缩随着病程而逐渐进展。

（2）智力障碍（intellectual disability，ID）：几乎所有患者均显示出中度至严重的整体发育延迟，无论是否在临床上被诊断患有SENDA或Rett/Rett样综合征，在非特异性甚至轻度认知障碍患者中也可能检出 *WDR45* 变异。女性患者主要表现出表达和语言接受困难，需要言语治疗。但是，目前尚无关于轻度认知障碍儿童发生 *WDR45* 变异率的数据，早期儿童阶段MRI可能无法检测到脑内铁沉积。有多篇女性智力障碍的文献报道，但未发现有其他特征。

（3）癫痫性脑病（epileptic encephalopathies，EE）：2/3具有 *WDR45* 基因变异的患者会出现癫痫发作，近年来有多项研究表明，*WDR45* 基因也是难治性癫痫（包括婴儿痉挛症）的致病基因，平均发作年龄为出生后12个月，发作前均表现出发育迟缓。发作类型包括局灶性癫痫、失神发作、肌阵挛癫痫、婴儿痉挛等。目前已经发现一些早期发作的癫痫性脑病检出 *WDR45* 新发变异的男性患者。对于无法解释的早发型局灶性癫痫发作和无法解释的癫痫性痉挛患者，在鉴别诊断时应考虑 *WDR45* 基因变异的可能。

（4）Rett/Rett样综合征：尽管 *WDR45* 基因变异最初是在儿童期静止、成人期进展的双相病程表型中鉴定出来，但最近的研究表明，其表型谱可能更广泛，包括Rett和（或）Rett样综合征、癫痫和孤立性智力障碍。Rett样综合征异常行为包括无目的手部动作、孤独症谱系障碍、痛觉不敏感及睡眠障碍（难以入睡、睡眠时间短、入睡时舞蹈样动作和清醒时磨牙）等。BPAN早期与Rett或Rett样综合征之间的重叠临床特征包括发育延迟、定型手部运动、癫痫发作、睡眠障碍和痉挛。其他表型：少部分儿童还可伴有心律失常、面部畸形等非典型症状。

10.*治疗*　尚无特异性治疗，儿童期以对症治疗为主，包括减少异常的运动和痉挛，由于*WDR45*基因相关疾病具有临床异质性及遗传异质性，治疗上应对癫痫患者进行个体化管理，包括抗癫痫药物、生酮饮食（ketogenic diet，KD）和（或）迷走神经刺激术（vagus nerve stimulation，VNS）。儿童期全面性发育迟缓和智力障碍可通过物理治疗进行早期干预，降低晚期并发症风险，如关节挛缩、脊柱侧弯和髋关节脱位等。对于青春期或成年早期引起的帕金森病、肌张力障碍和痉挛状态，可以考虑药物治疗和物理治疗。鞘内注射或口服巴氯芬，肌内注射肉毒杆菌毒素和深部脑刺激等可用于治疗肌张力障碍，对于睡眠障碍患者，可给予褪黑素、水合氯醛、苯二氮䓬类等药物治疗。患者需进行定期眼科、步行和言语能力评估，精神症状和行为障碍者可能需要特殊干预。此外，铁螯合剂作为一种改善NBIA公认的治疗方法仍在研究中。

11. 预后　从婴儿期或幼儿期开始反复癫痫发作，运动问题随着时间的推移而加重，成年后智力功能逐渐丧失。

12. 遗传咨询　目前报道的*WDR45*基因变异多为新发变异。文献报道，1对同胞携带*WDR45*基因框内缺失，其受累兄弟比其姐妹受累严重，其母亲是*WDR45*基因变异嵌合体。虽然遗传的*WDR45*变异比较罕见，但仍然可能。尽管*WDR45*基因相关疾病遗传方式为X连锁显性遗传，但由于*WDR45*致病性变异对于男性胚胎具有致死性，故该病并不遵循常规的X连锁显性遗传规律，存活的男性患者相对女性患者一般临床表现更为严重，起病年龄要更早。

先证者的父母：*WDR45*基因变异多为新发突变，父母均不携带*WDR45*基因突变，再生一胎患儿的风险非常低。

先证者的同胞：因系X连锁显性遗传，故携带致病基因的患者同胞即会发病，可以推断，表型正常的同胞不携带致病变异。

先证者的后代：其后代的患病风险率为50%。

13. 未知领域　目前国内外报道的*WDR45*基因病例仍然较少，多数研究资料来源于*WDR45*基因、其编码的蛋白质及相关自噬性的研究，关于致病机制尚不明确。随着更多病例被报道，对*WDR45*基因的研究更深入，有望进一步阐明其临床特征和遗传学机制。目前有报道描述了存在严重表型的女孩，有学者提出可能与X染色体失活偏向变异的等位基因有关，但这并不能单纯的解释与*WDR45*变异相关的表型谱，可能与其他遗传或环境因素有关，目前仍需要进一步大范围的样本来研究。

14. 患者组织　国际上有一些针对脑组织铁沉积神经变性病（NBIA）疾病的活跃组织。

①Facebook：EvaMagoo.com-NBIA/WDR45 BPAN-Connecting & Sharing to Find a Cure

https://www.facebook.com/evamagoo/

②INADcure Foundation

Email：info@INADcure.org

www.INADcure.org

③NBIA Alliance

Email：Info@NBIAalliance.org

www.nbiaalliance.org

④NBIAcure

Center of Excellence for NBIA Clinical Care and Research

International Registry for NBIA and Related Disorders

Oregon Health & Science University

Phone：503-494-4344

Fax：503-494-6886

Email：gregorya@ohsu.edu

www.nbiacure.org

⑤NBIA Disorders Association

2082 Monaco Court

El Cajon CA 92019-4235

Phone：619-588-2315

Fax：619-588-4093

Email：info@NBIAdisorders.org

www.nbiadisorders.org

⑥NBIA Disorders Association Research Registry and Treat Iron-Related Childhood-Onset Neurodegeneration（TIRCON）Registry

CA 92019-4235

Phone：619-588-2315

Fax：619-588-4093

Email：pwood@nbiadisorders.org

International Patient Registry & Biomaterial Bank

⑦Treat Iron-Related Childhood Onset Neurodegeneration（TIRCON）Registry

Germany

Phone：49-89-5160-7421

Fax：49-89-5160-7402

Email：tircon@med.uni-muenchen.de

http：//tircon.eu/tircon-workpackages/wp1

15.总结　WDR45基因在自噬途径中具有重要作用，其变异可导致β螺旋蛋白缺陷，使细胞自噬功能受损及细胞凋亡溶酶体途径障碍。WDR45基因是大脑铁沉积型神经退行性病变5型的致病基因，可导致的临床表型主要为NBIA 5型（亦即SENDA或BPAN）、ID、EE、Rett/Rett样综合征等。WDR45基因关联疾病为X连锁显性遗传，多为新发变异，变异类型包括错义变异、缺失和剪接变异等。目前尚无特异性治疗，儿童期以对症治疗为主，抗癫痫药物、生酮饮食和（或）迷走神经刺激术可对缓解癫痫发作有一定作用。患者可在婴儿期或幼儿期起病，最初表现为非渐进性和"静态"智力障碍，运动问题随着时间的推移而加重，青春期或成年早期出现神经退行性特征、帕金森病和进行性痴呆等。

（甘　靖　罗　蓉　王　云　沈亚君　冯莲影　杨　华　余伟师

王小冬　王　佳　汪　倩　张　佳　赵金桂　童　馨）

第5章

病例解读操作流程

全外显子组测序可以准确地分析SNV、InDel（通常＜50bp）。由于外显子捕获是一个杂交捕获的过程，探针与不同外显子区段的杂交效率并不相同，导致不同外显子区段的覆盖深度差异较大，加上实验建库的稳定性问题，这些都会对利用全外显子数据检测大片段、基因或外显子水平拷贝数变异（CNV）的检出造成影响。随着深度测序覆盖度的增加，机器人建库通过提高实验的稳定性、增加同一批次样本对照、优化生信分析流程等方法，越来越多的实验室已经将CNV分析加入到WES分析流程。

测序仪下机原始数据使用bcl2fastq将.bcl转换成.fastq文件，并使用BWA、Samtools和Picard软件将reads比对到人类参考基因组hg38，生成的.bam文件采用GATK系列软件进行局部重新比对、重复序列去除并进行变异检出。使用Annovar可对.vcf变异文件进行变异注释，并且利用全外显子数据分析CNV。

GATK全称为"Genome Analysis Toolkit"，是由美国Broad Institute研发的一套用于处理高通量测序基因组数据的开源命令行工具。该工具可被单独使用，也可应用于完整的workflow中，是目前应用最广泛的SNP calling软件之一。

GATK最初被用于检测人类的全外显子和全基因组数据的胚系突变（germline mutation），现其应用范围已扩大至体细胞短变异检测（somatic short variant calling）、拷贝数变异（CNVs）和结构变异（SVs）分析等，也可用于其他物种的变异分析。

GATK是目前业内最权威、使用最广的基因数据变异检测工具，可以便捷、准确地实现医学研究、临床治疗等领域中的数据分析工作。使用BWA-GATK工具包检测胚系SNP和indels的官网流程图（图5-1），从fastq数据开始，结束于VCF文件。

一、数据解读流程："双管齐下"＋"三要素"

"双管齐下"指分别从生信分析的结果数据和患者的临床表型出发对测序结果进行解读。"三要素"指患者的临床表型、基因的遗传模式（合子类型）、变异位点的致病性，当将这3个方面综合考量后，最终才能定义该变异为解释患者表型/部分表型的致病性、疑似致病性或临床意义未明变异等。

但是要区分遗传学诊断和临床诊断的差异，当两者相悖的时候，需要临床医师对变异具体的临床意义进行评估。

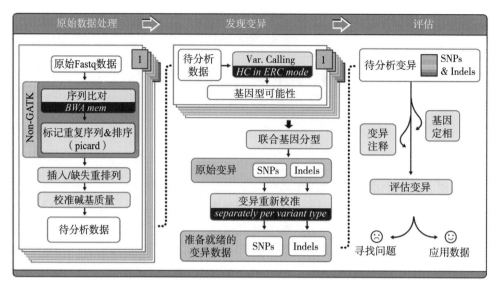

图 5-1 GATK best practice 流程图

二、致病变异位点筛选原则

1. 筛选出外显子区变异、非同义突变位点、splicing区域变异（±20）（图5-2）。

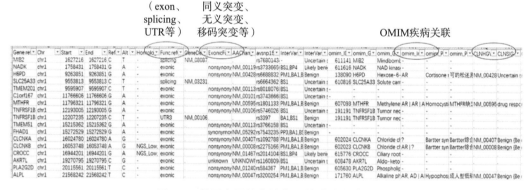

图 5-2 基因变异位点信息及关联疾病注释

2. ExAC_EAS、ExAC_ALL、1000Genomes、gnomAD（V3.1）、CONVERGE等数据库中未见正常人携带或携带率小于5%（图5-3）。

3. 参考dbSNP、OMIM、HGMD、ClinVar等多种数据库对致病变异位点进行评估（图5-4）。

4. 使用SIFT、Polyphen2、LRT、MutationTaster、FATHMM、Revel等多种蛋白质功能预测软件进行基因变异导致蛋白质功能预测（图5-5）。

5. Spilicing预测根据dbscSNV、MaxEntScan、GeneSplicer等得分（图5-6）。

Gene.refGe	1000g201 5aug_eas	1000g201 5aug_all	ExAC_ALL	ExAC_EAS	esp6500si v2_all	gnomAD_ exome_A LL	gnomAD_ exome_E AS	genomA D_exome _Hom	gnomAD_ genome_ ALL	gnomAD_ genome_ EAS
MIB2	.		0.0001	0.0017	.	7.26E-05	0.001	0	9.70E-05	0.0018
NADK	0.003	0.000799	0.0008	0.0104	.	0.0008	0.0105	2	0.0006	0.0111
SLC25A33	.	0.025359	0.0108	0.0006	0.0268	0.0078	0.0003	68	0.0222	0
TMEM201		0.023762	0.0083	0.0005	0.0251	0.0072	0.0003	59	0.0211	0
C1orf167	0.004	0.000998	0.0009	0.0187	.	0.0007	0.0073	0	0.0006	0.0074
TNFRSF1B	0.0298	0.022764	0.0288	0.0381	0.028	0.0271	0.037	107	0.0249	0.0395
TMEM51	0.0198	0.003994	0.0017	0.022	.	0.0018	0.0238	4	0.001	0.0191
CROCC	.	.	0.001	0	.	0.0012	0.0005	0	0.0016	0
AKR7L	0.0159	0.024561	0.0234	0.0201	.	0.0272	0.0202	267	0.0149	0.0123
USP48										
USP48			8.30E-06	0	.	4.13E-06	0	0	.	
SRSF10										
SRSF10										
PAQR7	0.0109	0.002196	0.0012	0.0159	.	0.0009	0.0129	0	0.0004	0.0074
PAQR7	0.0109	0.002196	0.0012	0.0159	.	0.0009	0.0129	0	0.0004	0.0074

图5-3 基因变异位点的人群数据库注释

OMIM疾病关联

vsnp15	InterVar	InterVar	omim_ID	omim_G	omim_Ir	omim_Ir	omim_P	omim_P	CLNHGV	CLNSIG
s7680143	-	Uncertain s	611141	MIB2	Mindbomb	-		-		
s3733665	BS1,BP4	Likely beni	611616	NADK	NAD kinas	-		-		
s6688832	PM1,BA1,B	Benign	138090	H6PD	Hexose-6-	AR		Cortisone	可的松还原	NM_00428 Uncertain s
s6664362	BS1	Uncertain s	610816	SLC25A33	Solute carr	-		-		
s8018076	BS1	Uncertain s	-	-	-	-		-		
s3743666	BS1	Uncertain s	-	-	-	-		-		
s1801133	PM1,BA1,B	Benign	607093	MTHFR	Methylene	AR	AR	A Homocysti	MTHFR缺乏	NM_00595 drug respo
s5746026	BS1	Uncertain s	191191	TNFRSF1B	Tumor nec	-		-		
s3397	BA1,BS1	Benign	191191	TNFRSF1B	Tumor nec	-		-		
s3766158	BS1	Uncertain s	-	-	-	-		-		
s7543235	PP3,BA1,BS	Benign	-	-	-	-		-		
s1092788	PM1,BA1,B	Benign	602024	CLCNKA	Chloride ch	?		Bartter syn	Bartter综合	NM_00407 Benign {Be
s2275166	PM1,BA1,B	Benign	602023	CLCNKB	Chloride ch	AR	?	Bartter syn	Bartter综合	NM_00008 Benign {Be
s2014105	BS1,BP4	Likely beni	615776	CROCC	Ciliary root	-		-		
s1160809	BS1	Uncertain s	608478	AKR7L	Aldo-keto-	-		-		
s584367	PM1,BA1,B	Benign	605630	PLA2G2D	Phospholip	-		-		
s3200254	PM1,BA1,B	Benign	171760	ALPL	Alkaline ph	AR, AD	A	Hypophos	成人型低碱	NM_00047 Benign {Be

图5-4 基因变异位点相关数据库收录情况注释

Gene.re	SIFT_pre	Polyphe	Polyphe	LRT_pre	Mutatio	Mutatio	FATHMN	PROVEA	MetaSV	MetaLR	M-
TTLL10											
ERRFI1	T	B	B	N	N	L	T	N	T	T	D
H6PD	B	B	N	N	L	D	N	D	D	D	
KIF1B	B	B	.	D		T	N	T	T	D	
DFFA	.	B	B	N	N			T	T	T	T
DFFA;DFFA	T	B	B	.	N			T	T	T	T
PRAMEF17	T	B	B	N	N	N	T	N	T	T	T
PADI3	P	B	D	N	L	T	N	T		T	T
TCEA3	D	D	P	D	D	M		D	T	T	T
ZNF683	D	D	P	N	D	L	T	N	T	T	T
ARID1A	B	B	N	D	L	T	N	T	T	T	T
PTPRU	D	P	B	U	N	M	D	T	T	D	D
SERINC2	.	.	.	.	.						
FOXO6	D			U	D	L	D	N	D	D	D
CFAP57	.	.	.	.	.						
SZT2	P	P	.	N	L	T	N	T	T	T	

图5-5 基因变异位点功能预测结果注释

Gene.re	dbscSN'	dbscSN'	MesDor	MesDor	MesAcc	MesAcc	GsDonR	GsDonA	GsAccR	GsAccA	ESEmax	ESEmax	ESSminf
TTLL10	.	.	5.74	5.74	-1.37	-2.02	9.734529	9.149487	.		0.409	0.409	
ERRFI1	.	.	4.04	-4.14	2.03	1.99							-0.335
H6PD			5.11	2.27						0.192		-0.276	-0.894
KIF1B			0.88	2.31	5.929679	5.972566						-0.361	-0.365
DFFA				-12.15	-4.19						0.496	0.336	
DFFA;DFFA				-4.2	-6.21						0.499	0.343	-0.213
PRAMEF17				4.98	4.73				3.803367	2.343147		0.268	-0.608
PADI3		2.34	6.14	-0.82	-2.44		3.424642			0.531	0.247	-0.073	-0.286
TCEA3			-2.43	-1.34	-2.25	-0.96			1.373015	1.27002		0.322	
ZNF683					-7.47	-3.55					0.339	0.193	
ARID1A		-4.54	-3.59	-0.53	0.26							-0.723	-0.796
PTPRU		.	-13.47	-0.47	-7.71	-7.9		4.388936			0.391	0.183	
SERINC2	1	1	6.68	-1.71	-4.85	-5.26	7.996601	5.635928					-0.471
FOXO6													
CFAP57	0	0	2.5	4.35	-26.45	-27.37	2.350062	3.506822			0.115	0.302	-0.217

图 5-6 基因变异位点 Spilicing 预测结果注释

6.过滤后的点根据疾病遗传模式进行划分

（1）AD denovo。

（2）AR 纯合。

（3）AR-复合杂合。

（4）X 连锁分析。

（5）AD-家系共分离（有家族史）。

三、遗传解读流程

生信注释和基本过滤后的文件即可进入遗传解读流程。分为点突变和WES-CNV两个步骤。

1.点突变进行分析　可以按照不同的策略对该样本进行分析。

（1）从表型出发进行解读：①根据患者表型，从数据库中筛选出与该表型相关联的所有已经报道的基因。②筛选出患者数据中有上述哪些基因发生变异：基于变异位点频率、软件预测、遗传模式等进一步过滤，筛选出解释患者表型的致病变异。如患者诊断为癫痫、发育迟缓，可以通过CHPO网站（http://www.chinahpo.org/index.html）（图5-7），获取该表型词条准确的英文翻译seizures、developmental delay，然后可以在HPO（https://hpo.jax.org/app/browse/term/HP：0001250）、OMIM等网站（图5-8，图5-9）抓取该表型及其类似表型关联的基因。

OMIM数据库在clinical synopsis中共收录了与癫痫有疾病关联的1720个基因/locus收录（截止20200113），进行下载。

（2）从数据出发进行解读

1）根据遗传模式进行筛选：AD（De novo，共分离），AR（Hom，CH），XL，逐一分析符合遗传模式的相关位点，判断其表型吻合程度和位点致病性评级。

2）符合遗传模式（无疾病关联的）：资料查阅（google，Bing），可以避免有文献报道但是还未被数据库收录的基因的遗漏。

按照该策略进行筛选时，要求对ACMG指南的证据理解和使用非常的熟练和精准，这样才能从大量的数据中快速、高效地评估该变异的致病程度。

①从HPO抓取表型相关的基因。

②从OMIM抓取表型相关的基因。

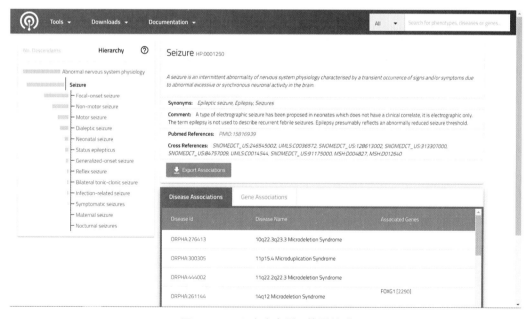

CHPO

表型 ▼ | 输入表型（HPO或描述）/疾病（OMIM或描述） | Q

HP:0100622

主分类：(Abnormality of prenatal development or birth(胎儿产前发育或出生异常)); 来源 相关条目

名称：Maternal seizures

翻译：妊娠期癫痫发作

定义：妊娠期癫痫发作会导致胎儿氧供减少，从而影响胎儿发育。

翻译：Seizures during pregnancy reduce the oxygen supply to the fetal circulation, which could affect intrauterine development.

相关链接： OMIM

HP:0001250

主分类：(Abnormality of prenatal development or birth(胎儿产前发育或出生异常));(Abnormality of the nervous system(神经系统异常)); 来源 相关条目

名称：Seizures

翻译：癫痫发作

定义：癫痫发作是中枢神经系统（FMA:HP:0002011）因突然，过度，无序大脑神经元放电而产生的间歇性异常；临床特点由感觉障碍、意识丧失、精神功能受损、或抽搐的动作为特征。术语"癫痫"用于描述慢性，复发性癫痫发作。

图5-7 CHOP网站（www.Chinahpo.org）

图5-8 HPO疾病表型-基因关联

（3）其他需要注意的例外

1）高频位点，超过预设的阈值（0.001、0.05）等。

2）关联疾病为常染色体/X连锁显性遗传且有外显不全的表型。在神经系统异常

Search: '(seizures OR epilepsy) (Search in: Entries with: Genemap; Retrieve: gene map)'
Results: 1,720 entries.　　Show 10 | Download As ▾ | « First | ‹ Previous | Next › | Last »　Phenotype Only Entries | All Entries

Genomic context table	Location (from NCBI, GRCh38)	Gene/Locus	Gene/Locus name	Gene/Locus MIM number	Phenotype	Phenotype MIM number	Inheritance	Pheno map key	Comments	Mouse symbol (from MGI)
1:	1 1p36	DEL1p36, C1DELp36	Chromosome 1p36 deletion syndrome	607872	Chromosome 1p36 deletion syndrome	607872	IC	4	contiguous gene deletion syndrome	
2:	1:1,013,496 1p36.33	ISG15, G1P2, IFI15, IMD38	ISG15 ubiquitin-like modifier	147571	Immunodeficiency 38	616126	AR	3		Isg15
3:	1:1,512,142 1p36.33	ATAD3A, HAYOS	ATPase family, AAA domain-containing, member 3A	612316	Harel-Yoon syndrome	617183	AD, AR	3	one family with AR inheritance reported	Atad3a
4:	1:1,785,284 1p36.33	GNB1, MRD42	Guanine nucleotide-binding protein, beta polypeptide-1	139380	Leukemia, acute lymphoblastic, somatic	613065		3		Gnb1
					Mental retardation, autosomal dominant 42	616973	AD	3		
5:	1:2,019,344 1p36.33	GABRD, GEFSP5, EIG10, EJM7	Gamma-aminobutyric acid (GABA) A receptor, delta	137163	{Epilepsy, idiopathic generalized, 10}	613060	AD	3		Gabrd
					{Epilepsy, generalized, with febrile seizures plus, type 5, susceptibility to}	613060	AD	3		
					{Epilepsy, juvenile myoclonic, susceptibility to}	613060	AD	3		
6:	1:2,403,973 1p36.32	PEX10, NALD, PBD6A, PBD6B	Peroxisome biogenesis factor 10	602859	Peroxisome biogenesis disorder 6B	614871	AR	3		Pex10
					Peroxisome biogenesis disorder 6A (Zellweger)	614870	AR	3		

图5-9　OMIM基因-疾病关联

的相关疾病中，有一些较常出现外显不全的疾病，如家族性良性婴儿热性惊厥、局灶性癫痫等，有一些相关的基因需要注意（*PRRT2*、*SCN1A*、*KCNQ2*、*NPRL2*、*NPRL3*、*CLCN2*等）。

3）X染色体非随机失活。

4）嵌合。若父母无表型，孩子有表型，并且基因表型和孩子比较相符，则孩子变异为杂合：0/1（0：基因型为野生型；1：基因型为变异型），变异型与野生型的reads比接近0.5，父亲或母亲的基因型虽为杂合（0/1），但是变异型与野生型的reads比较小；若父亲或母亲轻微表型，孩子表型比较重，则要注重看父亲或母亲：0/0，但是变异型的reads很小，且不为0的情况，孩子变异为杂合（0/1），且reads比接近0.5。

5）特殊致病机制的基因，如*PCDH19*、*MAGEL2*、*ABCC8*。

2. WES-CNV分析　基因水平或外显子水平的CNV变异，可根据基因关联疾病表型、pLI值、疾病致病机制等进行评估，如通过获取的癫痫、发育迟缓相关的基因panel、未发现与患者疾病表型吻合的基因或外显子水平的CNV变异，依次查看多基因的大片段CNV，根据DGV、Decipher、本地人群CNV数据库收录情况、片段基因覆盖等情况进行评估。判读流程如下。

（1）缺失CNV内是否有编码蛋白质的基因或重要功能元件。

（2）CNV是否与已建立/预测的单倍剂量敏感（HI）或良性基因/基因组区域重叠：与已建立的HI基因/基因组区域完全重叠。

（3）缺失CNV内编码蛋白质的基因数量。

（4）已发表文献、公共数据库和（或）内部实验室数据中的案例：查看患者数据库（Decipher，ISCA）是否存在高度重叠的片段。详细可参考ACMG指南 "Technical standards for the interpretation and reporting of constitutional copy-number variants: a joint consensus recommendation of the American College of Medical Genetics and Genomics （ACMG） and the Clinical Genome Resource （ClinGen）"。

四、实际案例解析

1.案例1　患儿，女，出生后5个月。

发病年龄：出生后。

主诉及疾病史：患儿以反复抽搐为主要表现，表现为突发运动停止、双眼向左凝视，继而四肢僵硬抽搐、呼之不应、流涎、口唇发绀，持续约1min，发作频繁，起病后半天之内发作3次。左侧季肋区可见直径约3cm的椭圆形咖啡斑。

临床诊断：癫痫？

家族史：患者姐姐（异卵）出生后第2天出现过下肢短暂抽动约1min，后未出现过。患者母亲的亲哥哥和3个表哥（患者母亲姨妈生的孩子）都有智力障碍，都为男性。患者母亲2个舅舅生的孩子，男女都健康。

检测项目：核心家系（父母加先证者）全外显子组检测（WES）。

（1）解读流程：通过点突变进行分析。

①策略1：从表型出发进行解读。根据下载的癫痫相关的虚拟panel，从数据中筛选出与之相关的位点389个（图5-10）。进一步对这些位点进行筛选（图5-11）。

Gene.re	seizures	Chr	Start	End	Ref	Alt
KCNAB2	seizures	chr1	6051729	6051729	G	A
PEX14	seizures	chr1	10599276	10599276	T	G
MTHFR	seizures	chr1	11796321	11796321	G	A
TNFRSF1B	seizures	chr1	12207235	12207235	C	T
EMC1	seizures	chr1	19235124	19235124	T	C
ALPL	seizures	chr1	21568242	21568242	T	C
MACF1	seizures	chr1	39485666	39485666	A	G
PPT1	seizures	chr1	40092169	40092169	C	T
SLC2A1	seizures	chr1	42929866	42929866	C	A
SZT2	seizures	chr1	43441501	43441501	C	T
SZT2	seizures	chr1	43442432	43442432	C	T
FAAH	seizures	chr1	46405089	46405089	C	A
ALG6	seizures	chr1	63415881	63415881	C	T
ACADM	seizures	chr1	75761337	75761337	A	G
IFI44L	seizures	chr1	78628396	78628396	T	A
AGL	seizures	chr1	99892424	99892424	T	C
DBT	seizures	chr1	1E+08	1E+08	T	C
PTPN22	seizures	chr1	1.14E+08	1.14E+08	A	G
NOTCH2	seizures	chr1	1.2E+08	1.2E+08	T	A
NOTCH2	seizures	chr1	1.2E+08	1.2E+08	C	T
NOTCH2	seizures	chr1	1.2E+08	1.2E+08	A	T

图5-10　癫痫虚拟panel筛选结果

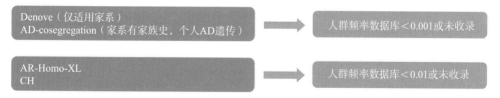

图5-11　变异位点进一步筛选原则

该病例中，对于患者的癫痫症状，虽然有家族史，但非三代内直系血亲，且表现为智力障碍非癫痫，而同胞姐姐症状只是一过性，且未经确诊该疾病，所以家族史先不予以考虑。若不考虑特殊情况，如果患者所患疾病为常染色体显性遗传、X连锁遗传，应重点考虑新发变异。若患者所患疾病为常染色体隐性遗传，应重点考虑纯合、复合杂合。在这些位点中符合遗传模式的位点有新发变异（0个）、AR-Hom-XL（2个）、CH（0个），但是这些位点中致病性的评级不够，根据ACMG评级指南为存在良性证据的临床意义未明、疑似良性等，在三要素中不满足致病性评级这一标准。从表型出发，用OMIM中seizures基因去筛选患者数据，如果先考虑遗传模式或合子类型时，并未筛到致病基因。

从表型出发，用OMIM中seizures基因去筛选患者数据后，若先考虑变异的致病性时，先看截短突变（无义突变、经典剪接突变、移码突变、起始密码子变异等），共7个位点，其中*PRRT2*为致病性变异，该基因关联疾病表型与患者表型高度相符，通过查阅文献，找到多篇该位点的致病性报道。数据提示该变异来自表型正常的母亲，但该基因关联的疾病存在明确外显不全的报道，由此可以解释母亲正常，而患者有表型。考虑到该基因的特殊性及该家系的家族史情况，建议其胞姐及妈妈的相关血亲做一代验证，确定是否携带该位点及在家系中的共分离情况。该位点从临床、合子类型、位点致病三个方面都吻合，最终锁定该变异。通过查阅文献和ACMG指南原则对该位点评级，详细见变异解读。在其他如错义变异、非经典剪接变异等中未发现其他与先证者临床表型相关联的致病性或者可疑致病性变异位点。

②策略2：从数据出发进行解读。

根据遗传模式进行筛选：AD（De novo，共分离）、AR（Hom，CH）、XL。

新发变异（2个）：在这些候选的新发变异中，如先证者*PSD4*基因覆盖率（2/5，alt/all）低；*DYNCIL12*检出位点为多allele的位点（"0、1、2、3"分别代表检出的不同基因型代码，"0"一般指参考基因型，其他为变异等位型），家系中4个人的突变比例都很低。上述两个基因尚未与疾病关联，且未查阅到与癫痫相关的文献报道。当患者表型与该基因关联疾病相符时，应该送一代测序（Sanger测序）进行验证来确定位点的真实性（图5-12）。

AR-Hom-XL（6个）：纯合变异，通过表型关联和致病性评级排除（图5-13）。

Gene.refGene	Chr	Start	End	Ref	Alt	N2286F_G	N2286F_A	N2286F_A	N2286F_D	N2286M_G	N2286M_A	N2286M_A	N2286M_D	N2286P_G
HLA-DQB1	chr6	32664867	32664867	G	-	0/1	0.1333	6	45	0/1	0.0938	9	96	1月1日
HLA-DQB1	chr6	32664872	32664872	T	-	0/1	0.1304	6	46	0/1	0.1122	11	98	1月1日
MMS22L	chr6	97282559	97282561	GGG	./.					0/1	0	0	0	1月1日
DRD4	chr11	640004	640099	GCCTCCCC	-	0/1	0.2917	21	72	0/1	0.25	28	112	1月1日
DDX24	chr14	94062529	94062529	C	T	0/1	0.452	80	177	0/1	0.492	92	187	1月1日
FADS6	chr17	74893497	74893497	-	GGTTCCA1	1月2日	0.4146	17	41	0/2	0.4789	34	71	2月2日

N2286P_A	N2286P_A	N2286P_D	N2286S_G	N2286S_A	N2286S_A	N2286S_D	Homolog	Func.ref	GeneDetail.refGeneWithVer
1	15	15	1月1日	1	17	17	-	exonic	NM_002123.5:exon2:c.310delC
1	23	23	1月1日	1	20	20	-	exonic	NM_002123.5:exon2:c.304_305insA (p.Gly102Glufs*65)
1	2	2	1月1日	1	1	1	-	splicing	NM_198468.4:exon2r.spl
1	45	45	0/0	0	0	157	-	exonic	NM_000797.4:exon3:c.755_850del (p.Arg271_Pro302del)
1	214	214	1月1日	1	226	226	-	exonic	NM_020414.4:exon3:c.811G>A (p.Glu271Lys)
1	69	69	0/2	0.4203	29	69	-	exonic	NM_178128.6:exon1:c.98_99insTACGGAGCCCATGGAACCTACGGAGCCCATGGAA

图5-12　根据遗传模式筛选后发现2个新发变异位点

Gene.refGene	Chr	Start	End	Ref	Alt	N2286F_G	N2286F_A	N2286F_A	N2286F_D	N2286M_G	N2286M_A	N2286M_A	N2286M_D	N2286P_G
HLA-DQB1	chr6	32664867	32664867	G	-	0/1	0.1333	6	45	0/1	0.0938	9	96	1月1日
HLA-DQB1	chr6	32664872	32664872	-	T	0/1	0.1304	6	46	0/1	0.1122	11	98	1月1日
MMS22L	chr6	97282559	97282561	GGG	.	0/1	.	.	.	0/1	0	0	0	1月1日
DRD4	chr11	640004	640099	GCCTCCCC	-	0/1	0.2917	21	72	0/1	0.25	28	112	1月1日
DDX24	chr14	94062529	94062529	C	T	0/1	0.452	80	177	0/1	0.492	92	187	1月1日
FADS6	chr17	74893497	74893497	-	GGTTCCAT	1月2日	0.4146	17	41	0/2	0.4789	34	71	2月2日

N2286P_A	N2286P_A	N2286P_D	N2286S_G	N2286S_A	N2286S_A	N2286S_D	Homolog	Func.ref	GeneDetail.refGeneWithVer
1	15	15	1月1日	1	17	17	-	exonic	NM_002123.5:exon2:c.310delC
1	23	23	1月1日	1	20	20	-	exonic	NM_002123.5:exon2:c.304_305insA (p.Gly102Glufs*65)
1	2	2	1月1日	1	1	1	-	splicing	NM_198468.4:exon2:r.spl
1	45	45	0/0	0	0	157	-	exonic	NM_000797.4:exon3:c.755_850del (p.Arg271_Pro302del)
1	214	214	1月1日	1	226	226	-	exonic	NM_020414.4:exon3:c.811G>A (p.Glu271Lys)
1	69	69	0/2	0.4203	29	69	-	exonic	NM_178128.6:exon1:c.98_99insTACGGAGCCCATGGAACCTACGGAGCCCATGGAA

图5-13 根据遗传模式筛选后发现6个AR-Hom-XL位点

CH（66个）：基因关联疾病为隐性遗传病，复合杂合。通过表型关联和致病性评级排除（图5-14）。

根据HGMD/ClinVar收录的致病性变异位点进行筛选，ClinVar中（pathogenic，like pathogenic）位点，和HGMD中（DM，？ DM，FP）。注意与疾病相关的高频位点。

共筛到56个（图5-15），通过表型关联和致病性评级排除，找到*PRRT2*基因（黄色标出）。该基因在ClinVar数据库有13次致病记录，1次疑似致病性记录，HGMD中记录是DM。

根据变异类型进行筛选（过滤高频位点＞0.05，除去先证者为野生型变异位点，并除去gnomAD_数据库中存在数目较多的纯合子记录的变异位点）。

筛选截短突变，共108个（图5-16），通过表型关联和致病性评级排除，仍可找到*PRRT2*基因（黄色标出）。

筛选Revel＞0.6，共41个，通过表型关联和致病性评级排除（图5-17）。如*CACNA1E*基因，关联疾病与患者表型有部分相符，且来自母亲，致病证据不充分（？）。

（2）最终的变异解读结果为：见图5-18。

*PRRT2*基因功能：该基因编码N末端富含脯氨酸结构域的跨膜蛋白。研究［PMID：22832103］表明：该基因主要在胚胎和出生后段的脑和脊髓中表达。该基因（NM_145239.2）包含4个外显子，编码340个氨基酸。

关联疾病：家族性婴儿惊厥伴阵发性手足舞蹈徐动症（convulsions，familial infantile，with paroxysmal choreoathetosis，ICCA）［PMID：16217066］是一种常染色体显性遗传病，其特征为出生后3～12个月发生无热惊厥，阵发性舞蹈手足徐动症是一种不自主的疾病，自发发生或各种刺激诱发发作。OMIM中关于该病的临床记录包括：部分性无热惊厥、继发性全面性发作、无热全面性癫痫发作、阵发性手足舞蹈徐动症、阵发性肌张力障碍、劳累或焦虑可能导致不自主运动、精神运动发育正常、发作间期脑电图正常、癫痫发作平均发病年龄为出生后6个月、癫痫发作很容易通过药物控制、癫痫发作在出生12个月后常自发消退、舞蹈症在儿童期或年轻成人（6～23岁）发病等。良性家族性婴儿惊厥2型（seizures，benign familial infantile，2，BFIS2）［PMID：15144424］是一种常染色体显性遗传病，其特征在于无发热部分发作或全面强直-阵

Gene.refGene	Chr	Start	End	Ref	Alt	N2286F_G	N2286F	N2286F_A	IN2286F_D	IN2286F_A	N2286M_G	N2286M	N2286M_A	IN2286M_	IN2286M_	IN2286M_A	N2286P_G	N2286P	N2286P_A	IN2286P_D	IN2286P_G	N2286S_G	N2286S	N2286S_A	IN2286S_D	Func.refGene
SCNN1D	chr1	1284097	1284097	-	G	0/0	0	0	0	0	1 0/0	2 0/1	0.4	2	5	1月1日	1	1	0	1	1	0/0	0	0	1	splicing
SCNN1D	chr1	1287578	1287578	C	T	0/0	0	0	81 0/1	0.4434	47	106 0/1	0.5253	52	99 0/0	0	0.5202	283	544 NGS_Low;	exonic	98	0/1				exonic
NOTCH2	chr1	119922384	119922384	T	A	0/0	0	0.4545	103 0/1	0.45	50	110 0/1	0.45	54	120 0/0	0					98	0/1				exonic
NOTCH2	chr1	119929089	119929089	C	T	0/1	62	0.5536	112 0/0	0.4561	42	176 0/1	0.3971	26	136 0/1	0.4965	71	143	0/1						exonic
CACNA1E	chr1	181577795	181577795	A	G	0/0	0	0.4898	58 0/1	0.5329	1	64 0/1	0.4561	89	57 0/1	0.2941	15	51	0/1						exonic
CACNA1E	chr1	181732853	181732853	C	T	0/1	48	0.4933	98 0/0	0.0059	0	169 0/1	0.5329	20	167 0/1	0.5157	82	159	0/1						splicing
HEATR1	chr1	236650993	236650993	-	AA	0/1	0	0.0222	45 0/2	0.74	37	50 0/2	0.4255	24	47 0/2	0.3778	17	45	0/1						exonic
HEATR1	chr1	236574881	236574881	G	C	0/1	37	0.4933	75 0/0	0	0	76 0/1	0.3288	48	73 0/0	0	87	-						exonic
RAD51AP2	chr2	17515489	17515489	C	T	0/1	47	0.6184	76 0/0	0	0	84 0/1	0.5393	48	89 0/0	0	96	-						exonic
RAD51AP2	chr2	17515790	17515790	C	G	0/1	31	0.5082	61 0/0	0	0	56 0/1	0.5208	25	48 0/0	0	58	-						exonic
RAD51AP2	chr2	17516137	17516137	C	A	0/1	37	0.4111	90 0/0	0	0	96 0/1	0.494	41	83 0/0	0	110	-						exonic
RAD51AP2	chr2	17516818	17516818	C	A	0/1	16	0.5161	31 0/0	0	0	32 0/1	0.375	6	16 0/0	0	24	-						exonic
RAD51AP2	chr2	17516824	17516824	G	G	0/1	15	0.4545	33 0/0	0	0	33 0/1	0.375	6	16 0/0	0	57	-						exonic
RAD51AP2	chr2	17516946	17516946	C	G	0/1	17	0.3778	45 0/0	0	0	52 0/1	0.439	18	41 0/0	0	59	-						exonic
RAD51AP2	chr2	17516953	17516953	T	A	0/1	19	0.3654	52 0/0	0	0	58 0/1	0.4773	21	44 0/0	0	89	-						exonic
ORC4	chr2	17517517	17517517	T	G	0/0	0	0	90 0/1	0.4722	51	108 0/1	0.4742	46	97 0/1	0.573	51	89	-						exonic
ORC4	chr2	147939241	147939241	G	A	0/0	0	0	36 0/1	0.3614	13	37 0/1	0.4615	12	26 0/1	0.6389	23	36	-						splicing
TTN	chr2	147943532	147943532	A	-	1月2日	14	0.4828	29 0/2	0.3043	7	23 0/2	0.75	18	24 0/2	0.4828	14	29	-						splicing
TTN	chr2	178564051	178564051	G	C	0/0	89	0.5361	104 0/1	0.5081	63	124 0/1	0.4959	60	121 0/0	0	170	-						exonic
TTN	chr2	178675225	178675225	C	T	0/1	0	0	166 0/0	0	0	231 0/1	0.4465	71	159 0/0	0	161	-						exonic
TTN	chr2	178734746	178734746	C	T	0/1	2	0.0392	173 0/1	0.484	91	188 0/1	0.4528	72	159 0/0	0	159	-						splicing
TMPRSS7	chr3	178752044	178752044	-	A	0/1	30	0.4286	51 1月2日	0.4231	22	52 1月2日	0.2955	13	44 0/1	0.0179	1	56	-						splicing
TMPRSS7	chr3	112042057	112042057	C	T	0/0	0	0	70 0/0	0.4706	48	96 0/1	0.3731	25	67 0/0	0	73	-						exonic
TMPRSS7	chr3	112047902	112047902	C	-	0/0	58	0.5	101 0/1	0	0	102 0/1	0.5374	79	147 0/0	0	149	-						exonic
LMAN2	chr3	112075351	112075351	G	A	0/1	96	0.5304	116 0/0	0	0	156 0/1	0.5215	85	163 0/0	0	158	-						exonic
HMCN2	chr5	177334335	177334335	T	C	0/1	0	0	181 0/0	0	0	197 0/1	0.4392	83	189 0/1	0.4314	88	204	-						exonic
HMCN2	chr5	177337415	177337415	T	C	0/1	58	0.5273	156 0/1	0.4899	97	198 0/1	0.4944	88	178 0/0	0	184	-						exonic
MUC2	chr9	130396017	130396017	C	T	0/0	0	0	110 0/0	0	0	168 0/1	0.4627	62	134 0/1	0	151	-						exonic
MUC2	chr9	130396053	130396053	G	A	0/0	58	0.5273	108 0/1	0.461	71	154 0/1	0.5691	70	123 0/1	0.4692	61	130	-						exonic
MUC2	chr11	1095012	1095012	C	C	0/1	308	0.5631	547 0/1	0.4853	265	546 0/1	0.5221	319	611 0/1	0.5202	283	544	NGS_Low; exonic						exonic
MUC2	chr11	1095015	1095015	T	C	0/1	371	0.6214	597 0/1	0.5567	329	591 0/1	0.5893	386	655 0/1	0.5812	347	597	NGS_Low; exonic						exonic
MUC2	chr11	1095032	1095032	-	CACCAAC	0/1	240	0.5811	413 0/1	0.5152	221	429 0/1	0.5739	264	460 0/1	0.551	227	412	NGS_Low; exonic						exonic
MUC2	chr11	1096006	1096006	-	ACCCCAA	0/1	39	0.1226	318 0/1	0.079	32	405 0/1	0.0852	35	411 0/1	0.0909	35	385	NGS_Low; exonic						exonic
MUC2	chr11	1096175	1096175	C	A	0/1	183	0.2279	803 0/0	0.0061	6	981 0/1	0.2539	243	957 0/0	0.0064	6	933	NGS_Low; exonic						exonic
MUC2	chr11	1099180	1099180	G	C	0/1	176	0.3385	520 0/1	0.3429	204	595 0/1	0.348	213	612 0/1	0.346	210	607	NGS_Low; exonic						exonic

图 5-14　根据遗传模式筛选发现 66 个 CH 位点

Gene.refGe	Chr	Start	End	Ref	Alt	N2286F_G	N2286F_A	N2286F_A	N2286F_D	N2286M_G	N2286M_A	N2286M_A	N2286M_D	N2286P_G	N2286P_A	N2286P_A	N2286P_D	N2286S_G	N2286S_A	N2286S_A	N2286S_D	Homologc	Func.refGe	GeneDetai	ExonicFunc
NEB	chr2	1.51E+08	1.51E+08	T	C	0/0	0	0	54	0/1	0.4583	22	48	0/1	0.3953	17	43	0/1	0.4151	22	53	-	exonic	.	nonsynony
TTN	chr2	1.79E+08	1.79E+08	C	T	0/1	0.5361	89	166	0/0	0	0	231	0/1	0.4465	71	159	0/0	0	0	161	-	exonic	NM_00126	nonsynony
RAD50	chr5	1.33E+08	1.33E+08	A	G	0/0	0	0	91	0/1	0.4711	57	121	0/1	0.4951	51	103	0/1	0.4537	49	108	-	exonic	.	nonsynony
ACTN3	chr11	66560624	66560624	C	T	0/0	0	0	104	1月1日	1	142	142	0/1	0.5312	85	160	0/1	0.4397	62	141	-	exonic	.	stopgain
KMT2D	chr12	49026295	49026295	C	T	0/0	0	0	118	0/1	0.5325	90	169	0/1	0.45	63	140	0/0	0	0	141	-	exonic	.	nonsynony
RAI1	chr17	17797243	17797243	C	T	0/0	0	0	199	0/1	0.4533	102	225	0/1	0.4375	98	224	0/1	0.4521	85	188	-	exonic	.	nonsynony
MIR12136;	chrM	14766	14766	C	T	1月1日	1	1	1	1月1日	1	7	7	1月1日	1	2	2	1月1日	1	2	2	-	intergenic		.
MIR12136;	chrM	15326	15326	A	G	1月1日	1	2	2	1月1日	1	7	7	1月1日	1	5	5	1月1日	1	5	5	-	intergenic		.
NPHP4	chr1	5875102	5875102	T	A	1月1日	1	40	40	0/0	0	0	84	0/1	0.3913	27	69	0/1	0.4348	20	46	-	canonical s	NM_01510	.
FMO2	chr1	1.71E+08	1.71E+08	C	T	1月1日	1	74	74	1月1日	1	85	85	1月1日	1	79	79	1月1日	1	98	98	-	exonic	.	stopgain
TNNT2	chr1	2.01E+08	2.01E+08	C	T	0/1	0.6	21	35	0/0	0	0	37	0/1	0.5882	20	34	0/1	0.6286	22	35	-	intronic	.	.
GLI2	chr2	1.21E+08	1.21E+08	C	A	0/1	0.5	50	100	0/0	0	0	131	0/1	0.5299	62	117	0/1	0.5238	55	105	-	exonic	.	nonsynony
ORC4	chr2	1.48E+08	1.48E+08	G	A	0/0	0	0	36	0/1	0.3514	13	37	0/1	0.4615	12	26	0/1	0.6389	23	36	-	exonic	NM_00255	nonsynony
UGT1A1;U	chr2	2.34E+08	2.34E+08	C	T	0/1	0.5009	532	1062	0/0	0	0	1243	0/1	0.4871	547	1123	0/1	0.5077	592	1166	-	exonic	.	nonsynony
ABHD5	chr3	43702296	43702296	T	C	0/1	0.4622	55	119	0/0	0	0	144	0/1	0.536	67	125	0/1	0.5926	64	108	-	exonic	.	nonsynony
ACAD9	chr3	1.29E+08	1.29E+08	A	C	0/1	0.4737	36	76	0/0	0	0	96	0/1	0.4675	36	77	0/0	0	0	110	-	exonic	.	nonsynony
SLC7A14	chr3	1.7E+08	1.7E+08	G	A	0/1	0.4366	62	142	0/0	0	0	157	0/1	0.4118	63	153	0/1	0.5393	103	191	-	exonic	.	nonsynony
PKHD1	chr6	52054125	52054125	T	C	0/1	0.4133	31	75	0/0	0	0	88	0/1	0.4242	28	66	0/1	0.4886	43	88	-	exonic	.	nonsynony
AKAP9	chr7	92017092	92017092	G	A	0/1	0.4583	22	48	0/0	0	0	78	0/1	0.5439	31	57	0/0	0	0	58	-	exonic	.	nonsynony
CYP3A7;CY	chr7	99709062	99709062	G	C	0/0	0	0	234	1月1日	1	214	214	0/1	0.4894	115	235	0/1	0.4638	96	207	NGS_Low;	exonic	.	nonsynony
CFTR	chr7	1.17E+08	1.17E+08	G	C	0/0	0	0	10	0/1	0.3333	2	6	0/1	0.5833	7	12	0/0	0	0	10	-	upstream	dist=20	.
PRSS1;TCA	chr7	1.43E+08	1.43E+08	C	-	0/0	0	0	75	0/1	0.128	16	125	0/1	0.1217	14	115	0/0	0	0	86	-	intronic	.	
TRPV5	chr7	1.43E+08	1.43E+08	T	C	1月1日	1	147	147	1月1日	1	197	197	1月1日	1	160	160	1月1日	1	166	166	-	exonic	.	nonsynony
DLC1	chr8	13090271	13090271	G	A	0/0	0	0	88	0/1	0.5345	62	116	0/1	0.383	36	94	0/1	0.5049	52	103	-	exonic	.	nonsynony
ZFPM2	chr8	1.06E+08	1.06E+08	G	A	0/0	0	0	201	0/1	0.4874	97	199	0/1	0.4971	85	171	0/0	0	0	153	-	exonic	.	nonsynony
SLC39A4	chr8	1.44E+08	1.44E+08	C	G	1月1日	1	179	179	1月1日	1	210	210	1月1日	1	236	236	1月1日	1	220	220	-	exonic	.	nonsynony
FANCC	chr9	95125109	95125109	C	T	0/0	0	0	58	0/1	0.3882	33	85	0/1	0.4844	31	64	0/1	0.5231	34	65	-	exonic	.	nonsynony
TLR4	chr9	1.18E+08	1.18E+08	G	A	0/0	0	0	131	0/1	0.456	57	125	0/1	0.4583	55	120	0/1	0.4326	61	141	-	exonic	.	nonsynony
GPRIN2	chr10	46550040	46550040	C	A	0/1	0.4776	96	201	0/1	0.5216	133	255	0/1	0.4672	107	229	0/1	0.4764	101	212	-	exonic	.	nonsynony
RPS24	chr10	78054993	78054993	T	C	0/0	0	0	3	0/0	0	0	8	0/1	0.75	3	4	0/0	0	0	8	-	exonic	.	nonsynony
CYP2C19	chr10	94842866	94842866	A	G	1月1日	1	155	155	0/1	0.5206	101	194	0/1	0.526	91	173	1月1日	1	184	184	-	exonic	.	nonsynony
MYBPC3	chr11	47337489	47337489	C	A	0/1	0.4962	65	131	0/0	0	0	166	0/1	0.4362	65	149	0/1	0.4518	89	197	-	exonic	.	nonsynony
CADM1	chr11	1.15E+08	1.15E+08	TGGTGGT(	-	0/0	0	0	106	1月1日	0.9205	139	151	0/1	0.4602	52	113	0/1	0.5424	64	118	-	exonic	.	nonframes
VWF	chr12	6056932	6056932	C	T	0/0	0	0	161	0/1	0.4064	76	187	0/1	0.5344	101	189	0/0	0	0	181	-	exonic	.	nonsynony
GPR33	chr14	31483548	31483548	G	A	1月1日	1	211	211	1月1日	1	194	194	1月1日	1	213	213	1月1日	1	198	198	-	exonic	.	stopgain
SERPINA6	chr14	94314278	94314278	T	C	0/0	0	0	147	0/1	0.5252	73	139	0/1	0.4569	53	116	0/1	0.4437	63	142	-	exonic	.	nonsynony
PKD1	chr16	2093954	2093954	C	T	0/0	0	0	106	0/1	0.4675	72	154	0/1	0.4571	64	140	0/1	0.5075	68	134	-	exonic	.	nonsynony
SLX4	chr16	3590053	3590055	AAT	-	0/1	0.5118	65	127	0/0	0	0	164	0/1	0.5462	65	119	0/0	0	0	121	-	exonic	.	nonframes
PRRT2	chr16	29813694	29813694	-	C	0/0	0.0233	2	86	0/1	0.4419	38	86	0/1	0.369	31	84	0/0	0.0294	3	102	-	exonic	.	frameshift
MC1R	chr16	89919617	89919617	T	C	0/0	0	0	127	0/1	0.5667	102	180	0/1	0.4633	82	177	0/0	0	0	163	-	exonic	.	nonsynony
MYH2	chr17	10525806	10525806	G	A	0/1	0.3815	66	173	0/0	0	0	171	0/1	0.4741	64	135	0/0	0	0	167	-	exonic	.	nonsynony
TNFRSF13(	chr17	16939459	16939461	TCA	-	0/1	0.5614	32	57	0/1	0.566	30	53	1月1日	1	36	36	0/1	0.5217	36	69	-	UTR3	NM_01245	.
KRT9	chr17	41568340	41568340	A	G	0/0	0	0	132	0/1	0.5074	69	136	0/1	0.5833	70	120	0/0	0	0	140	-	exonic	.	nonsynony
USH1G	chr17	74919743	74919743	C	T	0/0	0	0	206	0/1	0.5692	148	260	0/1	0.5177	146	282	0/0	0	0	305	-	exonic	.	nonsynony
STK11	chr19	1223126	1223126	C	G	0/1	0.4533	68	150	0/0	0	0	190	0/1	0.4831	86	178	0/0	0	0	173	-	exonic	.	nonsynony
CYP4F12	chr19	15682425	15682425	C	T	0/0	0	0	128	1月1日	1	170	170	0/1	0.5034	74	147	0/1	0.5808	97	167	NGS_Low;	exonic	.	nonsynony
SLC7A9	chr19	32859885	32859885	C	T	0/1	0.5377	57	106	0/0	0	0	92	0/1	0.4538	59	130	0/1	0.4952	52	105	-	exonic	.	nonsynony
LOC10192(	chr19	54816328	54816328	T	C	0/1	0.5652	26	46	0/1	0.6163	53	86	0/1	0.6731	35	52	1月1日	0.9552	64	67	-	ncRNA_ex(	.	.
TNNI3	chr19	55156248	55156248	G	A	0/0	0	0	123	0/1	0.4942	85	172	0/1	0.4382	78	178	0/1	0.4207	61	145	-	exonic	.	unknown
ZNF419	chr19	57492212	57492212	G	A	0/0	0	0	113	0/1	0.6	81	135	0/1	0.6396	71	111	0/0	0	0	112	-	canonical s	NM_02469	.
EDN3	chr20	59300861	59300861	G	A	0/0	0	0	77	0/1	0.4255	40	94	0/1	0.4479	43	96	0/0	0	0	75	-	exonic	.	nonsynony
ADA2	chr22	17188355	17188355	G	T	0/1	0.3273	18	55	0/0	0	0	65	0/1	0.5	31	62	0/0	0	0	52	-	exonic	.	nonsynony
CYP2D6;CY	chr22	42126611	42126611	C	G	0/1	0.5447	67	123	1月1日	1	78	78	1月1日	1	142	142	1月1日	1	147	147	NGS_Low;	exonic	.	nonsynony
CYP2D6;CY	chr22	42129033	42129033	C	T	0/1	0.3319	77	232	0/0	0	0	274	0/1	0.2125	102	480	0/1	0.2079	90	433	-	exonic	.	nonsynony
STS	chrX	7219609	7219609	G	A	0/0	0	0	66	0/1	0.551	81	147	0/1	0.442	61	138	0/0	0	0	118	-	UTR5	NM_00035	.
G6PD	chrX	1.55E+08	1.55E+08	A	G	1月1日	1	68	68	1月1日	1	118	118	1月1日	1	120	120	1月1日	0.9925	132	133	-	exonic	.	synonymo(

图5-15　结合数据库的筛选结果

Gene.refGe	Chr	Start	End	Ref	Alt	N2286F_G	N2286F_A	N2286F_A	N2286F_D	N2286M_G	N2286M_A	N2286M_A	N2286M_D	N2286P_G	N2286P_A	N2286P_A	N2286P_D	N2286S_G	N2286S_A	N2286S_A	N2286S_D	Homologc	Func.refGe	GeneDetai	ExonicFunc
PERM1	chr1	976622	976622	C	A	0/1	0.4	30	75	0/0	0	0	153	0/1	0.5039	64	127	0/0	0	0	139	-	exonic	.	stopgain
PRAMEF15	chr1	13318518	13318518	-	AA	0/1	0.1345	142	1056	0/1	0.1896	182	960	0/1	0.1914	183	956	0/1	0.1647	214	1299	NGS_Dead	exonic	.	frameshift
FOXO6	chr1	41382200	41382200	-	GCCCGCG(	1月1日	0.8367	41	49	1月1日	0.7826	72	92	1月1日	0.7237	55	76	1月1日	0.7973	59	74	-	exonic	.	frameshift
UBE2U	chr1	64244138	64244141	TCTT	-	0/0	0	0	41	0/1	0.625	35	56	0/1	0.5417	26	48	0/1	0.3846	20	52	-	exonic	.	frameshift
HRNR	chr1	1.52E+08	1.52E+08	ATCC	-	0/1	0.122	35	287	0/1	0.1192	46	386	0/1	0.134	43	321	0/0	0	0	143	NGS_Dead	exonic	.	frameshift
HRNR	chr1	1.52E+08	1.52E+08	-	ATGT	0/1	0.1218	33	271	0/1	0.1086	39	359	0/1	0.1237	37	299	0/0	0	0	137	NGS_Dead	exonic	.	frameshift
FMO2	chr1	1.71E+08	1.71E+08	C	T	1月1日	1	74	74	1月1日	1	85	85	1月1日	1	79	79	1月1日	1	98	98	-	exonic	.	stopgain
MAPKAPK(	chr1	2.07E+08	2.07E+08	-	G	0/1	0.3077	4	13	0/1	0.1818	2	11	0/1	0.2727	3	11	0/1	0.2857	2	7	-	exonic	.	frameshift
OR2T2	chr1	2.48E+08	2.48E+08	-	A	0/1	0.4299	46	107	0/0	0	0	184	0/1	0.464	58	125	0/0	0	0	156	NGS_Low;f	exonic	.	frameshift
OR2T3	chr1	2.48E+08	2.48E+08	C	T	0/1	0.2763	42	152	0/1	0.4558	67	147	0/1	0.345	69	200	0/1	0.3292	53	161	NGS_Low;f	exonic	.	stopgain
DNAJC27	chr2	24971902	24971902	C	T	0/0	0	0	75	0/1	0.4694	23	49	0/1	0.4133	31	75	0/1	0.4107	23	56	-	exonic	.	startloss
PROM2	chr2	95279085	95279085	G	-	0/1	0.3933	35	89	0/0	0	0	127	0/1	0.5372	65	121	0/1	0.4904	51	104	-	exonic	.	frameshift
SEPTIN2	chr2	2.41E+08	2.41E+08	T	-	0/1	0.38	19	50	0/1	0.4444	28	63	0/1	0.2553	12	47	0/1	0.6078	31	51	-	exonic	.	frameshift
FRG2C	chr3	75665674	75665674	G	-	0/1	0.2795	97	347	0/1	0.237	105	443	0/1	0.2037	89	437	0/1	0.273	101	370	NGS_Dead	exonic	.	frameshift
TMPRSS7	chr3	1.12E+08	1.12E+08	C	-	0/0	0	0	101	0/1	0.4706	48	102	0/1	0.5374	79	147	0/0	0	0	149	-	exonic	.	frameshift
LRRC15	chr3	1.94E+08	1.94E+08	G	T	0/1	0.4638	64	138	0/0	0.0058	1	173	0/1	0.4539	64	141	0/0	0	0	160	-	exonic	.	stopgain
FYTTD1	chr3	1.98E+08	1.98E+08	T	-	0/1	0.4878	40	82	0/0	0	0	102	0/1	0.4787	45	94	0/1	0.5281	47	89	NGS_Low;	exonic	.	frameshift
CPZ	chr4	8606892	8606892	G	A	0/0	0	0	121	0/1	0.4656	61	131	0/1	0.4836	59	122	0/1	0.4661	55	118	-	exonic	.	stopgain
HTN1	chr4	70053083	70053083	T	-	0/1	0.5152	17	33	0/0	0	0	45	0/1	0.5476	23	42	0/1	0.4872	19	39	-	exonic	.	frameshift
DSPP	chr4	87615920	87615920	T	-	0/1	0.19	57	300	0/1	0.4494	253	563	0/1	0.4803	244	508	0/1	0.1337	56	419	-	exonic	.	frameshift
DSPP	chr4	87615922	87615929	GCAGTGA(	-	0/1	0.2007	57	284	0/1	0.46	253	550	0/1	0.499	244	489	0/1	0.1393	56	402	-	exonic	.	frameshift
PCDHGB4	chr5	1.41E+08	1.41E+08	A	-	0/1	0.5794	62	107	0/0	0	0	137	0/1	0.5111	69	135	0/0	0	0	141	NGS_Low;f	exonic	.	frameshift
ATAT1	chr6	30642987	30642987	-	C	0/0	0	0	140	0/1	0.4916	88	179	0/1	0.4828	70	145	0/1	0.4557	72	158	-	exonic	.	frameshift
HLA-DRB1	chr6	32581836	32581836	G	A	0/1	0.0714	9	126	0/1	0.0816	16	196	0/1	0.1591	35	220	0/1	0.151	29	192	NGS_Low;	exonic	.	stopgain
HLA-DQB1	chr6	32664867	32664867	G	-	0/1	0.1333	6	45	0/1	0.0938	9	96	1月1日	1	15	15	1月1日	1	17	17	-	exonic	NM_00212	(p.Arg104(
HLA-DQB1	chr6	32664872	32664872	-	T	0/1	0.1304	6	46	0/1	0.1122	11	98	1月1日	1	23	23	1月1日	1	20	20	-	exonic	NM_00212	frameshift
RAET1E	chr6	1.5E+08	1.5E+08	C	-	0/1	0.459	28	61	0/1	0.5152	34	66	0/1	0.4694	23	49	0/0	0	0	55	-	exonic	.	frameshift
LFNG	chr7	2513251	2513251	-	GATG	1月2日	0.4783	44	92	0/1	0	0	111	1月2日	0.5053	48	95	0/1	0	0	92	-	exonic	.	frameshift
SCIN	chr7	12570952	12570952	C	T	0/0	0	0	146	0/1	0.425	68	160	0/1	0.4433	86	194	0/0	0	0	163	-	exonic	.	stopgain
TYW1B	chr7	72728896	72728896	C	T	0/0	0	0	94	1月1日	1	136	136	0/1	0.5546	66	119	0/1	0.5508	65	118	NGS_Low;	exonic	.	stopgain
TYW1B	chr7	72744551	72744551	-	A	1月1日	1	119	119	1月1日	1	152	152	1月1日	1	134	134	1月1日	1	150	150	NGS_Low;	exonic	.	stopgain
PRSS2	chr7	1.43E+08	1.43E+08	T	-	0/0	0	0	56	0/1	0.2316	22	95	0/1	0.2083	20	96	0/0	0	0	66	-	exonic	.	frameshift
PTPRN2	chr7	1.58E+08	1.58E+08	-	GCCAGTTT	0/2	0.3586	52	145	0/1	0	0	165	1月2日	0.451	69	153	0/2	0.3673	72	196	-	exonic	.	frameshift
TATDN1	chr8	1.25E+08	1.25E+08	T	G	0/0	0	0	60	0/1	0.4819	40	83	0/1	0.5072	35	69	0/1	0.5902	36	61	-	exonic	.	startloss
OR5C1	chr9	1.23E+08	1.23E+08	G	-	0/1	0.6429	81	126	0/0	0	0	149	0/1	0.3824	52	136	0/0	0	0	137	-	exonic	.	frameshift
CHST15;CH	chr10	1.24E+08	1.24E+08	-	GGGC	0/1	0.3731	25	67	0/0	0	0	54	0/1	0.625	20	32	0/0	0	0	67	-	exonic;splic	NM_00127	frameshift
OR52I2	chr11	4586813	4586814	AT	-	0/0	0	0	61	0/1	0.5862	51	87	0/1	0.5	35	70	0/0	0	0	70	NGS_Low;	exonic	.	frameshift
ACTN3	chr11	66560624	66560624	C	T	0/0	0	0	104	1月1日	1	142	142	0/1	0.5312	85	160	0/1	0.4397	62	141	-	exonic	.	stopgain
FOLR3	chr11	72139111	72139112	TA	-	1月1日	1	136	136	1月1日	1	172	172	1月1日	1	148	148	1月1日	1	142	142	NGS_Low;	exonic	.	frameshift
OR8G1	chr11	1.24E+08	1.24E+08	C	G	0/0	0	0	147	0/1	0.4885	85	174	0/1	0.5379	78	145	0/0	0	0	114	NGS_Low;	exonic	.	stopgain
TAS2R10	chr12	10825690	10825690	T	-	0/0	0	0	112	0/1	0.4404	48	109	0/1	0.5213	49	94	0/0	0	0	103	-	exonic	.	frameshift
SDSL	chr12	1.13E+08	1.13E+08	G	A	0/1	0.3636	24	66	0/0	0	0	94	0/1	0.4507	32	71	0/0	0	0	83	-	exonic	.	stopgain
VWA8	chr13	41912064	41912064	G	A	0/1	0.4746	56	118	0/0	0	0	121	0/1	0.5699	53	93	0/0	0	0	135	-	exonic	.	stopgain
NEK3;NEK(	chr13	52143915	52143915	T	-	0/0	0	0	41	0/1	0.6415	34	53	0/1	0.625	15	24	0/0	0	0	36	-	exonic;splic	NM_00114	frameshift
COL4A2-A	chr13	1.1E+08	1.1E+08	-	CCCCAGG(	0/0	0	0	24	0/1	0.2609	12	46	0/1	0.1579	6	38	0/0	0	0	32	-	exonic	.	frameshift
GPR33	chr14	31483548	31483548	G	A	1月1日	1	211	211	1月1日	1	194	194	1月1日	1	213	213	1月1日	1	198	198	-	exonic	.	stopgain
LOC28371(	chr15	31229304	31229304	G	-	1月1日	0	0	70	1月2日	0.8667	26	30	1月2日	0.3636	20	55	1月2日	0.321	26	81	-	exonic	.	frameshift
FSD2	chr15	82762230	82762230	G	C	0/0	0	0	99	0/1	0.4434	47	106	0/1	0.46	46	100	0/1	0.495	50	101	-	exonic	.	stopgain
HBZ	chr16	153951	153951	-	GTCC	0/0	0	0	3	0/1	0.6667	2	3	0/1	0.2	2	10	0/1	0.1818	2	11	NGS_Low;	exonic	.	frameshift
SULT1A2	chr16	28592389	28592389	C	A	0/1	0.5104	197	386	0/0	0.0022	1	456	0/1	0.476	218	458	0/0	0	0	445	-	exonic	.	stopgain
PRRT2	chr16	29813694	29813694	-	C	0/0	0.0233	2	86	0/1	0.4419	38	86	0/1	0.369	31	84	0/0	0.0294	3	102	-	exonic	.	frameshift
LOC38828(	chr16	57813723	57813724	TG	-	0/0	0	0	92	0/1	0.6509	69	106	0/1	0.5	50	100	0/1	0.5	51	102	-	exonic	.	frameshift
AXIN2	chr17	65536420	65536420	-	CATC	0/1	0.457	85	186	0/0	0	0	257	0/1	0.5062	123	243	0/1	0.4337	108	249	-	exonic	.	frameshift
AXIN2	chr17	65536422	65536426	GTGAA	-	0/1	0.4427	85	192	0/0	0	0	262	0/1	0.494	123	249	0/1	0.4303	108	251	-	exonic	.	frameshift
AXIN2	chr17	65536430	65536430	-	GTCC	0/1	0.4474	85	190	0/0	0	0	266	0/1	0.494	123	249	0/1	0.4337	108	249	-	exonic	.	frameshift
DAZAP1	chr19	1430274	1430278	GTTCA	-	0/1	0.1698	9	53	0/1	0.1429	6	42	0/1	0.098	5	51	0/1	0.0625	3	48	-	exonic	.	frameshift

图 5-16　根据变异类型及频率筛选的结果

Gene.refGene	Chr	Start	End	Ref	Alt	N2286F GT	N2286F AF	N2286F DP	N2286M GT	N2286M AF	N2286M DP	N2286P GT	N2286P AF	N2286P DP	N2286S GT	N2286S AD	N2286S DP	N2286S AF	Homologc	Func.refGene
CACNA1E	chr1	1.82E+08	1.82E+08	A	G	0/0	0	58	0/1	0.6562	64	0/1	0.4561	57	0/1	15	51	0.2941		exonic
CACNA1S	chr1	2.01E+08	2.01E+08	G	A	0/0	0	143	0/1	0.4715	123	0/1	0.3826	115	0/1	53	129	0.4109		exonic
CAPN14	chr2	31192093	31192093	A	G	0/1	0.4746	118	0/0	0	150	0/1	0.5103	145	0/1	59	123	0.4797		exonic
UGT1A1;U...	chr2	2.34E+08	2.34E+08	C	T	0/1	0.5009	1062	0/0	0	1243	0/1	0.4871	1123	0/1	592	1166	0.5077		exonic
SCN11A	chr3	38946871	38946871	G	A	0/0	0	44	0/1	0.4921	63	0/1	0.5741	54	0/1	21	45	0.4667		exonic
DNASE1L3	chr3	58197966	58197966	T	C	0/1	0.5	90	0/1	0.5161	155	0/1	0.5385	117	0/0	0	122	0		exonic
TMPRSS7	chr3	1.12E+08	1.12E+08	G	A	0/1	0.5867	116	0/0	0	107	0/1	0.5215	163	0/0	0	158	0		exonic
UROC1	chr3	1.26E+08	1.26E+08	A	T	0/1	0.4737	75	0/0	0	96	0/1	0.4175	103	0/0	0	105	0		exonic
ACAD9	chr3	1.29E+08	1.29E+08	A	C	0/1	0.4366	76	0/0	0	157	0/1	0.4675	77	0/0	0	110	0		exonic
SLC7A14	chr3	1.7E+08	1.7E+08	T	A	0/1		142	0/0	0	133	0/1	0.4118	153	0/1	103	191	0.5393		exonic
ABCF3	chr3	1.84E+08	1.84E+08	T	C	0/0	0	106	0/1	0.4812	78	0/1	0.488	125	0/0	0	100	0		exonic
MAP3K13	chr3	1.85E+08	1.85E+08	C	G	0/0	0	80	0/1	0.5	170	0/1	0.553	73	0/0	0	83	0		exonic
TLR1	chr4	38798401	38798401	A	G	0/1	0.5347	144	0/0	0	128	0/1	0.5546	132	0/0	0	130	0	NGS_Low	exonic
FGF5	chr4	80286422	80286422	G	A	0/1	0.5254	118	0/0	0	159	0/1	0.5303	119	0/1	60	117	0.5128		exonic
SLC25A31	chr4	1.28E+08	1.28E+08	A	G	0/0	0	134	0/1	0.5849	149	0/1	0.5208	198	0/0	0	175	0		exonic
TLR2	chr4	1.54E+08	1.54E+08	T	A	0/1	0.4938	145	0/1	0.4564	121	0/1	0.5048	105	0/0	0	182	0	NGS_Low	exonic
TENM2	chr5	1.68E+08	1.68E+08	G	A	0/1		81	0/0	0	113	0/1	0.4819	144	0/1	47	100	0.47		exonic
HDAC9	chr7	18644723	18644723	T	A	0/0	0	90	0/1	0.5487	164	0/1	0.4697	83	0/0	0	78	0		exonic
TYW1	chr7	67067388	67067388	G	T	0/1	0.3427	143	0/0	0	132	0/1	0.4745	132	0/0	0	161	0	NGS_Low	exonic
CLDN3	chr7	73769897	73769897	C	T	0/0	0	234	0/1	0.4901	253	0/1	0.4167	255	0/1	107	249	0.4297		exonic
ATP6V0A4	chr7	1.39E+08	1.39E+08	G	A	0/0	0	138	0/1	0.4647	170	0/1	0.4444	144	0/0	0	150	0		exonic
PRSS3	chr9	33797995	33797995	G	A	0/0	0	201	0/1	0.4675	308	0/1	0.525	252	0/0	2	255	0.0078		exonic
TXNDC8	chr9	1.1E+08	1.1E+08	G	T	0/0	0	69	0/1	0.4512	82	0/1	0.5248	80	0/0	0	78	0		exonic
COL5A1	chr9	1.35E+08	1.35E+08	G	A	0/1	0.4661	103	0/1	0.5507	138	0/1	0.4894	141	0/1	82	165	0.497		exonic
OGDHL	chr10	49745917	49745917	G	A	0/0	0	118	0/0	0	149	0/1	0.4364	188	0/1	65	143	0.4545		exonic
SLC17A6	chr11	22343349	22343349	C	T	0/1	0.4945	91	0/0	0	136	0/1	0.5208	110	0/1	66	92	0.7174		exonic
ROBO3	chr11	1.25E+08	1.25E+08	G	A	0/0	0	116	0/1	0.4624	93	0/1	0.5917	96	0/0	0	138	0		exonic
TIMELESS	chr12	56429063	56429063	T	C	0/1	0.5164	122	0/0	0	146	0/1	0.4825	120	0/0	0	131	0		exonic
SIRT4	chr12	1.2E+08	1.2E+08	G	A	0/0	0	119	0/1	0.4425	174	0/1	0.4786	143	0/0	0	156	0		exonic
TGM1	chr14	24261820	24261820	T	C	0/1		124	0/1	0.5414	133	0/1	0.4835	140	0/0	0	160	0		exonic
IVD	chr15	40416109	40416109	C	A	0/0	0	99	0/1	0.4767	86	0/1	0.5263	91	0/1	72	82	0.4932		exonic
MAN2A2	chr15	90913360	90913360	C	G	0/1		97	0/1	0.3628	113	0/1	0.4403	114	0/0	0	146	0		exonic
MVP	chr16	29847820	29847820	C	G	0/1	0.4017	117	0/0	0	143	0/1	0.479	159	0/0	0	137	0		exonic
DNAH2	chr17	7770371	7770371	C	T	0/1	0.5041	121	0/0	0	168	0/1	0.4582	167	0/0	0	174	0		exonic
MYH1	chr17	10498650	10498650	C	T	0/1	0.4476	248	0/0	0	354	0/1	0.4741	275	0/0	0	330	0		exonic
MYH2	chr17	10525806	10525806	G	A	0/1	0.3815	173	0/0	0	171	0/1	0.4559	135	0/0	0	167	0		exonic
ALDH3A1	chr17	19740336	19740336	C	T	0/0	0	167	0/1	0.5227	176	0/1	0.4689	136	0/1	69	167	0.4132		exonic
KRT25	chr17	40750483	40750483	C	G	0/1	0.468	203	0/0	0	262	0/1	0.5833	241	0/0	0	278	0		exonic
KRT9	chr17	41568340	41568340	A	T	0/0	0	132	0/1	0.5074	136	0/1	0.4538	120	0/0	0	140	0		exonic
SLC7A9	chr19	32859885	32859885	C	T	0/1	0.5377	106	0/0	0	92	0/1	0.5	130	0/1	52	105	0.4952		exonic
PTPRT	chr20	42081933	42081933	G	C	0/0	0	133	0/1	0.4328	134	0/1	0.5	116	0/1	67	131	0.5115		exonic

图5-17 筛选 Revel > 0.6 的位点

基因	染色体位置	基因突变信息	gnomAD MAF	ACMG变异评级	疾病名称	遗传模式	合子类型 (alt/all)			
							先证者	父亲	母亲	姐姐
PRRT2	Chr16: 29813703	NM_145239.2:exon2: c.649dupC (p.Arg217Profs*8)*	0.0032	P	1.家族性婴儿惊厥伴阵发性舞蹈手足徐动症【MIM:602066】 2.良性家族性婴儿惊厥2型【MIM:605751】	1.AD 2.AD	杂合 (31/84)	野生型 (2/86)	杂合 (38/86)	野生型 (3/102)

图5-18　最终的变异判读结果

挛性癫痫发作，常发生在出生后3～12个月，对药物有良好反应且无神经系统后遗症。癫痫发作通常在出生18个月后缓解。OMIM中关于该病的临床记录包括：部分性无热惊厥、继发性全面性癫痫发作、无热全面性癫痫发作、癫痫发作常表现出丛集性、精神运动发育正常、平均发病年龄为出生后6个月（出生后3～9个月）、纯合子可能发生运动障碍、癫痫发作很容易通过药物控制、癫痫发作在儿童早期可消失、不完全外显。Meneret等［PMID：22744660］发现22例*PRRT2*突变患者中有17例为该突变。同时一些未受累的家庭成员也携带该突变，表明该病存在不完全外显（以上标红症状与患者相符）。

致病性判读：根据《ACMG遗传变异分类标准与指南》，该变异符合"致病性变异"：PVS1＋PS4＋PP1_strong。

PVS1：该变异为移码变异。

PS4：该位点为突变热点，2015年Ebrahimi-Fakhari等［PMID：26598493］在1444名良性家族性婴儿惊厥、婴儿惊厥和舞蹈徐动症、运动障碍患者中发现，78.5%的患者携带c.649dupC变异；Meneret等［PMID：22744660］发现649dupC是欧洲血统EKD1/ICCA患者队列中最常见的突变。

PP1_Strong：Steinlein等［PMID：22877996］在5个具有婴儿惊厥的家系中发现了该变异，23个家庭成员具有该变异，其中18人具有相应的临床表现，具有该变异的患者表现出不同的癫痫发作类型。Heron等［PMID：22243967］在19个ICCA或BFIS2的家系中发现15个家系具有该变异。

该变异在ClinVar数据库中有13次致病性收录，1次疑似致病性记录。

该病为常染色体显性遗传，患者该变异位点为杂合，来源于表型正常的母亲，如果考虑外显不全，遗传模式可以解释其患病。

（3）结论：最终定义*PRRT2*基因变异为可以解释患者表型的致病性变异。请医师结合患者临床表现及其家族史进一步分析以确定该变异是否具有临床意义。

2.案例2　患儿，男，2岁11个月余。

发病年龄：2岁10个月。

主诉及疾病史：反复抽搐6d。入院前6d患儿无明显诱因出现抽搐，表现为躯干抖动，头后仰，无双目凝视、口唇发绀、四肢强直等，抽搐时无发热，持续约数秒后停止，患儿意识恢复，院外未进一步诊治。病程中患儿反复出现抽搐，多于睡眠状态时发生，表现为面部抽动、牙关紧闭、双上肢握拳抖动或左下肢强直抖动，持续20～30s自行缓解，发作1～2次/天，抽搐停止后患儿稍烦躁不安，无双目凝视、口唇发绀、口吐白沫、大小便失禁，无点头拥抱样动作，无语言及运动倒退，无嗜睡、神色萎靡、饮水呛咳，无发热、流涕、咳嗽、气促、吐泻、腹胀等。普通脑电图（2018-08-27）显示异常幼儿期睡眠期脑电图：中央区、顶区棘（慢）、多棘（慢）波频繁发放，以"抽搐待诊"收入院。患病以来，患儿精神、饮食可，大小便外观正常，目前体重12kg。平素健康状况良好。患儿出生后8个月时因"腭裂"行手术治疗，术后恢复可。G_1P_1，妊娠40周行剖宫产术，出生时体重为3150g。发育：生长发育异常、运动发育异常、语言发育异常、智力发育异常。发育异常描述：患儿出生后8个月以前定期儿保，生长发育可，1＋岁时可爬行，2＋岁时会喊"爸爸妈妈"，语言、运动发育较同龄儿童落后1岁（具体不详）。送检登记表：双手偶尔握拳，缺氧的感觉，20～30s缓解，1d最多3次，语言发育落后、粗大运动发育落后、爱笑、易怒、小下颌畸形、额宽、牙齿排列紊乱。

临床诊断：癫痫？全面性发育落后。

家族史：父母身体健康。

检测项目：核心家系WES＋核心家系低倍基因组（CNV-SEQ）-极致周期（10d）*

*备注：因为患者情况比较危急，在家庭经济状况允许的情况下，医师建议进行极致周期检测项目。

解读流程如下。

（1）点突变进行分析

①策略1：从表型出发进行解读。

根据下载的癫痫、发育迟缓相关的虚拟panel，从数据中筛选出与之相关的位点233个（图5-19）。

Gene.re	GeneWith	r	Chr	Start	End	Ref	Alt
MTHFR	seizures		chr1	11796321	11796321	G	A
TNFRSF1B	seizures		chr1	12193005	12193005	G	A
TNFRSF1B	seizures		chr1	12207235	12207235	C	T
CLCNKA		developme	chr1	16024780	16024780	A	G
CLCNKB		developme	chr1	16053748	16053748	A	G
ALPL	seizures		chr1	21568242	21568242	T	C
YARS		developme	chr1	32780173	32780173	G	T
BSND		developme	chr1	54999313	54999313	G	A
ALG6	seizures	developme	chr1	63415881	63415881	C	T
LEPR		developme	chr1	65570758	65570758	A	G
CTH	seizures	developme	chr1	70439117	70439117	G	A
IFI44L	seizures		chr1	78628396	78628396	T	A
DBT	seizures	developme	chr1	1E+08	1E+08	T	C
PTPN22	seizures	developme	chr1	1.14E+08	1.14E+08	A	G

图5-19 癫痫、发育落后虚拟panel筛选发现233相关位点

进一步对这些位点进行筛选。

该病例中，无家族史，若不考虑特殊情况，如果患者所患疾病为常染色体显性遗

传、X连锁遗传，应重点考虑新发变异。若患者所患疾病为常染色体隐性遗传，应重点考虑纯合、复合杂合。在这些位点中符合遗传模式的位点有新发变异（1个）、AR-Hom-XL（3个）、CH（6个），但是这些位点中致病性的评级不够，根据ACMG评级指南为存在良性证据的临床意义未明、疑似良性等。在三要素中不满足致病性评级这一标准。

从表型出发，用OMIM中seizures基因去筛选患者数据，未筛到致病基因。

②策略2：从数据出发进行解读。

根据遗传模式进行筛选：AD（De novo，共分离）、AR（Hom，CH）、XL。

新发变异（3个）：在这些候选的新发变异中，*TEC*基因覆盖率低，共（9/10，alt/all）；POLE，家系中3人的突变比例都很低，而且通过比对认为该位点有3种不同的等位型（GA、G、GAA）（chr12：132661167～132661168 GA＞G、GAA（2），该位点很可能是由于INDEL比对的错误导致（图5-20）。当患者表型与该基因关联疾病相符时，应该送一代测序进行验证来确定位点的真实性。

Gene.refGe	Chr	Start	End	Ref	Alt	N2289F_(	N2289F_A	N2289F_A	N2289F_D	N2289M_(	N2289M_A
SLC25A36	chr3	140959543	140959543	-	A	0/1	0.0385	2	52	0/1	0.1167
TEC	chr4	48170351	48170351	C	T	0/0	0	0	10	0/0	0
POLE	chr12	132661168	132661168	-	A	0/1	0.1875	12	64	0/1	0.1228

N2289M_A	N2289M_D	N2289P_(	N2289P_A	N2289P_A	N2289P_D	Homologc	Func.refGe	GeneDetail.refGeneWithVer
7	60	0/2	0.3103	18	58	-	splicing	NM_001104647.2:exon3:c.284+3->A
0	22	0/1	0.9	9	10	-	exonic	NM_003215.3:exon5:c.351G>A (p.Met
7	57	0/2	0.3091	17	55	-	splicing	NM_006231.3:exon25:c.2865-4->T

图5-20　根据遗传模式进一步筛选后发现3个新发变异位点

AR-Hom-XL（16个）：纯合＋半合子变异，通过表型关联和致病性评级排除（图5-21）。

CH（96个）：基因关联疾病为隐性遗传病，复合杂合。通过表型关联和致病性评级排除（图5-22）。

根据HGMD/ClinVar收录的致病性变异位点进行筛选（注意高频位点，可能存在founder effect）。

根据变异类型进行筛选（如筛选截短突变）、Revel＞0.6等。

符合遗传模式（无疾病关联的）的资料查阅（google，Bing），可以避免有文献报道但是还未被数据库收录的基因的遗漏。

以上位点遍历后也未筛到致病基因。

（2）WES-CNV分析

因为第1和第2个片段间隔很短，而且中间没有重要的基因，所以可以将这2条CNV合并分析（chr2：199272211-204546119）。对该拷贝数变异的致病性评级进行判读（图5-23）。

Gene.refGene	Chr	Start	End	Ref	Alt	N2289F	N2289F	N2289F_A	N2289F_D	N2289M_G	N2289M_A	N2289M_A	N2289M_D	N2289P_G	N2289P_A	N2289P_A	N2289P_D	Homozyg	Func.refGene
C1orf167	chr1	11766606	11766606	G	A	0/1	0.4549	121	266	0/1	0.4549	111	244	1月1日	0.9965	282	283	-	exonic
CSMD2	chr3	33820565	33820565	-	AAA	0/1	0.45	9	20	0/1	0.8667	13	15	1月1日	1	17	17	-	splicing
ITIH3	chr3	52800592	52800592	G	A		0.4435	51	115	0/1	0.4867	55	113	1月1日	1	139	139	-	exonic
GPR107	chr9	130124972	130124972	A	-	1月2日	0.5862	17	29	1月2日	0.8235	14	17	2月2日	0.9643	27	28	-	splicing
MMP8	chr11	102716426	102716426	-	A	1月2日	0.375	6	16	1月2日	0.4286	12	28	2月2日	1	9	9	-	splicing
MUC19	chr12	40518512	40518512	A	G	0/0		0	1	/					1	2	2	-	exonic
GOLGA6L7	chr15	22768261	22768302	CATC	-	0/1	0.127	56	441	0/1	0.1337	48	359	1月1日	0.83	166	200	-	exonic
MPRIP	chr17	17136251	17136253	CAG	-	0/2	0.4309	53	123	1月2日	0.8786	123	140	2月2日	0.9333	126	135	-	exonic
ACE	chr17	63479068	63479068	A	G	0/1	0.6143	43	70	0/1	0.5455	48	88	1月1日	1	105	105	-	exonic
ACE	chr17	63483970	63483970	C	T	0/1	0.5885	113	192	0/1	0.5212	86	165	1月1日	1	180	180	-	exonic
EFCAB6	chr22	43540237	43540237	C	T	0/0	0.4977	106	213	0/1	0.5505	120	218	1月1日	1	225	225	-	exonic
PRRG1	chrX	37453219	37453219	T	G	0/0	0	0	76	0/1	0.4728	97	184	1月1日	0.9904	103	104	-	exonic
HYPM	chrX	37991063	37991063	A	G	0/0	0	0	40	0/1	0.5726	67	117	1月1日	1	53	53	-	exonic
DIPK2B	chrX	45157761	45157761	G	T	0/0	0	0	70	0/1	0.5778	78	135	1月1日	1	78	78	-	exonic
WNK3	chrX	54239108	54239108	-	ACAA	0/0	0	0	21	0/1	0.4324	16	37	1月1日	1	6	6	-	splicing
ZXDA	chrX	57910017	57910018	CA	-	0/1	0	0	133	0/1	0.0647	11	170	1月1日	1	16	16	NGS_Low.f	exonic

图 5-21　根据遗传模式进一步筛选发现16个AR-Hom-XL位点

Gene.refGene	Chr	Start	End	Ref	Alt	N2289F	N2289F	N2289F_A	N2289F_D	N2289M_G	N2289M_A	N2289M_A	N2289M_D	N2289P_G	N2289P_A	N2289P_A	N2289P_D	Homozyg	Func.refGene
PCNX2	chr1	232984441	232984441	C	T	0/1	0.4336	62	143	0/0	0	0	193	0/1	0.4611	77	167	-	exonic
PCNX2	chr1	233208586	233208586	C	T	0/0	0	0	198	0/1	0.5605	88	157	0/1	0.5266	99	188	-	exonic
NEB	chr2	151562702	151562702	C	G	0/1	0.407	70	139	0/1	0.4977	79	162	0/1	0.4832	72	149	-	exonic
NEB	chr2	151619714	151619714	C	T	0/0	0	0	172	0/1	0	0	212	0/1	0.3842	73	190	-	exonic
MUC4	chr3	195774250	195774250	C	-	0/0	0	0	179	0/1	0.5027	92	183	0/1	0.5266	99	188	-	exonic
MUC4	chr3	195783319	195783319	C	A	0/1	0.2106	132	601	0/1	0.25	136	544	0/1	0.2556	193	755	NGS_Dead	exonic
MUC4	chr3	195788616	195788616	GA	-	0/1	0.187	115	615	0/1	0.1844	128	694	0/1	0.2166	157	725	NGS_Dead	exonic
MUC4	chr3	195788618	195788639	CTGTC	-	0/1	0.1712	113	660	0/1	0.1685	121	718	0/1	0.1939	147	758	NGS_Dead	exonic
DDX60	chr4	168224263	168224263	G	A	0/0	0.513	59	109	0/1	0.5333	64	120	0/1	0.4286	48	112	-	exonic
DDX60	chr4	168293840	168293840	G	A	0/0	0	0	115	0/1	0	0	113	0/1	0.4846	63	130	-	exonic
CPLANE1	chr5	37182771	37182771	C	A	0/1	0.4265	29	92	0/1	0.25	13	52	0/1	0.4545	30	66	-	exonic
CPLANE1	chr5	37226712	37226712	C	T	0/1	0.0167	1	68	0/0	0	0	105	0/1	0.3878	19	49	-	splicing
SNAP91	chr6	83659101	83659102	AA	-	0/1	0.3977	35	60	0/1	0.2292	11	48	0/1	0.1373	7	51	-	splicing
SNAP91	chr6	83678795	83678795	C	A	0/1	0	0	88	0/0	0	0	93	0/1	0.5176	44	85	-	exonic
LAMA2	chr6	129342451	129342451	A	G	0/1	0.4113	51	100	0/1	0.4318	38	88	0/1	0.4914	57	116	-	exonic
LAMA2	chr6	129440936	129440936	A	C	0/0	0.4444	56	124	0/0	0	0	105	0/1	0.5301	44	83	-	exonic
MAP3K5	chr6	136567644	136567644	T	C	0/1	0	0	126	0/1	0.41	41	122	0/1	0.4153	49	118	-	exonic
MAP3K5	chr6	136609646	136609646	T	A	0/0	0	0	79	0/0	0	0	100	0/1	0.4112	44	107	-	exonic
UTRN	chr6	144474758	144474758	A	T	0/1	0.5185	56	108	0/1	0.4503	86	135	0/1	0.5185	42	81	-	exonic
UTRN	chr6	144793857	144793857	C	-	0/0	0	0	204	0/0	0	0	191	0/1	0.4623	98	212	-	exonic
TBP	chr6	170561961	170561961	CAGC	-	0/0	0	0	186	1月2日	0.5847	69	118	0/1	0.568	117	206	-	exonic
TBP	chr6	170561946	170561946	-	CAA	0/1	0.3195	54	169	0/1	0.0163	2	123	0/1	0.2206	45	204	-	exonic

图 5-22　根据遗传模式进一步筛选发现96个CH位点

size_kb	chromosor	id	reads.ratio	refgene	type
3261.303	2	chr2:201284816-204546119	0.528	CASP8,ALS2CR12,TF	deletion
2004.78	2	chr2:199272211-201276991	0.515	SATB2,SATB2-AS1,L	deletion
510.996	14	chr14:19425606-19936602	0.592	POTEG,OR11H2,OR4	deletion

图5-23　WES-CNV分析结果

查看患者数据库（Decipher, ISCA），发现是否存在高度重叠或者被包含的片段（图5-24）。

查看DGV正常人数据库，不存在高度重叠的片段（图5-25）。

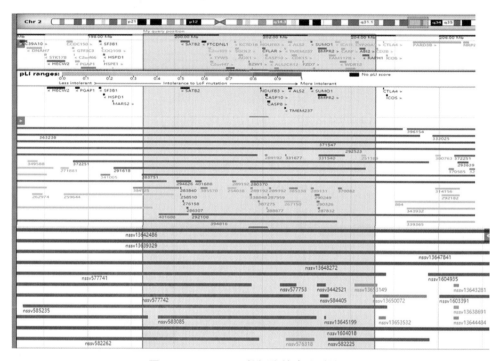

图5-24　Decipher数据库检索比对结果

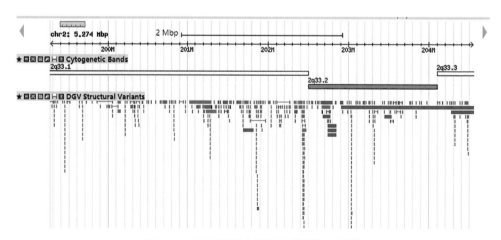

图5-25　DGV正常人数据库检索比对结果

首先通过核心家系 WES 数据，判读片段的来源情况；再根据父母的 WES-CNV 对比发现该片段为新发变异。

（3）最终的变异解读结果：见图 5-26。

CNV 类型	片段大小	染色体位置	OMIM 表型关联基因	变异来源
缺失	5.2Mb	q33.1~33.2 (Chr2:199.3-204.5Mb) ×1	*SATB2,BMPR2,* *SUMO1,......(10)*	*de novo*

图 5-26　最终变异判读结果

本次核心家系全外显子组数据分析提示，患者 2 号染色体 q33.1 ~ 33.2 区域存在 5.2Mb 新发杂合缺失（deletion）。DGV 普通人群数据库没有与该区域高度重叠的 CNV 收录。Decipher 患者数据库与 ISCA 数据库均有与该区域高度重叠的致病性 CNV 收录。如 Decipher ID：291618（缺失、致病性、新发变异），临床表现为全面发育落后；ISCA ID：nssv583085（缺失、致病性），临床表现为全面发育落后。

该区域与 2q33.1 缺失综合征致病区域部分重叠。该综合征的临床表现包括：行为 / 精神异常、腭裂、婴儿期喂养困难、腹股沟疝、智力障碍、癫痫发作、身材矮小等。

该区域包含的 *SATB2* 基因为单倍剂量敏感基因（clingen haploinsufficiency score：3，ExAC pLI score：1.0），该基因在 OMIM 中关联疾病为 Glass 综合征（Glass syndrome）[PMID：24363063]，该病在 OMIM 中的临床表型包括：身材矮小、产前和产后生长迟缓、小头畸形、小下颌畸形、前额突出、额隆起、面中部后缩、长脸、光滑人中、低位耳、睑裂下斜、鼻梁突出、鼻子狭窄、长鼻、蒜头鼻、高腭、腭裂、小嘴、牙齿排列过挤、少牙畸形、腹股沟疝、屈曲指、细长指、马蹄内翻足、皮肤变薄、指甲发育不良、毛发稀疏、精神运动发育迟缓、智力障碍、癫痫发作（部分患者）、语言发育迟缓、宽基步态、多动、攻击性行为、快乐行为、部分患者在 2q32 ~ q33 区域至少缺失 8.1 Mb、新发变异、表现度差异等（以上标红症状与患者相符）。

鉴于全外显子组测序数据对拷贝数变异检出存在局限性，建议使用 FISH、arrayCGH、ddPCR 或其他方法对该变异进行验证。

同时该家系还进行了低倍基因组检查（CNV-SEQ），也检出了与 WES 类似的片段（图 5-27，图 5-28 ~ 图 5-30）。

CNV 类型	片段大小 （Mb）	染色体位置	OMIM 收录基因	OMIM 中有表型 关联的基因
缺失	6.05	q33.1~33.3 (Chr2:199370001-205420000)×1	*SATB2,BMPR2,* *SUMO1,ABI2,OCR2,...(33)*	*SATB2,BMPR2,* *SUMO1,...(10)*

图 5-27　家系 CNA-Seq 检测结果

综上所述，我们最终定义该拷贝数变异（Chr2：199370001-205420000）×1 为可以解释患者表型的致病性拷贝数变异（CNV）。请医师结合患者临床表现及其家族史进一步分析确定该 CNV 是否具有临床意义。

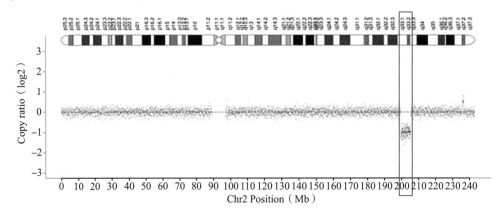

图5-28　患者基因组DNA样本CNV-seq结果图示

（图谱显示患者2号染色体q33.1～33.3区域存在6.05Mb杂合缺失）

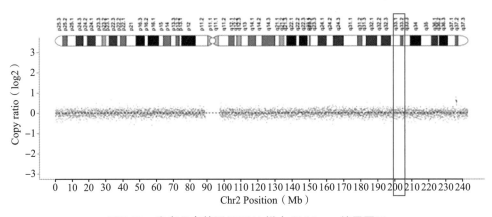

图5-29　患者父亲基因组DNA样本CNV-seq结果图示

（图谱显示患者父亲2号染色体q33.1～33.3区域不存在6.05Mb杂合缺失）

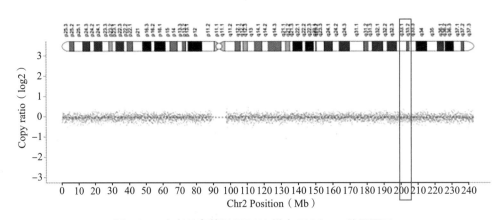

图5-30　患者母亲基因组DNA样本CNV-seq结果图示

（图谱显示患者母亲2号染色体q33.1～33.3区域不存在6.05Mb杂合缺失）

（甘　靖　罗　蓉　王小冬　陈小璐）

附：本书包含两个附录，以线上共享文件形式提供，各位读者可以登录网站下载，或通过电子邮件沟通交流。

- 附录一：生信注释字段中英比对；下载链接：https：//pan.baidu.com/s/1GhImPw
  GsKp2pTkSIJfVRIQ　提取码：1234。
- 附录二：癫痫相关基因列表，下载链接：https：//pan.baidu.com/s/1sAfIWt4B
  GOxr0U6s34uQrg　提取码：1234。
- 邮箱：gordonrachel66@gmail.com

参 考 文 献

陈玉升，郭杨，申汉威，等．2019．胶质瘤差异表达基因筛选、功能富集和相关信号通路生物信息学分析．中华医学杂志，99（29）：2311-2314．

段浩林，彭镜，王国丽，等．2019．SLC6A1基因变异导致的肌阵挛-失张力癫痫临床和基因型特征．中国医师杂志，21（9）：1292-1296．

郭淑芳，何文，敦硕，等．2018．ALG13基因变异致婴儿痉挛症1例及文献复习．发育医学电子杂志，6（4）：242-246．

李柯麓，任惠．2018．癫痫型脑病的基因研究进展．癫痫杂志，4（2）：117-120．

刘芳，平芬．2019．淋巴管平滑肌瘤病的研究进展．华北理工大学学报（医学版），21（4）：325-329

刘齐，武红梅，刘翼飞，等．2019．串联质谱在新生儿遗传代谢疾病筛查中的应用．中华检验医学杂志，42（6）：403-406．

刘祥琴，马勋泰，杜琼，等．2016．家族性偏瘫性偏头痛CACNA1A基因新突变的研究．重庆医学，45（10）：1348-1349＋1352．

刘晓军，张培元，雷梅芳，等．2018．3例早发癫痫性脑病家系CDKL5基因突变分析．临床儿科杂志，36（11）：809-812．

梅道启，符娜，秦炯．2019．结节性硬化症TSC1 TSC2基因型与临床表型研究进展．中国实用儿科杂志，34（4）：309-314．

屈晓旋，谢涵，姜玉武．2017．KCNQ2基因相关癫痫：一种谱系疾病．中国医师杂志，19（8）：1134-1138．

田杨，侯池，王秀英，等．2019．STX1B基因突变致遗传性癫痫伴热性惊厥附加症一家系分析并文献复习．中华儿科杂志，57（3）：206-210．

吴光声，朱亚非，李珊，等．2019．3个全面性癫痫伴热性惊厥附加症家系的遗传学研究．中华全科医学，17（07）：1125-1127．

杨学习．2016．下一代测序技术在遗传病临床检测中的应用．分子诊断与治疗杂志，8（6）：357-362．

杨雪，周水珍．2016．CHD2肌阵挛脑病的临床特征及基因研究进展．中华实用儿科临床杂志，31（24）：1848-1850．

杨艳玲．2018．从病例开始学习遗传代谢病．北京：人民卫生出版社．

张世敏，秦炯．2019．雷帕霉素及其衍生物治疗结节性硬化症研究进展．中国实用儿科杂志，34（1）：72-75．

曾琦，张月华，杨小玲，等．2019．KCNQ2基因相关癫痫的临床表型谱研究．癫痫杂志，5（4）：244-256．

曾琦，张月华．2019．良性癫痫与癫痫性脑病共享致病基因研究进展．中华儿科杂志，57（4）：309-312．

曾琦，张月华．2019．良性癫痫与癫痫性脑病共享致病基因研究进展．中华儿科杂志，57（4）：309-312．

朱小辉，乔杰，关硕，等．2019．遗传咨询和预实验结果对胚胎植入前单基因遗传病诊断结局的影响．中国生育健康杂志，30（1）：26-31．

赵正言. 2014. 新生儿遗传代谢病筛查进展. 中国实用儿科杂志, 29（8）: 586-589.

Abdelnour E, Gallentine W, Mcdonald M, et al. 2018. Does age affect response to quinidine in patients with KCNT1 mutations? Report of three new cases and review of the literature. Seizure, 2018, 55: 1-3.

Agarwal Mudit, Johnston Michael V, Stafstrom Carl E. 2019. SYNGAP1 mutations: Clinical, genetic, and pathophysiological features. International journal of developmental neuroscience: the official journal of the International Society for Developmental. Neuroscience, 78: 65-76.

Alexandra, Lazzara, Sheila, et al. 2018. DNM1 Mutation in a child associated with progressive bilateral mesial temporal sclerosis. Clinical case reports, 6（11）: 2037-2039.

Anderson MP. 2018. *DEPDC5* takes a second hit in familial focal epilepsy. J Clin Invest, 128（6）: 2194-2196.

Anna Ka-Yee Kwong, Vanessa Loi-Yan Chu, Richard J T Rodenburg, et al. 2019. ARX-associated infantile epileptic-dyskinetic encephalopathy with responsiveness to valproate for controlling seizures and reduced activity of muscle mitochondrial complex IV-ScienceDirect. Brain and Development, 41（10）: 883-887.

Atsushi Yamagata, Shuya Fukai. 2020. Insights into the mechanisms of epilepsy from structural biology of LGI1-ADAM22. Cellular and Molecular Life Sciences, 77（2）: 267-274.

Barro-Soria Rene. 2019. Epilepsy-associated mutations in the voltage sensor of *KCNQ3* affect voltage dependence of channel opening. The Journal of general physiology, 151（2）: 247-257.

Begemann A, Acuña MA, Markus Zweier M, et al. 2019. Further corroboration of distinct functional features in SCN2A variants causing intellectual disability or epileptic phenotypes. Molecular medicine, 25（1）: 6.

Bhat M A, Guru S A, Mir R, et al. 2018. Association of GABAA Receptor Gene with Epilepsy Syndromes. Journal of Molecular Neuroscience, 65（1）: 1-13.

Bonzanni Mattia, DiFrancesco Jacopo C, Milanesi Raffaella, et al. 2018. A novel de novo HCN1 loss-of-function mutation in genetic generalized epilepsy causing increased neuronal excitability. Neurobiology of disease, 118: 55-63.

Carvill GL, Engel KL, Ramamurthy A, et al. 2018. Aberrant Inclusion of a Poison Exon Causes Dravet Syndrome and Related *SCN1A*-Associated Genetic Epilepsies. Am J Hum Genet, 103（6）: 1022-1029.

Carvill GL. 2019. Calcium Channel Dysfunction in Epilepsy: Gain of CACNA1E. Epilepsy Curr,19(3): 199-201.

Castellotti B, Ragona F. 2019. Screening of SLC2A1 in a large cohort of patients suspected for Glut1 deficiency syndrome: identification of novel variants and associated phenotypes. Journal of Neurology, 266（6）: 1439-1448.

Celina v Stülpnagel, Till Hartlieb, Ingo Borggräfe, et al. 2019. Chewing induced reflex seizures（"eating epilepsy"）and eye closure sensitivity as a common feature in pediatric patients with SYNGAP1 mutations: review of literature and report of 8 cases. Seizure: European Journal of Epilepsy, 65: 131-137.

Coleman J. 2018. PRRT2 Regulates Synaptic Fusion by Directly Modulating SNARE Complex Assembly. Cell Rep, 22（3）: 820-831.

Denis J, Villeneuve N, Cacciagli P, et al. 2019. Clinical study of 19 patients with SCN8A-related epilepsy: two modes of onset regarding EEG and seizures. Epilepsia, 60（5）: 845-856.

Edwin H. Cook, Jayson T. Masaki, Stephen J. Guter, et al. 2019. Lovastatin Treatment of a

Patient with a De Novo SYNGAP1 Protein Truncating Variant. Journal of Child and Adolescent Psychopharmacology, 29 (4): 321-322.

Gao Peng, Wang Feng, Huo Junming, et al. 2019. ALG13 Deficiency Associated with Increased Seizure Susceptibility and Severity. Neuroscience, 409: 204-221.

Gardella E, Marini C, Trivisano M, et al. 2018. The phenotype of SCN8A developmental and epileptic encephalopathy. Neurology, 91 (12): 1112-1124.

Gemma L. Carvill, Krysta L. et al. 2018. Aberrant inclusion of a poison exon causes Dravet Syndrome and related SCN1A-associated genetic epilepsies. The American Journal of Human Genetics, 103 (6): 1022-1029.

Hongbo Chen, Yanyan Qian, Sha Yu, et al. 2019. Early onset developmental delay and epilepsy in pediatric patients with WDR45 variants. European Journal of Medical Genetics, 62 (2): 149-160.

Jagtap Smita, Thanos Jessica M, Fu Ting, et al. 2019. Aberrant mitochondrial function in patient-derived neural cells from CDKL5 deficiency disorder and Rett syndrome. Human molecular genetics, 2019, 28 (21): 3625-3636.

Jean, Khoury, Prakash, et al. 2019. Epileptic encephalopathy and brain iron accumulation due to WDR45 mutation-ScienceDirect. Seizure, 2019, 71: 245-246.

Jiao-E. Gong, Hong-Mei Liao, Hong-Yu Long, et al. 2019. SCN1B and SCN2B gene variants analysis in dravet syndrome patients: Analysis of 22 cases. Medicine, 98 (13): 1-5.

Jing Zhang. 2019. Infantile epilepsy with multifocal myoclonus caused by TBC1D24 mutations. Seizure: European Journal of Epilepsy, 69: 228-234.

Johannesen KM, Gardella E, Encinas AC, et al. 2019. The spectrum of intermediate SCN8A-related epilepsy. Epilepsia, 60 (5): 830-844.

Julia Oyrer, Snezana Maljevic, Ingrid E. Scheffer, et al. 2018. Berkovic, Steven Petrou, and Christopher A. Reid. Ion Channels in Genetic Epilepsy: From Genes and Mechanisms to Disease-Targeted Therapies. Pharmacol Rev, 70 (1): 142-173.

Karlo J. Lizarraga. 2019. Cortical GABAergic dysfunction underlying abnormal hand movements in ARX mutation. Clinical Neurophysiology, 130 (10): 1750-1751.

Kima HJ, Yang D, Kimb SH, et al. 2019. Genetic and clinical features of SCN8A developmental and epileptic encephalopathy. Epilepsy Research, 158: 106222.

Kuchenbuch M, Barcia G, Chemaly N, et al. 2019. KCNT1 epilepsy with migrating focal seizures shows a temporal sequence with poor outcome, high mortality and SUDEP. Brain, 142 (10): 2996-3008.

Kuersten M, Tacke M, Gerstl L, et al. 2019. Antiepileptic therapy approaches in KCNQ2 related epilepsy: A systematic review. European Journal of Medical Genetics, 62 (1): 1-9.

Lacey Smith, Nilika Singhal, Christelle M, et al. 2018. PCDH19-related epilepsy is associated with a broad neurodevelopmental spectrum. Epilepsia, 59 (3): 679-689.

Lanoue V, Chai Y J, Brouillet J Z, et al. 2019. STXBP1-encephalopathy: connecting neurodevelopmental disorders with alpha-synucleinopathies?. Neurology, 93 (3): 114-123.

Lesca Gaetan, Møller Rikke S, Rudolf Gabrielle, et al. 2019. Update on the genetics of the epilepsy-aphasia spectrum and role of GRIN2A mutations. Epileptic disorders, 21 (1): 41-47.

Lindy AS, Stosser MB, Butler E, et al. 2018. Diagnostic outcomes for genetic testing of 70 genes in 8565 patients with epilepsy and neurodevelopmental disorders. Epilepsia, 59 (5): 1062-1071.

Madaan P, Negi S, Sharma R, et al. 2019. X-Linked ALG13Gene Variant as a Cause of Epileptic

Encephalopathy in Girls. The Indian Journal of Pediatrics, 86（11）：1072-1073.

Martin A, Lehesjoki AE, et al. 2018. Defining the phenotypic spectrum of SLC6A1 mutations. Epilepsia, 59（2）：389-402.

Mattison KA, Butler KM, Inglis GAS, et al. 2018. SLC6A1 variants identified in epilepsy patients reduce γ-aminobutyric acid transport published correction appears in Epilepsia. Epilepsia, 59（9）：135-141.

Mitsuko Nakashima. 2019. A case of early-onset epileptic encephalopathy with a homozygous TBC1D24 variant caused by uniparental isodisomy. Am J Med Genet, 179（4）：645-649.

Mullen SA, Carney PW, Roten A, et al. 2018. Precision therapy for epilepsy due to KCNT1 mutations：a randomized trial of oral quinidine. Neurology, 90（1）：67-72.

Neul JL, Kaufmann WE, Glaze DG, et al. 2019. Double-blind, randomized, placebo-controlled study of trofinetide in pediatric Rett syndrome. Neurology, 92（16）：1912-1925.

Nishitani Ai, Kunisawa Naofumi, Sugimura Taketoshi, et al. 2019. Loss of HCN1 subunits causes absence epilepsy in rats. Brain research, 1706：209-217.

Olson HE, Demarest ST, Pestana-Knight EM, et al. 2019. Cyclin-Dependent Kinase-Like 5 Deficiency Disorder：Clinical Review. Pediatr Neurol, 97：18-25.

Oyrer J, Maljevic S, Scheffer I E, et al. 2018. Ion Channels in Genetic Epilepsy：From Genes and Mechanisms to Disease-Targeted Therapies. Pharmacological Reviews, 70（1）：142-173.

Pan Y. 2020. PRRT2 frameshift mutation reduces its mRNA stability resulting loss of function in paroxysmal kinesigenic dyskinesia. Biochem Biophys Res Commun., 522（3）：553-559.

Pesz K, Pienkowski V M, Pollak A, et al. 2018. Phenotypic consequences of gene disruption by a balanced de novo translocation involving SLC6A1 and NAA15. European Journal of Medical Genetics, 61（10）：596-601.

Quraishi IH, Stern S, Mangan KP, et al. 2019. An. Epilepsy-Associated KCNT1 Mutation Enhances Excitability of Human iPSC-Derived Neurons by Increasing Slack KNa Currents. J Neurosci, 39（37）：7438-7449.

Rojeen Niazi1 Elizabeth A. Fanning1 Christel Depienne, et al. 2019. A mutation update for the PCDH19 gene causing early-onset epilepsy in females with an unusual expression pattern. Human Mutation, 40（3）：243-257.

Samanta D. 2020. PCDH19-Related Epilepsy Syndrome：A Comprehensive Clinical Review. Pediatric Neurology, 105：3-9.

Sara B, Fabienne P, Nienke E V, et al. 2019. The landscape of epilepsy-related GATOR1 variants. Genet Med, 21（2）：398-408.

Shi J, Zhang Y, Qin B, et al. 2019. Long non-coding RNA LINC00174 promotes glycolysis and tumor progression by regulating miR-152-3p/SLC2A1 axis in glioma. Journal of experimental & clinical cancer research：CR, 38（1）：395.

Shoubridge C, Jackson M, Grinton B, et al. 2019. Splice variant in ARX leading to loss of C-terminal region in a boy with intellectual disability and infantile onset developmental and epileptic encephalopathy. Am J Med Genet A. 179（8）：1483-1490.

Stefan Wolking, Patrick May, Davide Mei, et al. 2019. Clinical spectrum of STX1B-related epileptic disorders. Neurology, 92（11）：1238-1249.

Stefan Wolking. 2019. Clinical spectrum of STX1B-related epileptic disorders. Neurology, 93（11）：1238-1249.

Stephanie Christoforou, Kyproula Christodoulou, Violetta Anastasiadou, et al. 2019. Early-onset presentation of a new subtype of β-Propeller protein-associated neurodegeneration (BPAN) caused by a de novo WDR45 deletion in a 6 year-old female patient. European Journal of Medical Genetics, 63 (3): 103765.

Symonds J D. 2019. CHD2 epilepsy: epigenetics and the quest for precision medicine. Developmental Medicine & Child Neurology, 62 (5): 549-550.

Tan G H. 2018. PRRT2 deficiency induces paroxysmal kinesigenic dyskinesia by regulating synaptic transmission in cerebellum. Cell Res, 28 (1): 90-110.

Truty R, Patil N, Sankar R, et al. 2019. Possible precision medicine implications from genetic testing using combined detection of sequence and intragenic copy number variants in a large cohort with childhood epilepsy. Epilepsia Open, 4 (3): 397-408.

Wang J, Wen Y, Zhang Q, et al. 2019. Gene mutational analysis in a cohort of Chinese children with unexplained epilepsy: Identification of a new KCND3 phenotype and novel genes causing Dravet syndrome. Seizure, 66: 26-30.

Wei Z, Wang L, Deng Y. 2019. Treatment of myoclonic-atonic epilepsy caused by SLC2A1 de novo mutation with ketogenic diet: A case report. Medicine, 98 (18): 15428.

Zarate Y A, et al. 2019. Mutation update for the SATB2 gene. Hum Mutat., 40 (8): 1013-1029.